人体のメカニズムから学ぶ臨床工学

# 循環器治療学

監修 **的場聖明** 京都府立医科大学大学院医学研究科 循環器内科学 教授
編集 **白山武司** 京都府立医科大学大学院医学研究科 循環器内科学 准教授
**八木克史** 京都府立医科大学附属病院 医療機器管理部 副部長・臨床工学技士長

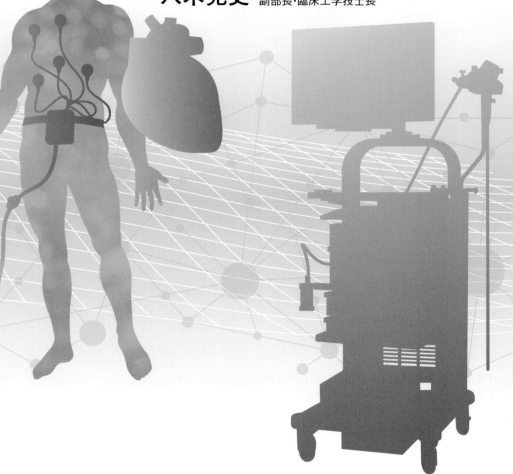

**MEDICAL VIEW**

本書では，厳密な指示・副作用・投薬スケジュール等について記載されていますが，これらは変更される可能性があります．本書で言及されている薬品については，製品に添付されている製造者による情報を十分にご参照ください．

**Clinical Engineers to Learn from Mechanism of The Human Body：Cardiovascular Therapeutics**
(ISBN 978-4-7583-1716-0 C3347)

Chief Editor : Satoaki Matoba
Editor : Takeshi Shirayama
　　　　 Yoshifumi Yagi

2017. 10. 5　1st  ed

©MEDICAL VIEW, 2017
Printed and Bound in Japan

**Medical View Co., Ltd.**
2-30  Ichigayahonmuracho, Shinjyukuku, Tokyo, 162-0845, Japan
E-mail  ed@medicalview.co.jp

# 監 修 の 序

　医学の進歩はめざましく，診療の各場面において，最新の専門的な知識に基づいた迅速な判断が要求される時代になって久しい。特に循環器疾患治療においては，薬物治療に加え，多くの非薬物治療として，カテーテルによる冠動脈疾患治療や弁膜症治療およびペースメーカーや植え込み型除細動器，心筋焼灼治療，心臓補助機器などの進歩が，患者の予後を急激に改善させた。また，昨今の医療は，集学的治療として医療チームのそれぞれのメンバーが，お互いの立場を尊重して各人の能力を十分発揮することが要求されている。その中で近年，臨床工学技士の活躍する場面が，大変増加してきている。

　本書は，初学の学生さんから，経験を積んだ臨床工学技士まで，系統的な理解のみならず，最新知識をアップデートする場合も短時間で学べるように多くの工夫が凝らしてある。最初に，常日頃から循環器医学の最先端の研究と教育・診療に従事している医師に人体のメカニズムをわかりやすく解説してもらい，次に臨床工学技士側からみた業務的側面を解説していただいた。第3章以降は，各診断・治療ごとに医師・臨床工学技士の両面からの解説で最新の情報がわかりやすくまとめてある。豊富な図やイラストは，第一線の現場でイメージがわきやすいよう工夫している。

　本書の執筆は，我が国を代表する医師，臨床工学技士の方々に分担していただき，さらに記載の過不足のないよう編集していただいている。本書が試験勉強のみならず，日々の診療を支える臨床工学技士の方々により一層活用され，明日からの循環器治療に役立てていただければ幸甚である。

　最後に，限られた時間で快く執筆をしてくださった執筆者の方々，メジカルビュー社 編集部の髙橋祐太朗氏にこの場を借りて深謝申し上げます。

　2017年9月

的場聖明

# 編 集 の 序

　臨床医学で使用される様々な機器が増加し複雑化する流れの中で，一人の医師が診療しながら機器を操作していくことは不可能な場面が多くなりました。複数のデバイスを同時に使用することも増え，機器の丁寧な保守管理も必要になっています。そのため診療機器の専門家として臨床工学技士の関与する場面はますます増加してきています。

　なかでも循環器疾患については，虚血や先天性，弁膜症，不整脈といった疾患でカテーテル治療が盛んになり，さまざまな機器を使用して検査をし，処置・管理をするものが増えています。また救命処置や重症心不全患者さんの管理にもたくさんの機器を使いこなし，その状態や，施設の実態に合わせて使い分ける必要性も高まっています。

　本書は，初めてこの分野の勉強をする学生から，臨床での経験を積んだ臨床工学技士が知識を新たにする場合まで，わかりやすく重要ポイントが頭に残りやすい参考書になるように編集しました。循環器疾患の治療現場に詳しい現役の医師や臨床工学技士に執筆を依頼し，生きた教材を提供できるよう心掛けたつもりです。イラストを多用して見た目にもわかりやすく，イメージがつかみやすいように工夫しています。

　学生にとっては，ポイントや章末のまとめを参考にして全体像を勉強するのが良いと思います。最も重要な点を抜き出してありますが，同時に国家試験の出題傾向とも関連しています。実際の臨床で関わる前には，基本的な解剖や生理学の知識を踏まえて，それぞれの場面に応じた機器の概要と特徴を理解するようにしていただけると良いと考えています。必要な個所を何度も行き来して読み直すことで，基本的な内容をしっかりと把握してから，実際の診療に取り組んでいただけると幸いです。

　本書が国家試験の合格だけでなく，臨床工学技士の技能・知識の向上に役立ち，日本全体の診療レベルアップに役立つことを願っています。

　2017年9月

白山武司
八木克史

## 執筆者 一覧

### 監　修

| | |
|---|---|
| 的場聖明 | 京都府立医科大学大学院医学研究科 循環器内科学 教授 |

### 編　集

| | |
|---|---|
| 白山武司 | 京都府立医科大学大学院医学研究科 循環器内科学 准教授 |
| 八木克史 | 京都府立医科大学附属病院 医療機器管理部 副部長・臨床工学技士長 |

### 執筆者（掲載順）

| | |
|---|---|
| 白山武司 | 京都府立医科大学大学院医学研究科 循環器内科学 准教授 |
| 齊藤暁人 | 東京大学医学部附属病院 循環器内科 |
| 小室一成 | 東京大学大学院医学系研究科 循環器内科学 教授 |
| 芳川裕亮 | 京都大学大学院医学研究科 循環器内科学 |
| 塩見紘樹 | 京都大学大学院医学研究科 循環器内科学 |
| 木村　剛 | 京都大学大学院医学研究科 循環器内科学 教授 |
| 速水紀幸 | 帝京大学医学部附属溝口病院 第4内科 教授 |
| 村川裕二 | 帝京大学医学部附属溝口病院 第4内科 教授 |
| 永瀬　聡 | 国立循環器病研究センター 心臓血管内科 医長 |
| 草野研吾 | 国立循環器病研究センター 心臓血管内科 部長 |
| 南口　仁 | 大阪大学大学院医学系研究科 循環器内科学 |
| 坂田泰史 | 大阪大学大学院医学系研究科 循環器内科学 教授 |
| 柳澤　哲 | 名古屋大学大学院医学系研究科 先端循環器治療学 |
| 室原豊明 | 名古屋大学大学院医学系研究科 循環器内科学 教授 |
| 日浅謙一 | 九州大学医学部 循環器内科 |
| 筒井裕之 | 九州大学大学院医学研究院 循環器内科 教授 |
| 日高貴之 | 広島大学病院 循環器内科 |
| 木原康樹 | 広島大学大学院 医歯薬保健学研究科 循環器内科学 教授 |
| 中川孝太郎 | 横浜栄共済病院 診療技術部 臨床工学科 臨床工学技士長 |
| 綿引哲夫 | 東海大学 基盤工学部 医療福祉工学科 准教授 |
| 木村政義 | 兵庫医科大学病院 臨床工学部 次長 |
| 田代英樹 | 聖マリア病院 循環器内科 診療部長 |
| 蓑田英明 | 聖マリア病院 臨床工学室 主任 |
| 坂倉建一 | 自治医科大学さいたま医療センター 循環器内科 准教授 |
| 小久保　領 | 自治医科大学さいたま医療センター 臨床工学部 主任 |
| 山口敏和 | あいちハートクリニック 事務長 兼 診療技術部長 |

| | |
|---|---|
| 鈴木頼快 | 名古屋ハートセンター 循環器内科 診療部長 |
| 小林俊博 | 名古屋ハートセンター 放射線科 診療放射線技師長 |
| 村澤孝秀 | 東京大学医学部附属病院 医療機器管理部 血管撮影室 主任 |
| 小寺 聡 | 東京大学医学部附属病院 循環器内科 |
| 横田 順 | 東京大学医学部附属病院 医療機器管理部 |
| 清末有宏 | 東京大学医学部附属病院 循環器内科 |
| 尾越 登 | 仙台市医療センター 仙台オープン病院 診療支援部 臨床工学室 副技士長 |
| 加藤 敦 | 仙台市医療センター 仙台オープン病院 循環器内科 主任部長 |
| 杉村宗典 | 天理よろづ相談所病院 臨床検査部 |
| 田村俊寛 | 天理よろづ相談所病院 心臓カテーテルセンター 副部長 |
| 前田孝一 | 大阪大学大学院医学系研究科 心臓血管外科 |
| 市堀泰裕 | 大阪大学大学院医学系研究科 循環器内科学 |
| 宇留野達彦 | 大阪大学医学部附属病院 臨床工学部 |
| 坂田憲治 | 金沢大学附属病院 循環器内科 講師 |
| 祝迫周平 | 金沢大学附属病院 ME機器管理センター |
| 佐生 喬 | 三重大学医学部附属病院 臨床工学部 副部長補佐 |
| 藤井英太郎 | 三重大学大学院医学系研究科 循環器・腎臓内科学 講師 |
| 磯村健二 | 大阪大学医学部附属病院 臨床工学部 |
| 足立和正 | 明石医療センター 心臓血管・不整脈センター 循環器内科 部長 |
| 壷井里恵子 | 明石医療センター 技術部 臨床工学科 副主任 |
| 内藤滋人 | 群馬県立心臓血管センター 循環器内科 第二部長 |
| 中嶋 勉 | 群馬県立心臓血管センター 技術部 臨床工学課 主幹 |
| 永島道雄 | 小倉記念病院 循環器内科 副部長 |
| 伊藤朋晃 | 小倉記念病院 検査技師部 工学課 主任 |
| 小倉敬士 | 京都府立医科大学附属病院 医療機器管理部 |
| 田仲信行 | 市立大津市民病院 循環器内科 診療部長 |
| 木村啓志 | 市立大津市民病院 臨床工学部 主査 |
| 戸部 智 | 明石医療センター 心臓血管外科 部長 |
| 加納寛也 | 明石医療センター 技術部 臨床工学科 主任 |
| 橋本 悟 | 京都府立医科大学附属病院 集中治療部 部長 |
| 八木克史 | 京都府立医科大学附属病院 医療機器管理部 副部長・臨床工学技士長 |
| 戸田宏一 | 大阪大学大学院医学系研究科 心臓血管外科 准教授・病院教授 |
| 丸山雄一 | 大阪大学医学部附属病院 臨床工学部 主任 |

# CONTENT

用語アラカルト・補足・POINT 一覧 ......................................... xv
略語 一覧 ......................................................................... xxi
本書の使い方 .................................................................... xxiv

## Chapter1 人体のメカニズム

### 01 心臓の構造 ● 白山武司 ........................................... 2
心臓の外観 .................................................................... 2
心臓の内面 .................................................................... 3
弁の構造 ........................................................................ 4
心臓上方の大血管 ........................................................... 5
➡ まとめのチェック ........................................................ 6

### 02 血液循環（体循環と肺循環）● 齊藤暁人・小室一成 ......... 7
体循環と肺循環 ............................................................... 7
収縮期血圧と拡張期血圧 ................................................. 10
➡ まとめのチェック ....................................................... 14

### 03 冠動脈の解剖生理学的機序 ● 芳川裕亮・塩見紘樹・木村　剛 ... 15
冠動脈の解剖 ................................................................ 15
◇大動脈と冠動脈の分岐と構造（AHA 分類を含む）............... 15
◇右冠動脈 .................................................................... 17
◇左冠動脈 .................................................................... 17
冠動脈の生理 ................................................................ 17
➡ まとめのチェック ....................................................... 18

### 04 心電図の発生機序 ● 速水紀幸・村川裕二 ...................... 19
電位の発生とその計測 ..................................................... 19
◇静止膜電位 ................................................................ 19
◇活動電位 .................................................................... 20
◇電位の計測 ................................................................ 21
心電図記録 .................................................................... 23
◇標準 12 誘導心電図 ..................................................... 23
◇標準肢誘導と Einthoven の正三角形 .............................. 23
◇単極誘導 .................................................................... 25
➡ まとめのチェック ....................................................... 27

### 05 刺激伝導系 ● 永瀬　聡・草野研吾 .............................. 28
はじめに ....................................................................... 28
洞結節 .......................................................................... 28
房室結節 ....................................................................... 29
ヒス束 .......................................................................... 30
右脚，左脚 .................................................................... 30
プルキンエ線維 .............................................................. 31
➡ まとめのチェック ....................................................... 32

vii

**06 徐脈性不整脈の機序** ●南口　仁・坂田泰史 ......... 33

徐脈とは ............................................................. 33
洞不全症候群 ....................................................... 33
◇概念 ................................................................ 33
◇分類 ................................................................ 34
◇治療 ................................................................ 35
房室ブロック ....................................................... 35
◇概念 ................................................................ 35
◇分類 ................................................................ 36
◇治療 ................................................................ 37
➡ **まとめのチェック** ....................................... 37

**07 頻脈性不整脈の発生機序** ●柳澤　哲・室原豊明 ..... 38

総論 ................................................................... 38
◇異常自動能 ........................................................ 38
◇撃発活動（トリガードアクティビティ） ................. 39
◇リエントリー ..................................................... 40
各論 ................................................................... 41
◇期外収縮 ........................................................... 41
◇発作性上室性頻拍 ............................................... 41
◇心房細動 ........................................................... 42
◇心室頻拍 ........................................................... 43
➡ **まとめのチェック** ....................................... 44

**08 心肺停止状態の機序** ●日浅謙一・筒井裕之 ......... 45

心肺停止とは ....................................................... 45
心臓のポンプ機能と心停止 ..................................... 45
心停止の分類 ....................................................... 46
◇心停止の4分類 .................................................. 46
心停止の原因疾患 ................................................. 48
◇心停止の原因となりうる病態 ............................... 48
➡ **まとめのチェック** ....................................... 49

**09 心不全の機序** ●日高貴之・木原康樹 ................. 50

心不全とは ......................................................... 50
心臓の構造・機能障害の原因 .................................. 50
代償機転 ............................................................ 51
◇Frank-Starlingの機序 ....................................... 52
◇左室圧容量曲線 ................................................. 53
◇交感神経活性化 ................................................. 53
◇Frank-Starlingの機序と交感神経活性化 ............... 53
◇心拍出の再分配 ................................................. 53
◇慢性期の心筋リモデリング ................................... 54
心不全への移行 ................................................... 55
➡ **まとめのチェック** ....................................... 56

## Chapter2 循環器治療領域の基礎知識と基本業務指針

**01 心・血管カテーテル業務** ●中川孝太郎 ······ 58

はじめに ······ 58

心・血管カテーテル室にある医療機器 ······ 58

事前準備 ······ 58

ポリグラフやラボ装置を用いた検査と治療 ······ 60

画像処理装置を用いての診断 ······ 61

清潔補助業務 ······ 62

被ばく対策 ······ 62

急変時や急患への対応 ······ 62

◇急変時 ······ 62

◇急患 ······ 63

不整脈関連業務 ······ 64

心臓以外のカテーテル業務 ······ 65

◇末梢血管検査・治療業務 ······ 65

◇脳血管関連業務 ······ 65

保守管理 ······ 66

◇日常点検 ······ 66

◇定期点検 ······ 67

◇定期点検計画書の作成 ······ 67

その他 ······ 67

◇カンファレンスへの参加 ······ 67

◇医療機器導入時における導入計画，機種選定などへの参画 ······ 67

◇物品適正使用の徹底 ······ 67

◇患者確認の徹底 ······ 67

心・血管カテーテル業務でのおもなトラブルと対処方法 ······ 67

おわりに ······ 68

➡ **まとめのチェック** ······ 69

**02 ペースメーカ・ICD 業務指針** ●綿引哲夫 ······ 70

はじめに ······ 70

旧業務指針の背景から基本業務指針 2010 への変更 ······ 70

ペースメーカ・植込み型除細動器業務指針 ······ 71

おわりに ······ 73

➡ **まとめのチェック** ······ 74

**03 集中治療基本業務指針** ●木村政義 ······ 75

業務指針とは ······ 75

集中治療領域での基本業務指針 ······ 75

循環器治療に関する業務指針 ······ 76

IABP 業務の留意事項 ······ 77

VA-ECMO/VV-ECMO 業務の留意事項 ······ 77

医師の指示に疑義がある場合 ······ 77

➡ **まとめのチェック** ······ 78

ix

## Chapter3 循環器治療の対象となる疾患の解剖・生理と処置で使用される医療機器の構造・役割

**01 心臓カテーテル検査と治療** ･････････････････････････････････ 80

狭心症と心筋梗塞　●田代英樹・簑田英明 ･････････････････････ 80

◇狭心症（AP） ･･････････････････････････････････････ 80

◇急性心筋梗塞（AMI） ･･･････････････････････････････ 84

➡ **まとめのチェック** ･････････････････････････････････････ 89

CAG（心臓カテーテル検査）とPCI（心臓カテーテル治療）とPTA（経皮的血管拡張術）

●坂倉建一・小久保 領 ･････････････････････････････ 90

◇CAG（心臓カテーテル検査） ･･･････････････････････ 90

◇PCI（心臓カテーテル治療） ･･･････････････････････ 93

◇PTA（経皮的血管拡張術） ･･･････････････････････ 99

➡ **まとめのチェック** ･････････････････････････････････ 101

血管内超音波（IVUS）　●山口敏和・鈴木頼快・小林俊博 ･･ 102

◇IVUS ･･･････････････････････････････････････････ 102

◇IVUSの特徴と使用方法 ･･･････････････････････････ 102

◇IVUSの原理 ･･･････････････････････････････････ 103

◇IVUS画像を構成する要素 ･･･････････････････････ 105

◇IVUSカテーテルの種類と特徴 ･･･････････････････ 105

➡ **まとめのチェック** ･････････････････････････････････ 122

OCT/OFDI（光干渉断層撮影）　●小林俊博・鈴木頼快・山口敏和 ･･ 123

◇OCT/OFDIの原理 ･･･････････････････････････････ 123

◇OCT/OFDIの手技の流れ ･･･････････････････････ 125

◇IVUSとOCT/OFDIの比較 ･･･････････････････････ 125

◇OCT/OFDIの正常血管画像 ･･･････････････････････ 127

◇OCT/OFDIのプラーク性状の画像 ･･･････････････ 127

◇OCT/OFDIのステント画像 ･･･････････････････････ 129

◇ステントの血管壁不完全圧着（ISA） ･･･････････････ 130

◇ステントストラット圧着の評価方法 ･･･････････････ 131

◇ステント再狭窄（内膜増殖） ･･･････････････････････ 131

◇IVUSとOCT/OFDIの計測結果の違い ･･･････････ 132

➡ **まとめのチェック** ･････････････････････････････････ 133

FFR（冠血流予備量比）の測定とiFR（瞬時血流予備能）の測定について

●村澤孝秀・小寺 聡 ･････････････････････････････ 135

◇FFRとは ･･･････････････････････････････････････ 135

◇FFRの有用性 ･･･････････････････････････････････ 137

◇実際の症例 ･･･････････････････････････････････ 138

◇FFRを測定するための準備 ･･･････････････････････ 139

◇最大拡張のための薬剤 ･･･････････････････････････ 141

◇FFR測定の実際 ･･･････････････････････････････ 142

◇その他のモダリティとの比較 ･･･････････････････ 144

◇iFR（瞬時血流予備能）について ･･･････････････ 144

◇FFRにおけるおもなトラブルと対処方法 ･･･････ 146

➡ **まとめのチェック** ･････････････････････････････････ 147

デバイス説明（バルーン，ステント，ロータブレータなど）●横田　順・清末有宏 ……………… 149
　◇PCI に必要となる器具 …………………………………………………………… 149
　◇トラブル対処方法 ………………………………………………………………… 158
➡ **まとめのチェック** ……………………………………………………………… 159
右心カテーテル〔スワンガンツ（Swan-Ganz）カテーテル〕●尾越　登・加藤　敦 ………… 160
　◇目的 ……………………………………………………………………………… 161
　◇スワンガンツカテーテルの挿入方法 …………………………………………… 162
　◇心拍出量（CO）の測定方法 …………………………………………………… 163
　◇おもなトラブルと対処方法 ……………………………………………………… 167
➡ **まとめのチェック** ……………………………………………………………… 168
左心カテーテル　●杉村宗典・田村俊寛 …………………………………………… 169
　◇心機能とは ………………………………………………………………………… 169
　◇左心カテーテル法 ………………………………………………………………… 169
　◇左室圧との圧較差を評価する疾患（同時圧の測定） ………………………… 169
　◇左室造影（LVG） ……………………………………………………………… 172
　◇LVG の実際とその評価 ………………………………………………………… 173
　◇大動脈造影（AOG） …………………………………………………………… 178
　◇左心カテーテル検査のトラブル事例・対処方法 ……………………………… 178
➡ **まとめのチェック** ……………………………………………………………… 179
経カテーテル的大動脈弁植込術（TAVI），経皮的僧帽弁交連切開術（PTMC），
　経皮的心房中隔欠損閉鎖術　●前田孝一・市堀泰裕・宇留野達彦 ……………… 180
　◇経カテーテル的大動脈弁植込術（TAVI）●前田孝一 ……………………… 180
　◇経皮的僧帽弁交連切開術（PTMC）●市堀泰裕 …………………………… 184
　◇医療機器の構造 …………………………………………………………………… 185
　◇経皮的心房中隔欠損閉鎖術　●市堀泰裕 ……………………………………… 186
➡ **まとめのチェック** ●宇留野達彦 ……………………………………………… 189
体外式ペースメーカ・除細動器・ポリグラフ　●坂田憲治・祝迫周平 …………… 191
　◇体外式ペースメーカ ……………………………………………………………… 191
　◇除細動器 …………………………………………………………………………… 194
　◇ポリグラフ ………………………………………………………………………… 198
➡ **まとめのチェック** ……………………………………………………………… 203


**02** 心臓植込み型電気的デバイス（CIEDs） …………………………………… 204
ペースメーカ　●佐生　喬・藤井英太郎 …………………………………………… 204
　◇ペースメーカ植込み術の適応 …………………………………………………… 204
　◇ペースメーカの目的 ……………………………………………………………… 206
　◇ペースメーカの分類 ……………………………………………………………… 206
　◇ペースメーカの構造 ……………………………………………………………… 208
　◇ペーシングタイミング …………………………………………………………… 214
　◇ペースメーカの基本機能 ………………………………………………………… 215
　◇特殊機能・拡張機能 ……………………………………………………………… 227
　◇植込み〜MRI 検査の流れ ……………………………………………………… 229
　◇電磁干渉（EMI） ……………………………………………………………… 230
　◇植込み手術 ………………………………………………………………………… 230
➡ **まとめのチェック** ……………………………………………………………… 241

xi

植込み型除細動器（ICD）　●磯村健二・南口　仁･･････245
◇突然死とは ････････245
◇ICDとは ････････245
◇ICDシステム ････････246
◇ICDの機能 ････････248
➡ **まとめのチェック** ････････251
CRT-P/CRT-D（心臓再同期療法）　●足立和正・壷井里恵子 ････252
➡ **まとめのチェック** ････････260

**03** カテーテル心筋アブレーション治療 ････････261
アブレーションシステム　●内藤滋人・中嶋　勉 ････････261
◇心電図・心内電位記録解析装置（Labシステム） ････261
◇心臓電気刺激装置（カーディアックスティムレータ） ････267
◇高周波発生装置 ････････269
◇クライオアブレーション ････････274
◇ホットバルーンアブレーション ････････276
➡ **まとめのチェック** ････････278
各疾患に対する検査と治療　●永島道雄・伊藤朋晃 ････････279
◇頻脈性不整脈の検査 ････････280
◇頻脈性不整脈の種類の同定ステップ ････････282
◇各疾患に対する治療 ････････284
◇上室性不整脈 ････････285
➡ **まとめのチェック** ････････294
3次元マッピングシステム　●小倉敬士・白山武司 ････････295
◇3次元マッピングシステムとは ････････295
◇3次元マッピングシステムの種類 ････････296
➡ **まとめのチェック** ････････303

**04** 補助循環 ････････304
IABP　●田仲信行・木村啓志 ････････304
◇IABP装置の構成 ････････304
◇IABPバルーン構造 ････････305
◇IABP駆動装置の構造 ････････307
◇IABPの効果 ････････308
◇IABP挿入の手順 ････････311
◇IABPの管理 ････････312
◇IABPの適応 ････････314
◇IABPの禁忌 ････････315
◇IABPの合併症 ････････315
➡ **まとめのチェック** ････････318
V-A ECMO　●戸部　智・加納寛也 ････････319
◇機械の仕組み ････････319
◇適応と禁忌 ････････321
◇導入と管理 ････････321
◇離脱 ････････323

◇ V-A ECMO の合併症 ……………………………………………………………… 323
➡ **まとめのチェック** ……………………………………………………………………… 324
V-V ECMO（静脈脱血—静脈送血体外式膜型人工肺）●橋本 悟・八木克史 ……………… 325
　◇呼吸不全への補助循環 …………………………………………………………… 325
➡ **まとめのチェック** ……………………………………………………………………… 329
VAD（補助人工心臓）●戸田宏一・丸山雄一 …………………………………………… 331
　◇概要：日本における補助人工心臓治療の流れ …………………………………… 331
　◇補助人工心臓とは ………………………………………………………………… 331
　◇心不全とは ………………………………………………………………………… 332
　◇心不全の重症度分類 ……………………………………………………………… 333
　◇補助人工心臓の適応基準 ………………………………………………………… 334
　◇補助人工心臓の使用目的 ………………………………………………………… 334
　◇適応疾患 …………………………………………………………………………… 335
　◇植込型補助人工心臓：適応基準 ………………………………………………… 335
　◇臨床使用中の補助人工心臓 ……………………………………………………… 336
➡ **まとめのチェック** ……………………………………………………………………… 345

　索　引 ……………………………………………………………………………………… 348

## 用語アラカルト・補足・POINT 一覧

### あ

アーチファクト…………… 110
　ガイドワイヤ—— 110
　気泡—— 111
　サイドローブ—— 110
　リングダウン—— 111
　IVUS画像の—— 110
アイゼンメンゲル症候群…… 12
アクチベーションマップ…… 292
アナフィラキシー……… 64, 231
　——ショック…………… 231
　——性…………………… 64
アブレーション…………… 285
　クライオ—— 285
　高周波—— 285
アレスト……………………… 45
安静時狭心症………………… 80
アンダーセンシング… 192, 238
安定狭心症…………………… 80

### い

イオンチャネル……………… 19
　電位依存性—— 20
閾値………………………… 211
　刺激—— 211
　電圧—— 234
　パルス幅—— 234
　ペーシング—— 192
イコライズ………………… 142
　——画面………………… 143
異常自動能………………… 291
異方向性リエントリー……… 41
医療機器貸出し……………… 67
インジェクター…………… 173
　パワー—— 173
インターベンション………… 83
　経皮的冠動脈—— 83
インデフレータ…………… 152

### う

ウィルソンの中心電極…… 25
植込み型……………………
　——除細動器………65, 70
　——ペースメーカ…… 191
　——ループ式心電計…… 282
　——ループレコーダ…… 65
植込みデバイス……………… 65
　——に関連した業務……… 65

ウェッジカテーテル………… 160
右脚ブロック……………… 283
右心カテーテル…………… 160
右房・右室の2重構造 ……… 3

### え

エスケープインターバル…… 218
遠心性左室肥大…………… 52

### お

横紋筋……………………… 2
オーバーセンシング
　……………… 193, 214, 238
拝みテスト………………… 238
音響陰影…………………… 112

### か

ガイドワイヤアーチファクト
　……………………… 110
外膜………………………… 127
解離………………………… 129
回路………………………… 319
化学ポテンシャル………… 19
拡散減衰…………………… 107
拡張型心筋症……………… 253
拡張期血圧………………… 10
拡張能……………………… 169
カテーテル…………………
　ウェッジ—— 160
　右心—— 160
　高周波焼灼術に用いるアブレー
　　ション—— 285
　スワンガンツ—— 160
　　——の先端位置
　　……………………… 161
　バーマン—— 160
　ビッグテール—— 173
　ペーシング機能付スワン
　　ガンツ—— 160
　冷凍焼灼術に用いる
　　バルーン—— 285
カルシウム拮抗薬………… 83
冠拡張……………………… 136
　最大—— 136
観血圧測定における注意点… 170
間欠性跛行………………… 99
冠静脈……………………… 254
完全皮下植込み型除細動器… 246

冠動脈………………… 81, 82
　——危険因子…………… 81
　——血管造影検査……… 82
　——石灰化結節………… 85
　——造影法……………… 144
　　定量的—— 144
　——バイパス術………… 83
　——CT……………… 82
緩徐伝導路………………… 40
冠攣縮性狭心症…………… 80

### き

器質性狭心症……………… 80
偽性心室頻拍……………… 284
拮抗薬 ……………………… 83
　カルシウム—— 83
機能的リエントリー……… 41
気泡アーチファクト……… 111
逆伝導……………………… 227
脚ブロック………………… 283
　右—— 283
　左—— 283
逆行性伝導………………… 289
　ケント束の—— 289
キャパシタリフォメーション
　……………………… 246
キャビテーション現象……… 323
吸収減衰…………………… 107
求心性左室肥大…………… 52
急性心筋梗塞後の促進心室固有
　調律……………………… 39
狭心症……………………… 81
　安静時—— 80
　安定—— 80
　冠攣縮性—— 80
　器質性—— 80
　微小血管性—— 80
　不安定—— 80
　労作性—— 80
胸部誘導…………………… 23
　——軸………………… 25
　——電極取付け位置……… 23
　——のベクトル………… 26
業務指針……………………
　ペースメーカ・ICD——
　　………………… 71, 72, 73
虚血性心筋症……………… 253
虚血性心疾患……………… 81

筋電図ノイズ‥‥‥‥‥‥‥‥‥‥ 24

**く**

クライオアブレーション‥‥‥ 285
クロストーク‥‥‥‥‥‥‥‥‥ 227
クロッサー‥‥‥‥‥‥‥‥‥‥ 65

**け**

傾斜磁場‥‥‥‥‥‥‥‥‥‥‥ 228
経静脈心内膜電極リードによる
　　永久ペーシング‥‥‥‥‥ 212
経皮的冠動脈インターベンション
　‥‥‥‥‥‥‥‥‥‥‥‥‥‥ 83
経皮的中隔心筋焼灼術‥‥‥‥ 172
撃発活動‥‥‥‥‥‥‥‥‥‥‥ 291
血圧‥‥‥‥‥‥‥‥‥‥‥‥‥ 10
　──・血流のイメージ‥‥‥ 9
　拡張期──‥‥‥‥‥‥‥‥ 10
　最高(収縮期)──‥‥‥‥‥ 10
　最低(拡張期)──‥‥‥‥‥ 10
　収縮期──‥‥‥‥‥‥‥‥ 10
　体循環・肺循環の──‥‥‥ 10
血液検査‥‥‥‥‥‥‥‥‥‥‥ 86
血液ポンプ‥‥‥‥‥‥‥‥‥‥ 319
血管内超音波‥‥‥‥‥‥‥‥‥ 140
血球ノイズ‥‥‥‥‥‥‥‥‥‥ 110
減衰‥‥‥‥‥‥‥‥‥‥‥‥‥ 112
　──伝導特性‥‥‥‥‥‥‥ 281
　　　房室結節の──‥‥‥‥ 281
　拡散──‥‥‥‥‥‥‥‥‥ 107
　吸収──‥‥‥‥‥‥‥‥‥ 107
　散乱──‥‥‥‥‥‥‥‥‥ 107
ケント束‥‥‥‥‥‥‥‥‥‥‥ 289
　──の逆行性伝導‥‥‥‥‥ 289
　──の順行性伝導‥‥‥‥‥ 289

**こ**

抗凝固薬‥‥‥‥‥‥‥‥‥‥‥ 87
抗血栓薬‥‥‥‥‥‥‥‥‥‥‥ 87
高周波アブレーション‥‥‥‥ 285
高周波焼灼術‥‥‥‥‥‥‥‥‥ 285
　──に用いるアブレーション
　　　　カテーテル‥‥‥‥‥ 285
高周波通電における熱作用‥‥ 270
高拍出性心不全‥‥‥‥‥‥‥‥ 176
後負荷‥‥‥‥‥‥‥‥‥‥ 53, 320
コーティング‥‥‥‥‥‥‥‥‥ 151
　親水性──‥‥‥‥‥‥‥‥ 151

疎水性──‥‥‥‥‥‥‥‥‥ 151
ゴーリンの式‥‥‥‥‥‥‥‥‥ 170
ゴールドバーガー電極‥‥‥‥ 25
呼吸停止所見‥‥‥‥‥‥‥‥‥ 45
コネクタ‥‥‥‥‥‥‥‥‥‥‥ 213
混合静脈血‥‥‥‥‥‥‥‥‥‥ 167
　──酸素飽和度‥‥‥‥‥‥ 167
コンプライアンス‥‥‥‥‥‥ 152
　──バルーン‥‥‥‥‥‥‥ 152
　ノン──‥‥‥‥‥‥‥‥‥ 152
　──バルーン‥‥‥‥‥‥‥ 152

**さ**

再灌流療法‥‥‥‥‥‥‥‥‥‥ 87
再狭窄‥‥‥‥‥‥‥‥‥‥‥‥ 153
最高(収縮期)血圧‥‥‥‥‥‥ 10
最大冠拡張‥‥‥‥‥‥‥‥‥‥ 136
最大トラッキングレート‥‥‥ 227
最低(拡張期)血圧‥‥‥‥‥‥ 10
サイドホール‥‥‥‥‥‥‥‥‥ 142
サイドローブアーチファクト 110
再分極‥‥‥‥‥‥‥‥‥‥‥‥ 39
細胞外電位‥‥‥‥‥‥‥‥‥‥ 22
細胞内電位‥‥‥‥‥‥‥‥‥‥ 22
左脚ブロック‥‥‥‥‥‥‥‥‥ 283
鎖骨下クラッシュ症候群‥‥‥ 232
左室駆出率‥‥‥‥‥‥‥‥‥‥ 253
左室肥大‥‥‥‥‥‥‥‥‥‥‥ 52
　遠心性──‥‥‥‥‥‥‥‥ 52
　求心性──‥‥‥‥‥‥‥‥ 52
酸化銀バナジムリチウム電池
　‥‥‥‥‥‥‥‥‥‥ 208, 209
酸素投与‥‥‥‥‥‥‥‥‥‥‥ 87
散乱減衰‥‥‥‥‥‥‥‥‥‥‥ 107

**し**

シース‥‥‥‥‥‥‥‥‥‥‥‥ 92
刺激閾値‥‥‥‥‥‥‥‥‥‥‥ 211
刺激伝導系‥‥‥‥‥‥‥‥‥‥ 280
脂質コア‥‥‥‥‥‥‥‥‥‥‥ 128
脂質性プラーク‥‥‥‥‥‥‥‥ 128
持続性洞徐脈‥‥‥‥‥‥‥‥‥ 29
自動血圧計での測定エラー‥‥ 199
磁場‥‥‥‥‥‥‥‥‥‥‥‥‥ 228
　傾斜──‥‥‥‥‥‥‥‥‥ 228
　静──‥‥‥‥‥‥‥‥‥‥ 228
　RF──‥‥‥‥‥‥‥‥‥‥ 228
若年健常人の左心室の形態‥‥ 51

遮断薬‥‥‥‥‥‥‥‥‥‥‥‥ 83
　β──‥‥‥‥‥‥‥‥‥‥ 83
シャフト‥‥‥‥‥‥‥‥‥‥‥ 157
シャント‥‥‥‥‥‥‥‥‥‥‥ 12
収縮期血圧‥‥‥‥‥‥‥‥‥‥ 10
収縮亢進‥‥‥‥‥‥‥‥‥‥‥ 176
収縮能‥‥‥‥‥‥‥‥‥‥‥‥ 169
集中治療室の名称‥‥‥‥‥‥‥ 75
集中治療領域で使用される
　　生命維持管理装置‥‥‥‥ 76
充電時間‥‥‥‥‥‥‥‥‥‥‥ 247
肢誘導‥‥‥‥‥‥‥‥‥‥‥‥ 25
　──のベクトル‥‥‥‥‥‥ 25
　増大単極──‥‥‥‥‥‥‥ 25
周波数‥‥‥‥‥‥‥‥‥‥‥‥ 124
出力とパルス幅の関係‥‥‥‥ 225
寿命末期‥‥‥‥‥‥‥‥‥‥‥ 237
順行性伝導‥‥‥‥‥‥‥‥‥‥ 289
　ケント束の──‥‥‥‥‥‥ 289
上限センサレート‥‥‥‥‥‥‥ 221
硝酸薬‥‥‥‥‥‥‥‥‥‥‥‥ 83
焼灼術‥‥‥‥‥‥‥‥‥‥‥‥ 285
　高周波──‥‥‥‥‥‥‥‥ 285
　冷凍──‥‥‥‥‥‥‥‥‥ 285
上大静脈症候群‥‥‥‥‥‥‥‥ 212
静脈閉塞‥‥‥‥‥‥‥‥‥‥‥ 212
除細動器‥‥‥‥‥‥‥‥‥‥‥ 65
　──のR波同期‥‥‥‥‥‥ 284
　植込み型──‥‥‥‥‥ 65, 70
　完全皮下植込み型──‥‥‥ 246
除細動ペースト‥‥‥‥‥‥‥‥ 198
ショックの鑑別‥‥‥‥‥‥‥‥ 64
徐脈頻脈症候群‥‥‥‥‥‥‥‥ 29
シリコン‥‥‥‥‥‥‥‥‥‥‥ 210
心エコー検査‥‥‥‥‥‥‥‥‥ 86
心カテーテル法による弁口面積
　　算出の計算式‥‥‥‥‥‥ 170
心胸郭比‥‥‥‥‥‥‥‥‥‥‥ 252
心筋梗塞‥‥‥‥‥‥‥‥‥‥‥ 81
心筋症‥‥‥‥‥‥‥‥‥‥‥‥ 253
　拡張型──‥‥‥‥‥‥‥‥ 253
　虚血性──‥‥‥‥‥‥‥‥ 253
　肥大型──‥‥‥‥‥‥‥‥ 253
心筋焼灼術‥‥‥‥‥‥‥‥‥‥ 172
　経皮的中隔──‥‥‥‥‥‥ 172
心筋電極‥‥‥‥‥‥‥‥‥‥‥ 210
　──リードによる永久ペーシン
　　グ‥‥‥‥‥‥‥‥‥‥‥ 211

xv

シングルチャンバ型ペースメーカ
……………………… 207
心係数……………… 53, 162
心原性…………………… 64
——ショック………… 87
人工肺………………… 319
心疾患 ………………… 81
虚血性—— ………… 81
心室間遅延時間……… 256
心室固定レートペーシング… 215
心室細動……………… 245
心室中隔欠損症……… 12
心室デマンド型ペーシング… 214
心室頻拍……………… 245
偽性—— ………… 284
心室ペーシングおよび心室センシ
ング後心房不応期……… 227
侵襲………………… 92
非—— …………… 92
親水性コーティング… 151
心臓…………………
——再同期療法……… 65
——内面の構造……… 3
——の循環モデル…… 136
シンチグラフィ
負荷心筋—— ……… 81
心停止………………… 87
——と心静止の違い… 47
病院前—— ………… 87
心電計………………… 282
植込み型ループ式—— 282
心電図………………… 22
——記録法………… 23
——検査…………… 86
——ノイズ………… 24
体表面—— ……… 22
負荷—— …………… 81
ホルター—— …… 81
心内膜電極…………… 210
心肺停止……………… 45
——の判断………… 45
心拍応答機能………… 216
心拍出量………… 160, 206
心拍数と時間(間隔)の変換… 269
心肥大………………… 5
心不全………………… 87
心房細動……………… 217
——の分類………… 286

心房中隔欠損症……… 12
——の病態生理…… 186
心膜腔………………… 2

## す

スクラッチテスト……… 209
スクリュー…………… 210
スタイレット………… 212
スタチン……………… 83
ステロイド溶出型リード…… 211
ステント……………………
——の圧着性……… 130
——の金属組成…… 153
——の血管壁不完全圧着… 130
——の由来………… 153
ステンレス製………… 209
スパイキーな波形…… 266
スパイラルリエントリー…… 41
スルーレート………… 223
スワンガンツカテーテル…… 160
——の先端位置…… 161
ペーシング機能付—— 160

## せ

静磁場………………… 228
静止膜電位…………… 39
正常刺激伝導………… 289
生命維持管理装置…… 75
集中治療領域で使用される——
………………… 76
セルディンガー法…… 326
線維性プラーク……… 128
センシング………… 207, 223
——不全…………… 224
センスAV delay ……… 226
選択的交換指標……… 237
前負荷……………… 52, 320
造影剤………………… 90
送血カニューレ……… 319

## そ

増大単極肢誘導……… 25
送脱血カニューレ…… 327
僧帽弁狭窄症の病態生理…… 184
組織侵達度…………… 125
疎水性コーティング… 151

## た

第4肋間の見つけ方 ……… 23
体外式ペースメーカ……… 191
体循環……………………
——・肺循環の血圧 ……… 10
——の血流配分…………… 8
大動脈-左室同時圧記録の注意点
………………… 171
ダイナグライド……… 156
体表面心電図………… 22
タイムアウト………… 67
タインド……………… 210
多重エコー…………… 112
立会い遵守事項……… 67
脱血カニューレ……… 319
脱分極……………… 39
怠い波形……………… 266

## ち

チタニウム合金製…… 209
チップ……………… 157
チャージタイム……… 247
チャールズ・ステント ……… 153
中心電極……………… 25
ウィルソンの—— …… 25
中膜………………… 127
超音波……………… 123

## て

抵抗熱………………… 270
低循環性……………… 64
定量的冠動脈造影法……… 144
テクスチャード加工… 338
デバイスリセット…… 229
デマンド機能………… 214
デュアルチャンバ型ペースメーカ
………………… 207
テレメトリ…………… 237
電圧閾値……………… 234
電位………………… 22
——依存性イオンチャネル
………………… 20
細胞外—— ………… 22
細胞内—— ………… 22
電気的ノイズ………… 112
電気ポテンシャル…… 19
電極………………… 210
——取付け位置…… 23

胸部誘導――………… 23
――の色の覚え方……… 23
心筋――………… 210
心内膜――………… 210
電磁干渉………… 211
電磁波………… 123
――の特徴………… 123
テンポラリーペースメーカ… 191

## と
洞停止………… 29
洞不全症候群………… 29, 191
洞房ブロック………… 29
動脈三層構造………… 94
トリガー………… 286
ドリフト………… 139
――ノイズ………… 24

## な
内膜………… 127

## に
ニトログリセリン………… 83
ニューヨーク心臓協会……… 162
――分類………… 162

## ね
熱希釈曲線………… 164
熱希釈法………… 160, 164
ネルンストの式………… 20

## の
ノイズ………… 24
筋電図――………… 24
心電図――………… 24
ドリフト――………… 24
ハム――………… 24
ノーマライズ………… 142
ノンコンプライアンス………… 152
――バルーン………… 152

## は
バーマンカテーテル………… 160
敗血症………… 64
肺高血圧………… 166
肺動脈楔入圧………… 161
バイポーラの特徴………… 212
波長………… 124

バッハマン束………… 29
ハムノイズ………… 24
バルーン………… 152
コンプライアンス――……… 152
ノンコンプライアンス―― 152
パルス幅………… 224
――閾値………… 234
パワーインジェクター………… 173
ピッグテールカテーテル………… 173
バンドパスフィルタ………… 223
反復性非リエントリー性室房同期
………… 227

## ひ
微小血管性狭心症………… 80
非侵襲………… 92
ヒス束………… 30
――下ブロック………… 30
――上ブロック………… 30
――内ブロック………… 30
肥大型心筋症………… 253
ピッグテールカテーテル………… 173
皮膚小切開………… 327
病院前心停止………… 87
標準肢誘導軸………… 25

## ふ
不安定狭心症………… 80
不応期………… 40
フォローアップで確認すべき事項
………… 238
負荷………… 53, 320
――心エコー………… 81
――心筋シンチグラフィ… 81
――心電図………… 81
後――………… 53, 320
前――………… 320
不整脈………… 87
――基質………… 293
不全症………… 176
弁閉鎖――………… 176
プラーク………… 128
――の破裂………… 84
脂質性――………… 128
線維性――………… 128
ブランキングピリオド………… 227
プログラマ………… 209
プロテオグリカン………… 131
分解能………… 125

分極………… 21

## へ
平衡電位………… 20
閉塞性………… 64
ペーシング………… 207
――閾値………… 192
――上昇の原因………… 259
――機能付スワンガンツカテー
テル………… 160
――キャプチャ………… 192
――スパイク………… 225
――フェイラー………… 192
――不全………… 225
――リード………… 208
経静脈心内膜電極リードによる
永久――………… 212
心室固定レート――………… 215
心室デマンド型――………… 214
ペースメーカ………… 65, 70
――・ICD業務指針
………… 71, 72, 73
――症候群………… 217
植込型――………… 191
シングルチャンバ型――… 207
体外式――………… 191
デュアルチャンバ型――… 207
テンポラリー――………… 191
壁応力………… 52
ヘリックス………… 210
変行伝導………… 283
弁の構造………… 4
弁閉鎖不全症………… 176
弁輪………… 4

## ほ
房室解離………… 217
房室逆行性伝導………… 217
房室結節の減衰伝導特性……… 281
房室伝導時間………… 256
房室ブロック………… 191
ポジティブリモデリング……… 126
ポテンシャル………… 19
化学――………… 19
電気――………… 19
ポリウレタン………… 210
ホルター心電図………… 81, 282
ポンプポケット………… 340

xvii

## ま

マイクロリエントリー… 42, 291
マグネットレスポンス……… 229
マクロリエントリー…… 42, 291

## み

脈圧…………………………… 10

## む

無脈性電気活動…………… 47

## め

メイソン・リカー誘導法 …… 24

## や

薬物療法………………… 87

## ゆ

誘導法 ………………… 24
　メイソン・リカー—— …… 24
ユニポーラの特徴…………… 212

## よ

ヨウ化リチウム個体電解質… 209
ヨウ素………………… 209
　——リチウム電池… 208, 209

## ら

ライタ……………………… 5
卵円窩…………………… 3

## り

リーディングサークル
　リエントリー……………41, 42
リエントリー………………… 41
　異方向性—— …………… 41
　機能的—— ……………… 41
　スパイラル—— ………… 41
　マイクロ—— …………… 42
　マクロ—— ……………… 42
　リーディングサークル——
　………………………… 41
リタ……………………… 5
リチウム……………… 209
リフラクトリーピリオド…… 227
リモデリング……………… 52
リングダウン
　アーチファクト………… 111

## る

ルビンスタイン分類………… 191

## れ

冷凍焼灼術………………… 285
　——に用いるバーンカテーテル
　………………………… 285

## ろ

労作性狭心症……………… 80
ロータブレータ削りカス…… 154

## A

ABI (ankle brachial pressure
　index)……………… 99
acoustic shadow ………… 112
ACT………………………… 326
activation map …………… 298
adventitia………………… 127
AH (ヒス束上) ブロック …… 30
anaphylactic ……………… 64
ARのSellers分類 ………… 178
attenuation ……………… 112
auto capture機能 ………… 236
AV delay ………………… 219

## B

Bachmann bundle ……… 29
BH (ヒス束内) ブロック …… 30
β遮断薬…………………… 83

## C

CABG (coronary artery bypass
　grafting) ……………… 83
CAG
　(coronary angiography) … 82
cardiogenic ……………… 64
Charles Stent …………… 153
CI (cardiac index) ……… 162
CN (calcified nodule) …… 85
CPA (cardiopulmonary arrest)
　………………………… 45
CRT-D (cardiac
resynchronization therapy-
　defibrillator) ………… 65
CTR (cardio thoracic ratio)
　………………………… 252
cut down法 ……………… 327

## D

DCM (dilated cardiomyopathy)
　………………………… 253
dissection ……………… 129
dull ……………………… 266
dyssynchrony …………… 252

## E

Eisenmenger症候群 ……… 12
EMI (electromagnetic
　compatibility) ………… 230
EOL (end of life) ……… 237
ERI (elective replacement
　indicator) …………… 237
ERT (elective replacement
　time) ………………… 237

## F

FAME………………… 137
　——1試験 …………… 137
　——2試験 …………… 137
fast pathway …………… 287
FD-OCT………………… 124
FFRWオーバーセンシング… 227
fibrous plaque ………… 128

## G

Goldberger電極 ………… 25
Gorlinの式……………… 170

## H

HCM (hypertrophic
　cardiomyopathy) ……… 253
HV (ヒス束下) ブロック …… 30
hyperkinesis……………… 176
hypovolemic……………… 64

## I

IABP ……………………… 77
　——治療中の患者観察…… 77
　——治療中の記録………… 77
ICD (implantable cardioverter
　defibrillator) ………65, 70
ICM (ischemic cardiomyopathy)
　………………………… 253
IHD (ischemic heart disease)
　………………………… 81

ILR (implantable looprecorder) ……… 65
ILS (intermittent low speed)
　機能 ……… 340
incomplete apposition … 130
intima ……… 127
ISA (incomplete stent apposition)
　……… 130
IVUS (intravascular ultrasound)
　……… 140
　──画像のアーチファクト
　……… 110
lipid core ……… 128
lipid plaque ……… 128

**L**

LITA (left internal thoracic
　artery) ……… 5

**M**

malapposition ……… 130
map ……… 298
　activation ── ……… 298
　voltage ── ……… 298
Mason-Likar誘導法 ……… 24
media ……… 127
MRI撮像がペースメーカシステム
　に与える影響 ……… 229
MRのSellers分類 ……… 177

**N**

narrow QRS波 ……… 282
Nernstの式 ……… 20
NURD (non uniform rotational
　distortion) ……… 108, 112
NYHA (New York Heart
　Association) ……… 162
　──分類 ……… 162

**O**

obstructive ……… 64

**P**

PaO₂/FiO₂比 (P/F ratio) … 328
pathway ……… 287
　fast ── ……… 287
　slow ── ……… 287

PCI (percutaneous coronary
　intervention) 治療 ……… 83
PEA (pulseless electrical
　activity) ……… 47
PMT (pacemaker mediated
　tachycardia) ……… 227
ppm (pulse per minute) … 218
PTSMA (percutaneous
　transluminal septal
　myocardial ablation) … 172
PVARP (postventricular atrial
　refractory period) ……… 227
P波 ……… 219

**Q**

QCA (quantitative coronary
　angiography) …… 132, 144
QRS波 ……… 282
　narrow ── ……… 282
　wide ── ……… 282

**R**

rate response ……… 216
RBP (rated burstpressure)
　……… 98
rest lung ……… 326
reverberation ……… 112
RF磁場 ……… 228
RITA (right internal thoracic
　artery) ……… 5
RNRVAS (repetitive non-
　reentrant ventriculoatrial
　synchrony) ……… 227
Rubenstein分類 ……… 191
R波 ……… 214
　──同期 ……… 194
　除細動器の── ……… 284

**S**

S-ICD (subcutaneous ICD)
　……… 246
Seldinger法 ……… 326
Sellers分類 ……… 177, 178
　ARの── ……… 178
　MRの── ……… 177
septic/spinal ……… 64
slow pathway ……… 287
spike on T ……… 214

SSS (sick sinus syndrome)
　……… 191
stent apposition ……… 130

**T**

TCFA (thin-cap fibroatheroma)
　……… 128
TdP (torsades de pointes)
　……… 141
T波 ……… 214

**V**

V-A ……… 319
V-A ECMO/V-V ECMO治療中
　……… 78
　──の安全上留意点 ……… 78
　──の患者観察 ……… 78
　──の記録 ……… 78
VF (ventricular fibrillation)
　……… 245
voltage map ……… 298
VT (ventricular tachycardia)
　……… 245
V-V ……… 325
VV delay ……… 256
V-V ECMO用器材 ……… 327

**W**

wave free period ……… 144
wide QRS波 ……… 282
Wilsonの中心電極 ……… 25
WPW症候群 ……… 41, 283

## 略 語 一覧

| | | | | |
|---|---|---|---|---|
| **A** | ABI | ankle brachial pressure index | 下肢上腕血流比 | 99 |
| | ACS | acute coronary syndrome | 急性冠症候群 | 118, 175 |
| | ACT | activated clotting time | 活性化全凝固時間 | 321 |
| | AED | automated external defibrillator | 自動体外式除細動器 | 195 |
| | AF | atrial fibrillation | 心房細動 | 194 |
| | AFL | atrial flutter | 心房粗動 | 194 |
| | AHA | American Heart Association | アメリカ心臓協会 | 15, 175 |
| | AHA/ACC | American Heart Association/American College of Cardiology | ニューヨーク心臓協会/アメリカ心臓病学会 | 333 |
| | AIDS | acquired immune deficiency syndrome | 後天性免疫不全症候群, エイズ | 328 |
| | AIVR | accelerated idioventricular rhythm | 促進心室固有調律 | 39, 64 |
| | ALI | acute lung injury | 急性肺損傷 | 328 |
| | AMI | acute myocardial infarction | 急性心筋梗塞 | 84 |
| | AOG | aortic angiography | 大動脈造影 | 178 |
| | AP | angina pectoris | 狭心症 | 80 |
| | AP | atrium pace | 心房ペース | 218 |
| | ARDS | acute respiratory distress syndrome | 急性呼吸促迫症候群 | 328 |
| | AS | aortic valve stenosis | 大動脈弁狭窄症 | 170, 180 |
| | AS | atrium sense | 心房センス | 218 |
| | ASD | atrial septal defect | 心房中隔欠損症 | 186 |
| | ASE | American Society of Echocardiography | 米国心エコー図学会 | 181 |
| | AT | atrial tachycardia | 心房頻拍 | 194 |
| | ATP | anti tachycardia pacing | 抗頻拍ペーシング | 248 |
| | AV block | atrioventricular block | 房室ブロック | 33 |
| | AVNRT | atrial ventricular nodal reentry tachycardia | 房室結節リエントリー性頻拍 | 287 |
| | AVR | aortic valve replacement | 大動脈弁置換術 | 180 |
| | AVRT | atrioventricular reentry tachycardias | 房室回帰性頻拍 | 289 |
| **B** | BAV | balloon aortic valvoplasty | 経皮的大動脈弁拡張術 | 191 |
| | BiVAD | biventricular assist device | 両心補助人工心臓 | 331 |
| | BMS | bare metal stent | ベアメタルステント | 98, 114, 153 |
| | BOL | beginning of life | 寿命初期 | 237 |
| | BSA | body surface area | 体表面積 | 176 |
| | BTB | bridge to bridge | | 334 |
| | BTC | bridge to candidacy | | 334 |
| | BTD | bridge to decision | | 334 |
| | BTR | bridge to recovery | | 335 |
| | BTT | bridge to transplant | | 334 |
| **C** | CABG | coronary artery bypass grafting | 冠動脈バイパス術 | 83 |
| | CAG | coronary angiography | 冠動脈血管造影検査 | 81, 82, 90, 192 |
| | CCU | coronary care unit | 冠疾患集中治療室 | 75 |
| | CE | clinical engineering | 臨床工学 | 70 |
| | CE | clinical engineer | 臨床工学技士 | 70 |
| | CF | contact force | コンタクトフォース, 接触圧 | 273 |

| | | | | |
|---|---|---|---|---|
| C | CHD | continuous hemodialysis | 持続的血液透析 | 328 |
| | CHDF | continuous hemodiafiltration | 持続的血液ろ過透析 | 328 |
| | CI | cardiac index | 心係数 | 162, 326 |
| | CIEDs | cardiac implantable electronic devices | 心臓植込み型電気的デバイス | 204 |
| | CK | creatine kinase | クレアチニンキナーゼ | 86 |
| | CLS | closed loop stimulation | | 217 |
| | CMRR | common mode rejection ratio | 同相信号除去比 | 202 |
| | CN | calcified nodule | 冠動脈石灰化結節 | 85 |
| | CO | cardiac output | 心拍出量 | 8, 163, 165, 169, 176 |
| | CPR | cardiopulmonary resuscitation | 心肺蘇生 | 45 |
| | CRRT | continuous renal replacement therapy | 持続的腎代替療法 | 328 |
| | CRT | cardiac resynchronization therapy | 心臓再同期療法 | 252, 332 |
| | CRT-D | cardiac resynchronization therapy-defibrillator | 心臓再同期療法 | 65 |
| | CT | computed tomography | コンピュータ断層撮影検査 | 81 |
| | CTI | cavotricuspid isthmus | 三尖弁輪-下大静脈間解剖学的峡部 | 291 |
| | CV | cardioversion | カルディオバージョン | 248 |
| D | DAD | delayed afterdepolarization | 遅延後脱分極 | 40 |
| | DC | direct current | 直流 | 194 |
| | DCM | dilated cardiomyopathy | 拡張型心筋症 | 253 |
| | DES | drug eluting stent | 薬剤溶出性ステント | 98, 114, 153 |
| | DT | destination therapy | 最終治療 | 334 |
| E | EAD | early afterdepolarization | 早期後脱分極 | 39 |
| | EAE | European Association of Echocardiography | 欧州心エコー図学会 | 181 |
| | ECG | electrocardiogram | 心電図 | 81, 192 |
| | ECMO | extra corporeal membrane oxygenation | 体外式膜型人工肺 | 319 |
| | EF | ejection fraction | 駆出率 | 169, 176 |
| | EMI | electromagnetic compatibility | 電磁干渉 | 230 |
| | EOL | end of life | 寿命末期 | 237 |
| | EPS | electrophysiology study | 電気生理学的検査 | 64 |
| | ERI | elective replacement indicator | 選択的交換指標 | 237, 246 |
| | ERT | elective replacement time | 選択的交換指標 | 237 |
| F | FFR | fractional flow reserve | 冠血流予備量比 | 61, 83, 135 |
| | FFRW | far field R wave | ファーフィールドR波 | 227 |
| H | HCM | hypertrophic cardiomyopathy | 肥大型心筋症 | 253 |
| | HCU | high care unit | 高度治療室/準集中治療室 | 75 |
| | H-FABP | heart type fatty acid-binding protein | 心臓由来脂肪酸結合タンパク | 86 |
| | HOCM | hypertrophic obstructive cardiomyopathy | 閉塞性肥大型心筋症 | 171 |
| | HR | heart rate | 心拍数 | 165 |
| I | IABP | intra-aortic balloon pumping | 大動脈バルーンパンピング | 58, 87, 304, 331 |
| | ICD | implantable cardioverter defibrillator | ペースメーカ, 植込み型除細動器 | 65, 70, 196, 245, 253 |
| | ICHD | inter-society commission for heart disease resources | | 215 |

xxi

| | | | | |
|---|---|---|---|---|
| I | ICM | ischemic cardiomyopathy | 虚血性心筋症 | 253 |
| | iFR | instantaneous flow reserve | 瞬時血流予備能 | 144 |
| | IHD | ischemic heart disease | 虚血性心疾患 | 81 |
| | ILR | implantable looprecorder | 植込型ループレコーダ | 65 |
| | ILS | intermittent low speed | | 340 |
| | IVUS | intravascular ultrasonography, intravascular ultrasound | 血管内超音波法 | 58, 61, 81, 98, 102 |
| L | LITA | left internal thoracic artery | リタ, 左内胸動脈 | 5 |
| | LMT | left main trunk | 左冠動脈主幹部 | 88 |
| | LOS | low output syndrome | 低心拍出症候群 | 323 |
| | LSI | large scale integration | 大規模集積回路 | 70 |
| | LV | left ventricle | 左(心)室 | 169 |
| | LVAD | left ventricular assist device | 左心補助人工心臓 | 331 |
| | LVEDV | left ventricular end diastolic volume | 左室拡張末期容積 | 176, 253 |
| | LVEF | left ventricular ejection fraction | 左室駆出率 | 253, 326 |
| | LVESV | left ventricular end systolic volume | 左室収縮末期容積 | 176 |
| | LVG | left ventricular angiography | 左室造影 | 169, 172 |
| M | MAS | meconium aspiration syndrome | 胎便吸引症候群 | 321 |
| | MNMS | myonephropathic metabolic syndrome | 代謝性筋腎症候群 | 323 |
| | MR | mitral regurgitation | 僧帽弁逆流 | 177 |
| | MRA | magnetic resonance angiography | 磁気共鳴血管造影検査 | 81 |
| | MRI | magnetic resonance imaging | 磁気共鳴画像検査 | 81 |
| | MS | mitral stenosis | 僧帽弁狭窄症 | 169, 184 |
| N | NBG | NASPE/BPFG generic pacemaker-code | | 215 |
| | NICU | neon tal intensive care unit | 新生児特定集中治療室 | 75 |
| | NURD | non uniform rotational distortion | 非一様回転性ゆがみ | 106, 108 |
| | NYHA | New York Heart Association | ニューヨーク心臓協会 | 162, 253, 333 |
| O | OCT | optical coherence tomography | 光干渉断層法 | 58, 61, 98, 123 |
| | OFDI | optical frequency domain imaging | 光周波数領域断層撮影 | 58, 61, 123 |
| | OPCAB | off-pump coronary artery bypass grafting | オフポンプ冠動脈バイパス術 | 83 |
| P | PAP | pulmonary artery pressure | 肺動脈圧 | 166 |
| | PCI | percutaneous coronary intervention | 経皮的冠動脈インターベンション | 83, 93, 120, 127, 137, 149 |
| | PCPS | percutaneous cardiopulmonary support | 経皮的心肺補助装置 | 58, 319, 325, 331 |
| | PCWP | pulmonary artery wedge pressure | 肺動脈楔入圧 | 162 |
| | PEA | pulseless electrical activity | 無脈性電気活動 | 46, 47, 195 |
| | PEEP | positive end expiratory pressure | 呼気終末陽圧 | 326 |
| | PFC | persistent fetal circulation | 胎児循環遺残症 | 321 |
| | PICU | pediatric intensive care unit | 小児集中治療室 | 75 |
| | PMT | pacemaker mediated tachycardia | ペースメーカー起因頻脈 | 227 |
| | POBA | plain old balloon angioplasty | バルーン拡張術 | 94, 131 |
| | PPI | percutaneous peripheral intervention | 経皮的末梢血管インターベーション | 99 |
| | ppm | pulse per minute | 分脈拍数 | 218 |

| | | | | |
|---|---|---|---|---|
| **P** | PSA | pacing system analyzer | ペーシングシステムアナライザー | 234, 155 |
| | PTA | percutaneous transluminal angioplasty | 経皮的血管拡張術 | 99 |
| | PTAV | percutaneous balloon aortic valvuloplasty | 経皮的大動脈弁形成術 | 181 |
| | PTCA | percutaneous transluminal coronary angioplasty | 経皮的冠動脈形成術 | 83 |
| | PTMC | percutaneous transvenous mitral commissurotomy | 経皮的僧帽弁交連切開術 | 184 |
| | PTSMA | percutaneous transluminal septal myocardial ablation | 経皮的中隔心筋焼灼術 | 171, 172 |
| | PVARP | postventricular atrial refractory period | 心室ペーシングおよび心室センシング後心房不応期 | 227 |
| | PVC | premature ventricular contraction | 心室性期外収縮 | 193 |
| **Q** | QCA | quantitative coronary angiography | 定量的冠動脈造影法 | 132, 144 |
| | QOL | quality of life | 生活の質 | 223, 279 |
| **R** | RAM | random access memory | ラム, ランダムアクセスメモリ | 263 |
| | RAP | right atrial pressure | 右心房圧 | 166 |
| | RBP | rated burstpressure | （バルーン）拡張限度圧力 | 98 |
| | RDS | respiratory distress syndrome | 呼吸窮迫症候群 | 321 |
| | RF | radio frequency | 高周波電流 | 274 |
| | RFCA | radiofrequency catheter ablation | 高周波カテーテル・アブレーション | 64 |
| | RITA | right internal thoracic artery | ライタ, 右内胸動脈 | 5 |
| | RNRVAS | repetitive non–reentrant ventriculoatrial synchrony | 反復性非リエントリー性室房同期 | 227 |
| | ROSC | recovery of spontaneous circulation | 呼吸・循環再開 | 48 |
| | RVA | right ventricular apex | 右室心尖部 | 265 |
| | RVAD | right ventricular assist device | 右心補助人工心臓 | 331 |
| | RVP | right ventricular pressure | 右心室圧 | 166 |
| **S** | SCU | stroke care unit | 脳卒中治療室 | 75 |
| | S-ICD | subcutaneous implantable cardioverter defibrillator | 完全皮下植込み型除細動器 | 246 |
| | SPP | skin perfusion pressure | 皮膚灌流圧 | 99 |
| | SSS | sick sinus syndrome | 洞機能不全症候群 | 33, 204, 280 |
| | STEMI | ST elevation myocardial infarction | ST上昇型心筋梗塞 | 63 |
| | SV | stroke volume | 一回拍出量 | 165, 169, 176, 253 |
| | SVO | silver vanadium oxide | 銀酸化バナジウム | 246 |
| **T** | TAVI | transcatheter aortic valve implantatio | 経カテーテル的大動脈弁植込術 | 180, 181, 191 |
| | TCFA | thin-cap fibroatheroma | 薄い線維性被膜を有するプラーク | 128 |
| | TdP | torsades de pointes | 多形性心室頻拍, トルサード・ド・ポワント | 39, 141 |
| **V** | VAD | ventricular assist device | 補助人工心臓 | 331 |
| | VF | ventricular fibrillation | 心室細動 | 46, 194, 245 |
| | VP | ventricular pace | 心室ペース | 218 |
| | VS | ventricular sense | 心室センス | 218 |
| | VT | ventricular tachycardia | 心室頻拍 | 194, 245 |
| | V-V ECMO | veno-venous extra corporeal membrane oxygenation | 静脈脱血—静脈送血体外式膜型人工肺 | 325 |
| **W** | WPW | Wolff-Parkinson-White | | 41 |

# 本書の使い方

■本書を活用する前に，本書の使い方をご覧の上，読み進めてみてください。
■本書の特長は以下のような点です。
① 解剖・生理・病態生理といった人体のメカニズムから臨床工学までを1冊の中で解説しています。
② 本文はできるだけスリムに解説し，一気に読み通せるようにしてあります。
③ 詳細に覚えるべきこと，本文の補足解説，用語解説（「用語アラカルト」），学習する上で役立つチョットしたアドバイス（「One Point Advice」），国試既出問題を解くための知識（「POINT !!」）については，煩雑にならないようにできるだけ欄外に配置してあります。
④ 冗長な解説で理解の難しい内容に関しては，イラストや写真を数多く用いて視覚的に理解できるように工夫しました。
⑤ 治療中のおもなトラブルとその対処方法についても詳細に解説してあります。
⑥ 内容を確実に理解したかどうか，またおさらいに役立つように「まとめのチェック」を項目の最後に設けてあります。是非活用してみてください。

### 補足

本文で不足している内容や「+αの知識」については，欄外で補足解説してあります。本文とあわせて併読されることをお奨めします。

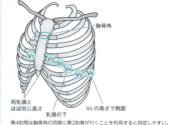

### One Point Advice

学生さんにとって学習する上で役立つチョットしたアドバイスを記載しました。是非ともご活用ください。

# User's Guide

**3**

### 用語アラカルト
*46 アンダーセンシング
センシング感度が鈍いため自己脈を感知できず，自己脈がでているにもかかわらずペーシングが入ってしまう状態．spike on Tの

### 用語アラカルト
冗長になる用語解説は，できるだけ欄外に配置してあります．専門用語が理解できなければなかなか読み進めることは難しくなりますので，是非ともご活用ください．

**4**

### \ POINT!! /
回転性アテレクトミーロータブレータで削りとられた組織片は赤血球より小さい．

### Point!!
国試既出問題を解くための知識について，本文該当箇所の欄外にて簡単に触れています．講義のみならず，国試にも役立つ知識の習得に役立ててみてください．

xxv

# User's Guide

**5**

## ┃トラブル対処方法┃
### ■トラブル事例

①PCI中に側枝にガ...

【対処方法】

┃...ブル対処方法┃
...ブル事例

...に側枝にガイドワイヤを深く入れすぎて冠動脈穿孔発生!

...らかの手段を用いて止血しなければならないが，通常，ガイドワイヤに...冠動脈穿孔は大きくはない。早めに気づきさえすれば冷静に対処すること...心タンポナーデとなって心嚢穿刺や外科的止血術が必要となる事態を回避...できる。いくつか対処法はあるが，

● まずは可能な範囲でプロタミンによるヘパリン中和を行う。
● 穿孔部近位でバルーンを拡張し，血流遮断による止血を試行。
● マイクロカテーテルを持ち込み，そこから血栓・皮下脂肪・スポンゼル® などによる塞栓術を行う。

心タンポナーデの有無確認には必ず心エコーを実施するので，あらかじめ準備しておくとよい。

②ロータブレータ試行中に冠動脈穿孔発生!

**6**

### トラブル対処方法

臨床現場で実際に遭遇するおもなトラブルとその対処方法について，実例をあげて解説しています。病院実習や実臨床の場で役立つ内容です。是非ともご活用ください。

## まとめのチェック

### ■左心カテーテル

☐☐ **1** 心機能（左室収縮...おもな指標につ...べよ。

...のチェック

...テル

...機能（左室収縮能）の...もな指標について述...べよ。

▸▸ **1** 左室駆出率（EF），一回拍出量（SV）・心...（CO）とその係数（SI, CI）。

| ☐☐ | **2** | 左心カテーテル検査のための動脈穿刺部位はどこか述べよ。 | ▸▸ **2** 橈骨動脈，上腕動脈，大腿動脈 |
|---|---|---|---|
| ☐☐ | **3** | 拡張期の左室と左房間の圧較差を評価する疾患はなにか述べよ。 | ▸▸ **3** 僧帽弁狭窄症 |
| ☐☐ | **4** | 収縮期の左室と大動脈間の圧較差を評価する疾患はなにか述べよ。 | ▸▸ **4** 大動脈弁狭窄症，閉塞性肥大型心筋症 |
| ☐☐ | **5** | 左室造影（LVG）で評価できるものはなにか述べよ。 | ▸▸ **5** 心機能，壁運動異常，心室中隔欠損・穿孔...帽弁逆流 |
| ☐☐ | **6** | 大動脈造影（AOG）で評価できるものはなにか述べよ。 | ▸▸ **6** 大動脈弁逆流，大動脈解離，大動脈瘤 |

### まとめのチェック

学習到達度の確認やおさらいに役立つように，項目の最後に「Q & A」形式で配置してあります。学内試験の勉強や国試の勉強の際に活用されることをお奨めします。

### ■本書利用にあたっての注意
　本書は臨床工学技士養成校の学生さんに向けた参考書であり，提示した内容を順守するよう強要するものではありません。医療行為・手技を行う際は，日々更新されるエビデンスや各種ガイドライン，添付文書等を参照し，ご自身で判断の上，実施してください。

xxvi

# Chapter 1

## 人体のメカニズム

# 01 心臓の構造

白山武司

## 心臓の外観(▶図1)

　正面から見ると，心臓は胸部のまん中からやや左寄りに位置し，左右の肺に囲まれ，横隔膜の上，気管分岐部の下にある。胸郭でいえば，第2肋間から第5肋間の高さになる。側面では，前3分の1にあたる前縦隔にある。

　右(心)房，右(心)室，左(心)房，左(心)室の4つの部屋からなるが，実際には右房が右前，右室が左前，左房が正面後ろ，左室が左斜め後ろにあたる。右室は，上に大きく折れ曲がって前から右室流出路へ移行し，徐々に後ろに向かいつつ肺動脈に至る。また，左右の心房には，頭と耳の関係と同じく袋状に飛び出た構造があり，前に向かって心室を取り囲んでいる。右心耳，左心耳という。

　大動脈は左室からでるが，肺動脈の後ろをとおって胸部上方に到達し，大きく背部へ回り込んで下方へ向かう。右房へは，頭側から上大静脈，腹側から下大静脈が流れ込む。

　これをX線像と対比すると，心臓の陰影を構成するのは，正面では右上半分が上大静脈，下半分が右房，左では4つのくびれがあり，上から大動脈，肺動脈，左心耳，左室(または右室)である。

　▶図1の▶は右冠動脈，▷は左冠動脈前下行枝の走行を示し，本幹は心臓の外側にあり，内部へ枝を送っている。

### 補足

心筋は横紋筋であるが，上皮細胞の内膜・外膜で覆われ，さらに2重の袋である心膜に囲まれている。心膜の中を心膜腔という。内部には少量の水分があり，潤滑油の役割を果たしている。左房後面には，一部心膜が覆っていない部分があり，食道に近接する。

### 図1 心臓の外観

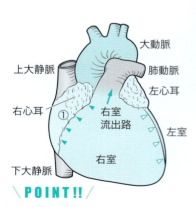
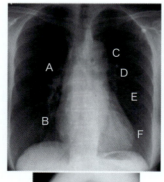
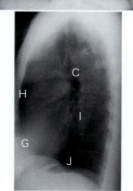
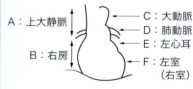
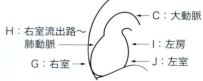

\POINT!!/
肺動脈は一番前から出て後右へ向い，左右に分枝すると右肺動脈は上行大動脈のうしろ(背側)，下行大動脈の前をとおる。左肺動脈の前後に大動脈はない。

## 補足

● 卵円窩

生まれる前の心臓に開いていた穴の名残。胎児では右房－左房間に血液が流れているが、生まれるときに右房側と左房側の膜状の筋肉がくっついて閉鎖する。穴が開いたままだと心房中隔欠損というが、左右の膜ができても、お互いに接着していない人も多く、卵円孔開存という。状況によって血液が間を流れることがある。

● 右房や右室の2重構造

やはり胎生期の名残で、心臓ができていく過程で異なった部分が2つ張り合わされることを反映する。

● 心臓内面の構造

心臓外科手術だけではなくカテーテルアブレーションを理解するうえでも役に立つ。

\ POINT!! /

房室結節－His束－右脚/左脚を刺激伝導系という。His束以下を構成する細胞をPurkinje線維という。

# 心臓の内面（▶図2）

心臓の内部構造をみると、右房、右室の間に三尖弁、右室と肺動脈の間に肺動脈弁、左房と左室の間に僧帽弁、左室と大動脈の間に大動脈弁がある。

右房内面はさらに2つに分かれ、心耳と右房本体の間には筋肉束が隆起して縦に走り、分界稜という。この外側（▶図1①にあたる）が右房本体で平滑、心耳側は肉柱が複雑に走っている。右房本体へは、右上に上大静脈、右下に下大静脈、心房中隔下端に冠静脈の3つの血管が流入、左方向へ右室が開口している。間の三尖弁はどちらかというと身体の前後方向、縦向きに位置する。心房中隔には、卵円窩というへこみがある。

房室結節は、心房中隔と心室中隔の境界にあり、冠静脈洞（冠静脈の開口部）上縁から伸びてきた隆起（Todaroの腱索）が三尖弁付着部へ届く部分に存在する。それに続くHis束は心室中筋上部にあり右脚・左脚に分枝してそれぞれ右室、左室内面を走行する。

右室内面も2つに分かれ、下方の本体部分と上方の流出路の境目には筋肉束が横向けに走っている（中隔縁柱－調節帯－室上稜）。

左房も全体に内部は平滑、上下左右4つの肺静脈が流れ込む。左上肺静脈開口部の前方に袋状の左心耳が開口している。左心耳内面はやはり肉柱が複雑に走っている。左房の上縁から左心耳－左肺静脈の間をとおる筋肉束がある。

左室は、全体に肉柱に覆われている。

図2 心臓の内面

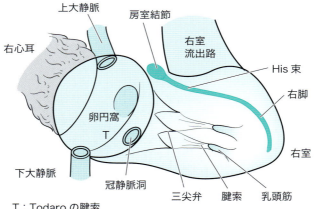

T：Todaroの腱索

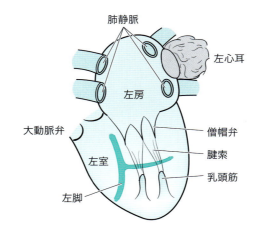

## 弁の構造（▶図3）

大動脈弁，肺動脈弁は，それぞれ3枚の半月弁で構成される。大動脈は右冠尖〔右半月弁（①）〕・〔左冠尖左半月弁（②）〕・〔無冠尖後半月弁（③）〕，肺動脈弁は右半月弁〔後半月弁（④）〕・前半月弁（⑤）・左半月弁〔中隔半月弁（⑥）〕からなる（カッコ内は別名）。

僧帽弁は左房左室間にあって，前尖（⑦）・後尖（⑧）の2枚から，三尖弁は右房右室間にあって，前尖（⑨），後尖（⑩），中隔尖（⑪）の3枚からなる。いずれの弁尖も心室内にある乳頭筋から伸びてきた線維束（腱索）につながって引っ張られ，反転しないように保持されている。

大動脈の心臓に接する部分は少し膨らんでおり，Valsalva洞という。右冠動脈は右冠尖の上方，左冠動脈は左冠尖上方から分岐する。それぞれ心臓の前面から末梢に至る。一方冠静脈は，おおむね動脈と並行して逆向きに走行するが，個人差が大きい。弁輪まで戻ると，心臓後面へ回って冠静脈洞を経て右房へ流入する。

### 図3 心臓の断面

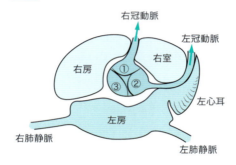

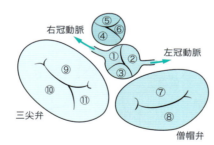

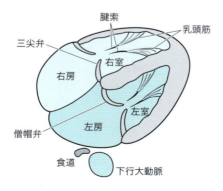

---

### ▼ One Point Advice

①**弁の構造**：▶図3は，心エコー図やCTなどの画像に現れる断面図であり，臨床的に重要なのでよく覚えておくとよい。

②**弁輪**：三尖弁や僧帽弁が付着する心房・心室間の線維性組織。

\ POINT!! /
左右冠動脈は，上行大動脈起始部からでる。

\ POINT!! /
腱索と乳頭筋は，心室にあって，三尖弁と僧帽弁を引っ張っている。

\ POINT!! /
心室収縮期に三尖弁と僧帽弁は閉じ，肺動脈弁と大動脈弁は開く。拡張期は開閉が逆になる。

## 心臓上方の大血管（▶図4）

左室から大動脈がでると，最初に左右の冠動脈を分岐した後，無名動脈，左総頸動脈，左鎖骨下動脈を分岐する。無名動脈はすぐに右鎖骨下動脈と右総頸動脈を分岐する。総頸動脈は頭へ，鎖骨下動脈は腕へ至る。鎖骨下動脈から内胸動脈〔LITA（⑫），RITA（⑬）〕がでて，前胸郭の内面を走行する。

静脈系はその逆向きの走行になるが，頸部からは皮膚直下を走る外頸静脈，胸鎖乳突筋の裏を走る内頸静脈がある。また，左右頸静脈，鎖骨下静脈が縦隔右側で合流して上大静脈となり右房に流入する。ときに左側で合流して心臓後面の冠静脈へ合流する左上大静脈遺残をみることがある。上大静脈後ろへ奇静脈が合流する。左鎖骨下静脈と左内頸静脈合流部（左静脈角）には，後ろから胸管（リンパ管）が合流する。

> **補足**
>
> 内胸動脈は左をLITA（left internal thoracic artery），右をRITA（right internal thoracic artery）とよび，冠動脈バイパス術に用いられる。
>
> 大きい静脈の枝は，ペースメーカリードや中心静脈栄養のアクセスとして利用されるが，ときにさらに細い分岐に迷入することがあり，注意を要する。

### 図4 大血管の構造

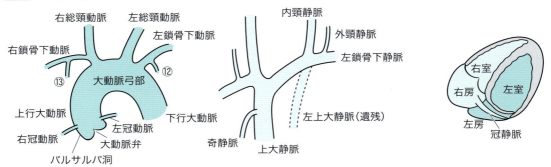

> **補足**
>
> ●心肥大とは（▶図5：↔は心室壁の厚さを示す）
>
> 心室の壁厚が厚いことで，全体のサイズは関係がない。心電図や心エコー図で用いられることが多い。心拡大とは，サイズ（とくに横幅）が大きいことを表し，心筋が厚いかどうかは関係がない。おもにX線像で用いられ，心胸郭比（▶図5dのA÷B）が50％以上をさす。

### 図5 心肥大と心拡大の違い

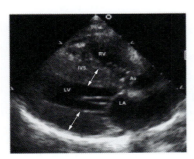 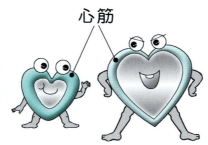 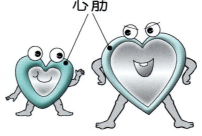 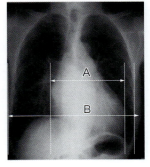

a 心エコー図（長軸断面）　　b 心肥大　　c 心拡大　　d 胸部X線正面像

● 文献

1) Standring-S: Gray's Anatomy-the anatomical basis of clinical practice- 41st ed. Churchill Livingstone, 2016.
2) 井川　修 著：臨床心臓構造学―不整脈診療に役立つ心臓解剖．医学書院，2011.
3) Anderson-RH, Spicer-DE, : Hlavacek-AM, Cook-AC, Backer-CL : Wilcox's Surgical Anatomy of the Heart.4th ed. Cambridge University Press, 2013.

## まとめのチェック

□□ ① 胸部X像で心陰影をつくる解剖学的要素について述べよ。

▶▶ ① 右の陰影は上半分が上大静脈，下半分が右心房，左の陰影は，上から大動脈弓部，左肺動脈，左心耳，左心室（または右心室）である。

□□ ② 心房に流入する静脈の名前を述べよ。

▶▶ ② 右心房に上から上大静脈，下から下大静脈，心房中隔下部から冠静脈の合計3本。左心房へは，左上，左下，右上，右下の合計4本の肺静脈が流入する。

□□ ③ 心臓の弁について述べよ。

▶▶ ③ 右房－右室間に三尖弁，右室の出口に肺動脈弁，左房－左室間に僧帽弁，左室の出口に大動脈弁がある。僧帽弁は前後2枚の弁尖からなるが，ほかは3つの弁尖からなる。三尖弁と僧帽弁の弁尖は，腱索で，それぞれ右室内，左室内の乳頭筋につながっている。

□□ ④ 大動脈から分岐する動脈を心臓に近いほうから順にあげよ。

▶▶ ④ 冠動脈，無名動脈，左総頸動脈，左鎖骨下動脈

# 02 血液循環（体循環と肺循環）

齊藤暁人・小室一成

## 体循環と肺循環（▶図1）

　全身の組織がその機能を維持するためには酸素が必要であり，酸素は血液によって組織に分配される。血液は血管をとおって全身にいきわたるが，その出発点となるのが心臓である。肺で酸素を受け取った血液が左(心)室から大動脈へ流れ，大動脈からさまざまな動脈に枝分かれし，各組織で毛細血管を介して酸素を分配したのち，静脈をとおって右(心)房へと戻ってくる。この血液循環を**体循環**（**大循環**）という。

　酸素を配り終え上大静脈および下大静脈から右心房に戻った血液は，再度酸素をもらうために右心室から肺動脈へ流れ，肺の毛細血管で肺胞から酸素を受け取り，肺静脈をとおって左心房へと辿り着く。この血液循環を**肺循環**（**小循環**）という。

**図1** 体循環と肺循環

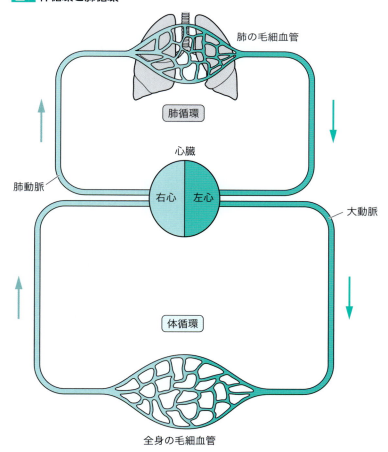

（坂井建雄 編：カラーイラストで学ぶ　集中講義　解剖学，p.108，メジカルビュー社，2012．）

> **体循環**：左(心)室 → 大動脈 → 全身の毛細血管 → 上・下大静脈 → 右(心)房
> **肺循環**：右(心)室 → 肺動脈 → 肺の毛細血管 → 肺静脈 → 左(心)房

①**心臓**：全身に血液を送るためのポンプの役割を担う。1分間に約60回，収縮と拡張を繰り返すことで静脈からきた血液を動脈へと送り出している。

②**動脈**：心臓から送り出された血液が流れる血管。それゆえ血液は動脈をとおって，心臓から遠ざかる方向へ流れていく。肺動脈の血液はその他の動脈と異なり，酸素を全身で配り終えた血液(静脈血)であることに注意。

③**静脈**：心臓へ戻ってくる血液が流れる血管。動脈とは逆に心臓に近づく方向へ血液が流れていく。肺静脈の血液はその他の静脈と異なり，肺で酸素を受け取っているので酸素を多く含んでいる(動脈血)。

④**毛細血管**：酸素を含めた物質交換を行う血管。壁が薄くて細い。ここで動脈と静脈の区別がなくなり，動脈から毛細血管，静脈へと続いていく。

## 補足

### ●体循環の血流配分（▶図2）

　心臓から送り出される血液量を心拍出量（CO：cardiac output）といい，成人では安静時に約5 L/分である。運動時には最大で，安静時の約5～7倍まで増えるとされる。通常，血液の流れは一方通行になっているため，右心室から肺動脈への血流量と左心室から大動脈への血流量は等しくなる。

### 図2 体循環の血流配分

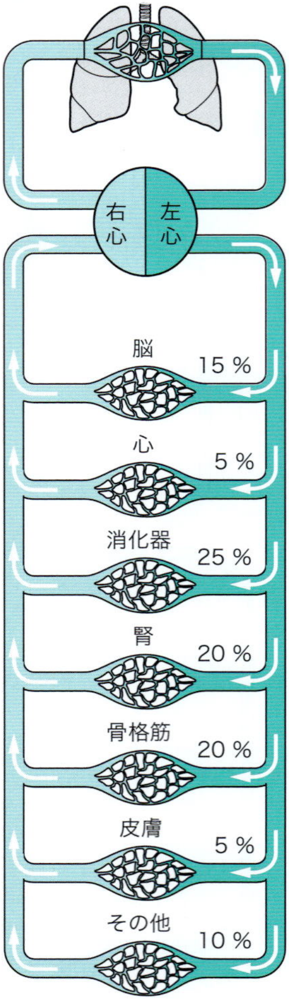

肺循環（5 L/分）

体循環（5 L/分）

脳　15 %

心　5 %

消化器　25 %

腎　20 %

骨格筋　20 %

皮膚　5 %

その他　10 %

体重を60 kgとすると，全体の平均は8 mL/分/100 g組織程度である

（岡田隆夫 編：カラーイラストで学ぶ 集中講義 生理学，p.160，メジカルビュー社，2008.）

> 補足

● 血圧と血流のイメージ（▶図3）

　血液の流れ（血流）は電気の流れ（電流）と類似している。電圧の高い方から低い方へ流れる電気と同様に，血液は血圧の高い方から低い方へ流れる。電気回路での電池の役割を心臓が担っており，心臓のポンプの力，すなわち心臓の拡張と収縮により血圧の低い方から高い方へ血液は流れることとなる。

血圧を$P$，血流を$Q$，血管抵抗を$R$とすると，

$$オームの法則：E（電圧）＝I（電流）×R（抵抗）$$
$$\Rightarrow \quad P（血圧）＝Q（血流）×R（血管抵抗）$$

という関係が成り立つ。

ただしここでの血圧とは，血管抵抗を考える血管の始点と終点の差であることに注意。
例えば，肺血管抵抗を考える場合は，肺動脈圧と左房圧との差を$P$（血圧）と考える。

図3 血圧と血流のイメージ

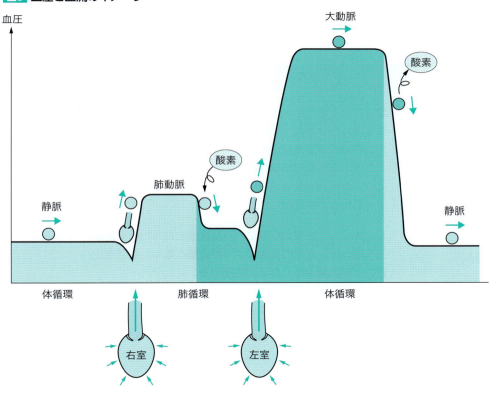

血液循環（体循環と肺循環）

## 補足

### ●体循環と肺循環で血圧（▶表1）が違うのは??

　血流量は体循環と肺循環で一定と仮定し，先の式に当てはめてみると，肺循環で血圧が低いのは血管抵抗が低いためということになる。実際，肺血管抵抗は体血管抵抗の1/5〜1/8程度である。これは肺に広く分布する毛細血管の表面積が体循環に比べて広いことに由来する。また，肺毛細血管は安静時には全体の1/3しか使われておらず，運動により肺血流量が増加しても肺血管抵抗が低下することで，一定のところまで肺動脈圧が上昇しない仕組みになっていると考えられる。

**表1 体循環と肺循環の血圧**

|  |  | 体循環 | 肺循環 |
|---|---|---|---|
| 動脈圧 |  |  |  |
|  | 収縮期 | 120 | 23 |
|  | 拡張期 | 75 | 8 |
|  | 平　均 | 90 | 13 |
| 毛細血管 |  | 25 | 7 |
| 静脈圧 |  | 2〜3 | 2〜3 |

単位：mmHg
肺循環は低圧系である。これは，肺血管抵抗が体循環の
血管抵抗と比べて小さいためである。

（岡田隆夫 編：カラーイラストで学ぶ　集中講義　生理学，p.160，メジカルビュー社，2008.）

# 収縮期血圧と拡張期血圧

　心臓は収縮と拡張を繰り返しているが，そのサイクルを心周期といい，収縮期と拡張期に分けられる（▶図4）。

　心室の収縮により動脈に血液が流れると血圧は上昇し，最高に達したところで最高血圧すなわち収縮期血圧を示す。次いで心室が拡張を終え，大動脈へ血液が流れる直前に大動脈の血圧は最低となり，最低血圧，すなわち拡張期血圧を示す。この差を脈圧という。

## 補足

脈圧＝最高（収縮期）血圧−
最低（拡張期）血圧

①収縮期血圧：左室の収縮により最高値となった最高血圧。
②拡張期血圧：左室の拡張により最低値となった最低血圧。
③脈圧：収縮期血圧と拡張期血圧の差。
④平均血圧（▶図5）：大動脈以外では「拡張期血圧＋$\dfrac{脈圧}{3}$」，大動脈では「拡張期血圧＋$\dfrac{脈圧}{2}$」と計算される。

### 図4 心周期による圧力の変化

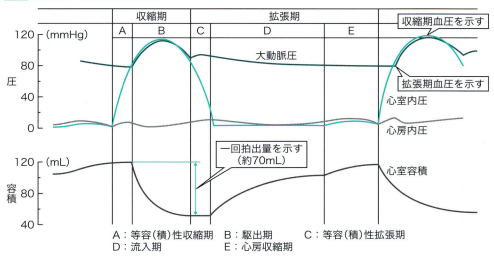

(岡田隆夫 編：カラーイラストで学ぶ　集中講義　生理学, p.162, メジカルビュー社, 2008.)

### POINT!!

心拍出量の増加，末梢血管抵抗の増加，交感神経の興奮，循環血液量の増加は血圧上昇の原因になる。

### 図5 平均血圧

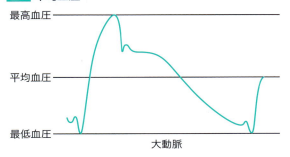

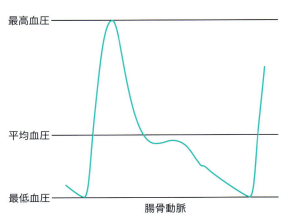

(岡田隆夫 編：カラーイラストで学ぶ　集中講義　生理学, p.166, メジカルビュー社, 2008.)

血液循環（体循環と肺循環）

> **補足**

### ●左心と右心の間に抜け穴があったら??

なんらかの要因で心房中隔や心室中隔に穴（孔）があった場合，シャントとよばれる短絡路を形成する（▶図6）。通常，左心系の圧力のほうが高いため左心から右心へ流れる左→右シャントを形成する。この場合，肺循環と体循環の血流量に差が生じる。肺循環の血流量をQp(L/min)，体循環の血流量をQs(L/min)で表し，その比をQp/Qsと表現する。心臓カテーテル検査や心臓超音波検査で定量的に評価がなされる。心房中隔欠損症と心室中隔欠損症は左→右シャントの代表的疾患である。

**図6 心房中隔欠損症と心室中隔欠損症**

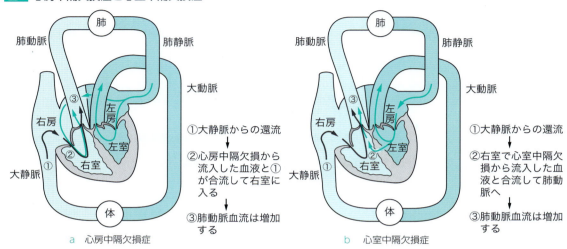

a 心房中隔欠損症　　b 心室中隔欠損症

（見目恭一 編：臨床工学技士 イエロー・ノート 基礎編，p.481-482，メジカルビュー社，2013.）

心房中隔欠損症や心室中隔欠損症で左→右シャントによる肺動脈への血流増加が持続するとやがて肺血管抵抗が上昇し肺高血圧症となる。右心系の圧も上昇し左心系よりも圧力が高まると右→左シャントとなる。右→左シャントが起こると，肺で酸素を受け取る前の血液が体循環を流れるため，低酸素血症となりチアノーゼをきたす。このように，不可逆的な右→左シャントとなったとき，Eisenmenger（アイゼンメンゲル）症候群（▶図7）となる。

**図7 心室中隔欠損症に伴うアイゼンメンゲル症候群**

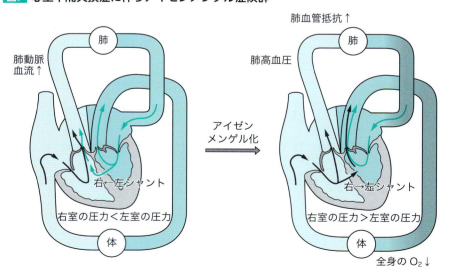

（見目恭一 編：臨床工学技士 イエロー・ノート 基礎編，p.482，メジカルビュー社，2013.）

① Qp：肺血流量
② Qs：体血流量
③ **左→右シャント**：左心系から右心系への短絡路。心房中隔欠損症や心室中隔欠損症，動脈管開存症に代表される。このシャント単独の場合，**Qp/Qs＞1**となる。
④ **右→左シャント**：右心系から左心系への短絡路。アイゼンメンゲル症候群やFallot四徴症(ファロー)に代表される。このシャント単独の場合，**Qp/Qs＜1**となりチアノーゼ(中枢性)が出現する。
⑤ **チアノーゼ**：皮膚や唇，爪などが青紫色に変化する症状。中枢性と末梢性がある。右→左シャントなどで低酸素血症をきたした場合は，**中枢性チアノーゼ**という。循環障害で末梢組織の酸素の供給が不足した場合を**末梢性チアノーゼ**という。冷たいプールに入ったあとに唇が真っ青になるのは末梢性チアノーゼである。

### ● 文献

1) 坂井建雄 編：カラーイラストで学ぶ　集中講義　解剖学，メジカルビュー社，2012.
2) 岡田隆夫 編：カラーイラストで学ぶ　集中講義　生理学，メジカルビュー社，2008.
3) 見目恭一 編：臨床工学技士 イエロー・ノート 基礎編，メジカルビュー社，2013.
4) 国枝武義：「肺高血圧症の概念，病態，治療体制の確立に向けて」基調講演．Therapeutic Research, 26(10): 2012-2021, 2005.

---

\ **POINT‼** /

・末梢性チアノーゼの観察には，指尖，口唇，耳介などの，浅在動脈が富んでいる場所が適している。
・中枢性チアノーゼをきたす疾患には，メトヘモグロビン血症や，肺動静脈瘻(ろう)，ファロー四徴症などのシャント性疾患がある。

---

血液循環（体循環と肺循環）

## まとめのチェック

☐☐ **1** 体循環での血液が流れる経路について述べよ。

▶▶ **1** 左心室 → 大動脈 → 全身の毛細血管 → 上・下大静脈 → 右心房

☐☐ **2** 肺循環での血液が流れる経路について述べよ。

▶▶ **2** 右心室 → 肺動脈 → 肺の毛細血管 → 肺静脈 → 左心房

☐☐ **3** 安静時，成人の心拍出量は1分間にどれくらいなのか述べよ。

▶▶ **3** 約5 L/分。運動時は最大で約5〜7倍に増加する。

☐☐ **4** 血圧の血流量と血管抵抗との関係について述べよ。

▶▶ **4** 血圧は血流量と血管抵抗に比例する。血流量が一定であれば，血管抵抗に比例して血圧は上昇するため，血管抵抗の低い肺循環は体循環に比べて低圧系となる。

☐☐ **5** 脈圧とはなにか述べよ。

▶▶ **5** 収縮期血圧と拡張期血圧の差。

☐☐ **6** 上腕動脈での計測における平均血圧の計算式について述べよ。

▶▶ **6** 拡張期血圧＋$\dfrac{脈圧}{3}$

☐☐ **7** 肺血流量（Qp）と体血流量（Qs）に差が生じるのはどのようなときか，例をあげて述べよ。

▶▶ **7** 心房中隔欠損症や心室中隔欠損症では，左心系と右心系の間に交通がある左心系から右心系に血液が流れることで左→右シャントを形成する。それにより肺動脈の血流量が増え，大動脈の血流量よりも大きくなる。

☐☐ **8** チアノーゼについて述べよ。

▶▶ **8** 中枢性チアノーゼと末梢性チアノーゼが存在する。アイゼンメンゲル症候群などの右→左シャントを伴う疾患では低酸素血症をきたし中枢性チアノーゼを生じる。また，心拍出量の低下や末梢血管での血流低下に伴った場合は末梢性チアノーゼである。

# 03 冠動脈の解剖生理学的機序

芳川裕亮・塩見紘樹・木村 剛

## 冠動脈の解剖

\ POINT !! /
冠状動脈は上行大動脈起始部からでる。

### 大動脈と冠動脈の分岐と構造（AHA分類を含む）

　心臓に分布し，心筋を栄養する動脈を冠動脈（冠状動脈）という。正常では，冠動脈は**右冠動脈**と**左冠動脈**の2本が存在している。冠動脈は上行大動脈起始部の大動脈洞（Valsalva洞）から分岐しており，右冠動脈は右大動脈洞から，左冠動脈は左大動脈洞から分岐する。なお，冠動脈に分岐しない大動脈洞は無冠動脈洞とよばれる。

　左冠動脈は大動脈から分岐してすぐに**左前下行枝**と**左回旋枝**という大きな枝に分岐するため，臨床では冠動脈を**3枝**として扱っている（▶図1）。左右冠動脈のなかで，さらに細分化された位置を表現するのにAHA（American Heart Association：アメリカ心臓協会）分類がよく用いられる。おもな枝には#1～15の番号がつけられており，その他の主要な枝は略語を用いて表現される（▶表1，▶図2）。

**図1 冠動脈**

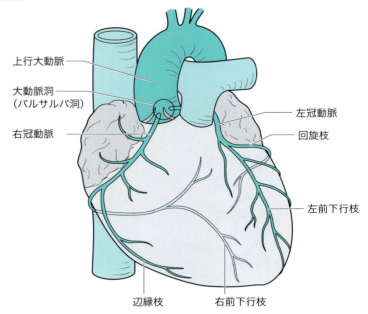

（坂井建雄 編：カラーイラストで学ぶ 集中講義 解剖学, p 125, メジカルビュー社, 2012.より引用）

**表1** 冠動脈のAHA分類および各名称と略語

| 日本語表記 | AHA分類 | 略語 | |
|---|---|---|---|
| 右冠動脈 | (#1〜4) | RCA | right coronary artery |
| 右冠動脈近位部 | #1 | proximal RCA | |
| 右冠動脈中間部 | #2 | mid RCA | |
| 右冠動脈遠位部 | #3 | distal RCA | |
| 右後下行枝 | #4PD | PD | posterior descending branch |
| 右後側壁枝 | #4PL | PL | posterior lateral branch |
| 房室枝 | #4AV | AV | atrioventricular branch |
| 円錐枝 | | CB | conus branch |
| 洞結節枝 | | SN | sinus node branch |
| 右室枝 | | RV | right ventricular branch |
| 鋭角枝 | | AM | acute marginal branch |
| 左冠動脈 | (#5〜15) | LCA | left coronary artery |
| 左(冠動脈)主幹部 | #5 | LMCA (LMT) | left main coronary artery (left main trunk) |
| 左前下行枝 | (#6〜10) | LAD | left anterior descending artery |
| 左前下行枝近位部 | #6 | proximal LAD | |
| 左前下行枝中間部 | #7 | mid LAD | |
| 左前下行枝遠位部 | #8 | distal LAD | |
| 第一対角枝 | #9 | D1 | 1st diagonal branch |
| 第二対角枝 | #10 | D2 | 2nd diagonal branch |
| 中隔枝 | | SB | septal branch |
| 左回旋枝 | (#11-15) | LCX | left circumflex artery |
| 左回旋枝近位部 | #11 | proximal LCX | |
| 鈍角枝 | #12 | OM | obtuse marginal branch |
| 左回旋枝遠位部 | #13 | distal LCX | |
| 左後側壁枝 | #14 | PL | posterior lateral branch |
| 左後下行枝 | #15 | PD | posterior descending branch |
| 心房回旋枝 | | AC | atrial circumflex branch |
| 高位側壁枝 | | HL | high lateral branch |

**図2** AHA分類

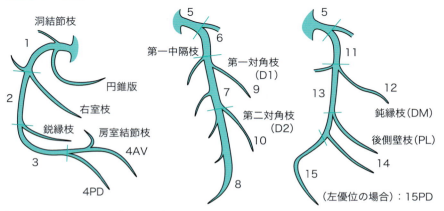

(平田 哲 監：人体のメカニズムから学ぶ臨床工学 手術治療学, p.102, メジカルビュー社, 2016. より引用)

## | 右冠動脈 |

　右冠動脈（RCA：right coronary artery）はAHA分類#1〜4と続く。入口部から鋭縁部までを2等分し，その近位部を#1，遠位部を#2という。#1は円錐枝（CB：conus branch）と洞結節枝（SN：sinus node branch）を分岐し，続いて#2となって右房室間溝を尾側に走っていく。この間，数本の右室枝を分岐する。右室枝のなかでも鋭角部周囲から分岐し，右室下壁を栄養する枝を鋭角枝（AM：acute marginal branch）とよぶ。その後，#3となり心臓の下面・後面に分布し，さらに右後下行枝#4PD（PD：posterior descending）と，右後側壁枝#4PL（PL：posterior lateral）あるいは房室枝#4AV（AV：atrioventricular branch）に分岐していく。

　後述のとおり，右冠動脈の灌流域は個人差が大きい。右冠動脈が相対的に非常に小さく，灌流域が非常に小さいことがある。

## | 左冠動脈 |

　左冠動脈（LCA：left coronary artery）はAHA分類#5〜15にあたる。左大動脈洞から左冠動脈が分岐した直後の部分を，左（冠動脈）主幹部#5（LMCA：left main coronary arteryまたはLMT：left main trunk）とよぶ。

　左主幹部から分岐した左前下行枝（LAD：left descending artery）は，#6〜10として心室の前面を走行し，#6〜8は心室中隔に沿って心尖部まで分布する。その途中，中隔方向と側壁方向にそれぞれ数本の枝が存在する。心室中隔方向への枝を中隔枝とよび，とくに最初に分岐する大きな中隔枝を第一中隔枝（1st MSB：first major septal branch）といい，#6と#7の境界の目印となる。第一中隔枝から左前下行枝の末梢までを2等分し，近位側を#7，遠位側を#8とする。側壁方向の枝は対角枝とよび，そのうち大きなものを中枢側からそれぞれ第一対角枝#9（D1：1st diagonal branch），第二対角枝#10（D2：2nd diagonal branch）と表現する。

　左回旋枝（LCX：left circumflex artery）は，#11〜15として左房室間溝を下行しながら心室の側面・後面へと走行する。心房側には心房回旋枝（AC：atrial circumflex branch）を分岐し，側壁方向には，鈍角枝#12（OM：obtuse marginal branch）をだしており，定義上はここまでが#11とされる。続いて#13となり，#13は左室後側壁を灌流する左後側壁枝#14（PL：posterior lateral branch）と，左室下後壁を灌流する左後下行枝#15（PD：posterior descending branch）に分岐する。

　冠灌流域には個人差があり，とくに心室下面・後面は個人差が大きく，右冠動脈と左回旋枝のそれぞれ一方が良好に発達し，もう一方が低形成になることがしばしばある。右冠動脈優位（right dominant）と左冠動脈優位（left dominant）とよばれる。

## 冠動脈の生理

　心筋は骨格筋に比べて単位重量当たりの酸素需要が高い。冠動脈は心筋の酸素需要を満たすよう灌流しており，安静時には全心拍出量のおよそ5％を占めている。正常な状態では，心筋酸素需要の増減に対して冠血流量を調整することで対応している。

　冠動脈は心筋外を走行し，その後心筋内へと広がっていく。収縮期には心筋の収縮により心筋内の血管抵抗が上昇し，拡張期には心筋が弛緩して血管抵抗

が減少するため，冠動脈の血流は他臓器と異なり，おもに**拡張期に血流が灌流する**ことが特徴である。

大動脈圧（冠血流圧）の変動に対して冠血流量を適切に保とうとする機能が備わっており，これを自己調節能（auto-regulation）とよぶ。この自己調節能の大部分は血管の抵抗を変動させることによって成り立っている。冠動脈造影で見えるレベルの心筋外血管には，基本的に狭窄がなければ抵抗はほぼ存在しない。心筋外血管は微小血管（前細動脈，細動脈，毛細血管床）へ続く。これらの血管が血管抵抗の大部分に関わっており，血管平滑筋による筋原性の拡張・収縮，血流依存性の拡張反応や血管作動性の代謝産物に対する反応などにより血管緊張が調節されている。

心筋外の冠動脈内に狭窄が存在するとそこに抵抗が生じることになる。仮に軽度〜中等度狭窄が存在しても，その先の微小血管が拡張することにより血管抵抗が調整され冠血流量が保持される。しかしながら，狭窄が高度で安静時に微小血管がすでに拡張している場合には，これらの血管が最大に拡張しても得られる冠血流の最大量は制限され，需要と供給のミスマッチが生じる。また，糖尿病，左室肥大，微小血管障害などが存在すると，血管抵抗の調整が制限され心筋虚血が生じやすくなる。

血行再建術（経皮的冠動脈インターベンション，冠動脈バイパス術など）は，2〜5 mm程度の冠動脈を対象とし，心筋外血管の狭窄による冠血流の抵抗を解消することを目的としている。

● 文 献
1) 坂井建雄 編: カラーイラストで学ぶ集中講義 解剖学, p.125, メジカルビュー社, 2012.
2) Camici PG, Crea F: Coronary microvascular dysfunction. N Engl J Med , 356(8): 830–840, 2007.

---

## まとめのチェック

☐☐ 1 一般的に冠動脈は臨床的に3枝として扱っているが，それぞれの名称を述べよ。

▶▶ 1 右冠動脈，左冠動脈前下行枝，左冠動脈回旋枝

☐☐ 2 冠動脈の灌流は，心拍周期のうちおもにいつ灌流するか述べよ。

▶▶ 2 拡張期

# 04 心電図の発生機序

速水紀幸・村川裕二

## 電位の発生とその計測

### 静止膜電位

静止状態の心筋細胞では，細胞外電位を基準として細胞内電位は約－90 mVに保たれている．その根源は**Na⁺-K⁺ ATPase**（Na⁺-K⁺ pump）の働きである．Na⁺-K⁺ ATPaseはヒトのすべての細胞に存在する膜貫通タンパクであり，ATPのエネルギーを使って3つのNa⁺を細胞外に汲み出し，2つのK⁺を細胞内に取り入れる．この働きによって細胞膜をはさんで電気化学ポテンシャルが形成される．作業心筋は静止状態ではKチャネルのみ開いているので，**静止膜電位はK⁺の平衡電位である－90 mV付近で安定する**．

### 補足

● イオンチャネル

イオンチャネルとは，細胞膜などに存在する膜貫通タンパクで，筒のような構造をしている．Na⁺やK⁺などのイオンは原則として細胞膜を通過できないが，個々のイオンに特異的なチャネルを通じて細胞膜を通過することができる．イオンの移動は受動的であり，エネルギーは消費されない．イオンチャネルには通常開閉のメカニズムが備わっており，メッセンジャーが受容体に結合したり細胞内電位が変動すると開閉する．イオンチャネルが開いているときのみイオンは細胞膜を通過することができる．

● 電気ポテンシャル，化学ポテンシャル

Na⁺-K⁺ ATPaseは3つのNa⁺を細胞外に汲み出し，2つのK⁺を細胞内に取り入れる．いずれも陽イオンなので，Na⁺-K⁺ ATPaseが作動すると次第にプラスの電荷が細胞外に流出し，細胞内電位は細胞外電位よりも低下していく．細胞膜は基本的に絶縁体なので，細胞膜をはさんで細胞外にプラス，細胞内にマイナスの電気が溜まっていく．イオンチャネルが開いてイオンの移動が自由になると，プラスの電荷をもったイオンには，細胞外から細胞内へ，逆にマイナスの電荷をもったイオンには細胞内から細胞外へ移動させようとする力が働く．これを電気ポテンシャルという（▶図1a）．

また，Na⁺-K⁺ ATPaseなどの働きにより，細胞膜をはさんで心筋細胞の内外はさまざまなイオンの濃度に差ができる．例えばNa⁺は細胞外濃度が140 mM，細胞内濃度は10 mMであり，K⁺は細胞外が5 mMであるのに対し，細胞内は140 mMである．イオンチャネルが開くと，そのイオンには濃度が濃い側から薄い側に移動しようとする力が働く．これを化学ポテンシャルという（▶図1b）．

### 図1 電気化学ポテンシャル

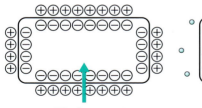 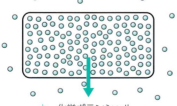

a 電気ポテンシャル　　b 化学ポテンシャル

a 静止状態の細胞内電位はマイナスであるため，プラスの電荷をもったイオン（例えばカリウムイオン）には細胞外から細胞内に向かおうとする力が働く．これを電気ポテンシャルという．
b 細胞内外にイオンの濃度に差がある場合，濃い方から薄い方へ拡散しようとする力が働く．これを化学ポテンシャルという．

## 補足

### ●平衡電位

細胞膜をはさんで電気化学ポテンシャルが存在し，あるイオンが細胞膜を自由に透過できる場合，電気ポテンシャルと化学ポテンシャルがつり合う位置でイオンの移動はなくなり（正確には出る量と入る量が等しくなり），細胞内電位は安定する。この電位をそのイオンの平衡電位という。

この電位はNernst（ネルンスト）の式（▶図2）で計算することができ，各イオンの平衡電位（細胞外に対する細胞内の電位）は▶表1のようになる。

### 図2 ネルンストの式

$$E = \frac{RT}{nF} \ln \frac{[X]o}{[X]i}$$

$R$：気体定数　8.31 J/K/mol
$T$：絶対温度　310 K（37℃）
$n$：イオン価
$F$：ファラデー定数　9.65×10⁴ C/mol

$[X]o$は細胞外液のイオン濃度，$[X]i$は細胞内液のイオン濃度，lnは自然対数である。

### 表1 各イオンの平衡電位

|  | $[X]o$(mM) | $[X]i$(mM) | E(mV) | Ch開口で |
|---|---|---|---|---|
| Na⁺ | 140 | 15 | +60 | 脱分極 |
| K⁺ | 5 | 140 | −89 | 再分極 |
| Ca²⁺ | 2 | 10⁻⁴ | +132 | 脱分極 |
| Cl⁻ | 115 | 4 | −90 | |

ネルンストの式に各イオンの$[X]o$，$[X]i$，イオン価を入れて計算すると平衡電位が計算できる。Na⁺とCa²⁺は平衡電位がプラスとなるので，それぞれのイオンチャネルが開口すると心筋細胞は脱分極する。

## 活動電位

外部からの刺激により心筋細胞の細胞内電位が細胞外電位を基準として−90 mVから−70 mV付近まで上昇すると，電位依存性のNaチャネルが開きNa⁺の透過性が上昇するため，Na⁺の平衡電位である+60 mVに向かって細胞内電位が上昇し始める（第0相 **脱分極**）。しかし，Naチャネルはすぐに不活性化するため細胞内電位はNa⁺の平衡電位には至らず，0 mV付近で上昇を止める。その後，他の**電位依存性イオンチャネル**[*1]が次々に開くので，細胞内電位は0 mV付近で保持される（第1・2相：**プラトー相**）。やがて，遅れて電位依存性のKチャネルが開くため，細胞内電位は静止膜電位に向かっていき（第3相：**再分極**），最後に静止膜電位に戻る（第4相）。このように，刺激により一過性に変化する細胞内電位を**活動電位**という。脱分極と再分極の間にプラトー相があるのが作業心筋の活動電位の特徴である（▶図3）。

### 用語アラカルト
**＊1　電位依存性イオンチャネル**

心筋のNaチャネルには部分的に帯電した構造が存在し，細胞内電位のセンサとして働く。細胞内電位が変化するとセンサ部分の位置が変わるためNaチャネル全体の構造が変わってNa⁺が通過できるようになる。このように，電位変化により開くチャネルを電位依存性イオンチャネルという。CaチャネルやKチャネルの一部も電位依存性である。作業心筋ではまずNaチャネルが開いて細胞内電位が上がり，その刺激で電位依存性Caチャネル，電位依存性Kチャネルが次々と開くことにより心筋細胞の活動電位を形成する。

### 図3 作業心筋の活動電位

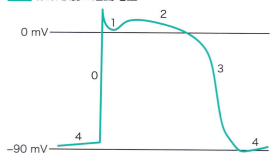

第4相は静止時である。なんらかの刺激で細胞内電位が−70 mVあたりまで上昇すると，Naチャネルが開き一気に細胞内電位は上昇する。

## 電位の計測

これまでは細胞外電位を0とした細胞内電位の説明をしてきたが、細胞外電位は常に一定であるわけではない。活動電位が発生した心筋の細胞外電位は細胞内電位と真逆に動くので、活動電位を上下逆さまにしたような変化を起こす。細胞膜は絶縁体だから、心臓の外からは細胞外電位の変化しか記録できない。つまり、心電図は心臓全体の細胞外電位の変化を記録したものである。

心臓で起こる電位変化は立体的(3次元)であるが、心電図誘導は1次元のデータであって、電位を計測するそれぞれ固有の方向(ベクトル)がある。このため、脱分極や再分極が電位を計測している方向に向かうときのみ電位変化が記録できる。電位差を測定している方向と直交する方向に興奮が向かったときは、電位差が生じないため心電図は変化しない。各誘導の心電図波形とは、心臓全体で起こっている**3次元的な電位変化を、記録している方向の1次元に投影したもの**と解釈できる。標準12誘導心電図は心臓全体で起こるこのような電位変化の集合をさまざまな方向から記録したものである。

### POINT!!

安静時に細胞内電位が低く保たれている状態が「分極」している状態である。脱分極は細胞内電位が上昇し0に近づくこと、再分極とは細胞内電位が0付近から静止膜電位に下降することをさす。

### 補足

▶図4のように1列に並んだ心筋細胞で、脱分極が遠方から近づいてくる状態を考える。細胞が脱分極すると細胞外電位はマイナス側に振れる。すると、計測側から見て手前(⊕)から奥の方(⊖)に電流が流れることになる。実際には基準側の電位が下がったのだが、電位は相対的なものであるため計測側の電位が上がり、心電図は陽性に振れる。これとは逆に興奮が遠ざかるときには心電図は陰性に振れる。

次に再分極するときを考える。先ほどとは逆に細胞外電位が⊖から⊕になるためすべてが逆になり、再分極が近づいてくるときには心電図は陰性に振れ、遠ざかるときは陽性に振れる。プルキンエ線維は心内膜側を走っており、また活動電位持続時間は心外膜側が短いため、心室筋は心内膜側から心外膜側に向かって脱分極し、再分極は心外膜側から心内膜側に進む。このため、標準的な心電図はQRS(脱分極を反映)もT波(再分極を反映)も陽性となる。

### 図4 連結した細胞モデルで考える心電図
電位を計測する側に向かって興奮が近づいている場合を考える。

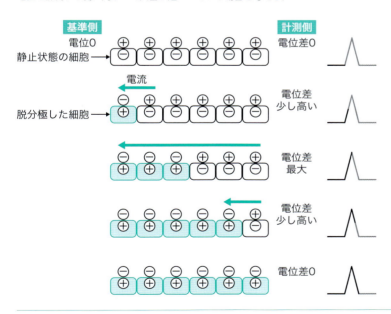

> **補足**

心電図の別の考え方として，心室筋を心内膜側と心外膜側の2層に分けて，心電図をその両者の形成する電位の差とする考えもある。

電極は心外膜側にあるため心電図は,

> (心外膜側の細胞外電位) − (心内膜側の細胞外電位)

で得られる。細胞外電位は細胞内電位を逆転させたもの，つまり「−細胞内電位」であるため結局これは，

> (−心外膜側の細胞内電位) − (−心内膜側の細胞内電位)

となり，整理すると

> (心内膜側の細胞内電位) − (心外膜側の細胞内電位)

という式で表せる (▶図5)。

心筋の興奮は複雑で単純に2層に分けられるものではないが，このようにするとさまざまな現象を説明することができるため，最近よく用いられるモデルである。心外膜と心内膜の中間にmidmyocardial cell (M細胞) を想定することもある[1]。

### 図5 2層の心筋モデルで考える心電図

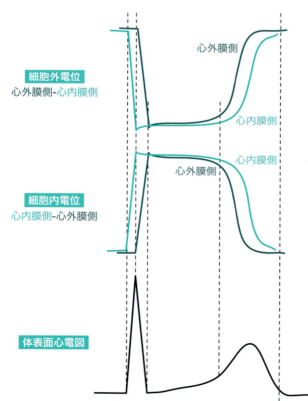

心室筋を心外膜側と心内膜側とに分けるモデルで考える場合，心外膜側の細胞外電位から心内膜側の細胞外電位を引いたものが心電図となる。これは心内膜側の細胞内電位から心外膜側の細胞内電位を引いたものと同等である。

> 補足
> 
> ●心電図の記録法
> 　標準12誘導心電図を記録するときは，リラックスできる環境で被検者をベッドに仰臥位で寝かせ，両手首，両足首，胸部を露出してもらう。肢誘導用の4つの電極を正しい位置（例えば右手用電極は右手）に取り付ける。また，胸部誘導用の6つの電極もそれぞれ正しい位置に取り付ける。電極を取り付けるときは，皮膚の接触抵抗を減らすため，電極取付け位置に心電図用ペーストを薄く塗ったり，生理食塩水で濡らすのが普通である。被検者には四肢の力を抜いてもらい静止した状態で心電図を記録する。

> ↓One Point Advice
> 
> ●第4肋間の見つけ方
> 　とくに肥満の人では第1肋間が見つけにくく，電極位置を間違うことが多い。胸骨角の両側に第2肋骨が付くことを利用すると，第4肋間を間違うことが少ない。胸骨角は肥満の人でも触知しやすい。
> 
> ●電極の色の覚え方
> 　四肢の電極は，あか・くろなど2文字の色はみぎ（2文字），きいろ・みどりなど3文字の色はひだり（3文字）と覚える。手と足で迷ったら五十音順で早いほうが手である。胸部誘導の電極の覚え方はいろいろなものがあるが，「あきみちくん（明道君，最後の「ん」は「む」として紫をさす）」，「せきぐちくん（関口君，「せ」は赤の音読み，「ぐ」はグリーン）」などはよく耳にする覚え方である。

# 心電図記録

## 標準12誘導心電図

　先に説明したように，電位変化が電極に近づいたり遠ざかるときには電位変化としてとらえることができるが，興奮がベクトルと直交するときには反応しない。このため，心臓全体の電位変化をとらえるためには電位差を測る方向を変えて複数記録する必要がある。心電図は記録する方法が厳密に定められている。

　記録するときは被検者を仰臥位にし，四肢と胸部に合計10個の電極を定められた場所に取り付け記録する。ここから3つの標準肢誘導（I，II，III），3つの単極肢誘導（aVR，aVL，aVF），6つの単極胸部誘導（V1-6）が導出される。これら12種類の電位差（誘導法）を記録する標準12誘導心電図が心電図の基本である。

> 補足
> 
> ●電極の取付け位置
> 　標準12誘導心電図の電極取付け位置は厳密に定められている。四肢用の電極は両手首と両足首に取り付ける。それぞれ色が決まっており，赤は右手，黄色は左手，黒は右足，緑が左足である。
> 　胸部誘導のV1（赤）とV2（黄）は第4肋間の胸骨右縁と左縁にそれぞれ付ける。正しく付ければ両乳頭とほぼ同じ高さとなる。V4（茶）は左鎖骨中線上の第5肋間。V6（紫）はV4取り付け位置の高さの左側胸部（中腋窩線）である。V3（緑）とV5（黒）はそれぞれV2・V4とV4・V6の中間に付ける（▶図6）。

**図6　胸部誘導の電極の取付け位置**

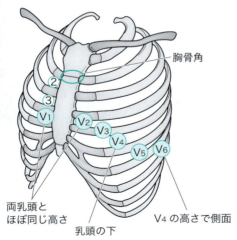

第4肋間は胸骨角の両側に第2肋骨が付くことを利用すると同定しやすい。

## 標準肢誘導とEinthoven（アイントホーフェン）の正三角形

　12誘導のなかで最も基本的なのがI誘導，II誘導，III誘導（ローマ数字で表記する）の標準肢誘導で，心電図記録法を発明したEinthovenが定めたものである。I誘導は右手を基準とした左手，II誘導は右手を基準とした左足，III誘導は左手を基準とした左足の電位を測定したものである。立場の同等な2点間の電位差を記録するものであり，そのような誘導法を双極誘導という。

### 補足

●Mason-Likar誘導法（メイソン リカー）

四肢を動かす可能性が高いとき，両手首に取り付けるべき電極を両肩に，両足首に付ける電極を両側腹部に取り付けることがある。このような方法をMason-Likar誘導法という。運動負荷テストをするときなどに多用される。標準的な取付け位置に付けたときとほとんど同じ波形が記録されるが，厳密には異なるため，標準12誘導心電図を記録するときは必ず手首・足首に電極を取り付ける。しかし，手足の動きが止められない被検者などでやむを得ない事情がある場合は，Mason-Likar誘導法で記録し，その旨を備考欄に必ず記載する。

●心電図のノイズ

心電図のノイズとしては次の3つがある（▶図8）。①ドリフトノイズは基線の揺れであり，手足が見てわかるほど動いているときに発生する。ドリフトがあるときは被検者に手足を動かさないように説明する。②筋電図ノイズは振幅が小さい不規則な高頻度ノイズであり，四肢の筋肉に力が入っているときに発生する。このときは被検者に四肢の力を抜くよう説明する。もう1つは③ハムノイズといい，周波数が50 Hzか60 Hzの規則正しいノイズである。商用交流電源に由来する電磁波が混入したものであり，電極の接触不良の可能性がある。電極貼付部位や接続部位を確認する。

標準肢誘導の電極は両手首や左足首に取り付けるが（右足首はアース），いずれも電位的にはそれぞれの四肢の付け根（両肩と左鼠径部(そけいぶ)）と同等とみなすことができ，さらに，両肩と左鼠径部を結んだ三角形を正三角形とみなして理解するのが普通である（Einthovenの正三角形モデル）。標準肢誘導は心臓の興奮を3つの辺それぞれに投影したものである（▶図7）。

**図7** 心臓における電位変化と心電図との関係

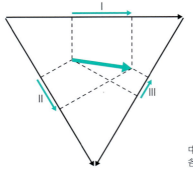

中央の矢印のように心臓で電位変化が起こったとき，各誘導には，それぞれの方向に向かう成分が記録される。

**図8** 心電図にみられるノイズ

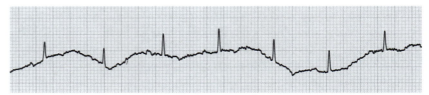

a ドリフトノイズ

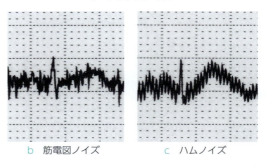

b 筋電図ノイズ　　c ハムノイズ

ドリフトノイズは手足を動かしたときに記録される基線の揺れである。筋電図ノイズは筋肉に力が入っているときに記録される不規則な細かいノイズである。ハムノイズは商用交流電源に由来するノイズが混入したものであり，電極の接触不良が疑われる。

### \ POINT!! /

肢誘導はキルヒホッフの法則によりI−II+III=0の関係が成り立つので，そのうちふたつ（例えばIIとIII）を実測すれば残りの1つを計算で求めることができる（I=II−III）。単極肢誘導は双極肢誘導から計算できるので，すべての肢誘導（I，II，III，aV_R，aV_L，aV_F）は2つの双極誘導を実測すれば算出可能である。

▶図7を用いると，I誘導とII誘導から逆にQRS電気軸を作図することができる。

上肢の電極（赤と黄）を左右逆につけると，I誘導の極性が逆（上下をひっくり返した波形）となり，II誘導とIII誘導は入れ替わる。

筋電図のような高周波成分の雑音は，低域通過フィルタ（ローパスフィルタ）や移動平均演算によって低減させることができる。

## 単極誘導

双極誘導である標準肢誘導に対して，残りの9誘導は仮想的な0電位を想定し，そこを基準とした局所の電位を記録するもので，**単極誘導**という。イメージとしてはEinthovenの正三角形の中心から各電極に向かってくる興奮を記録したものであり，各誘導は心臓の異なる部位の電気活動を反映すると考えることができる。右手，左手，左足の電極を高い抵抗を介してつないだ点を**Wilsonの中心電極**といい，この電位が基準の電位としてあつかわれる[2]（▶図9a）

### 補足
●標準肢誘導軸と胸部誘導軸

心電図は心臓で起こっている3次元的な電位変化を各誘導の方向に投影したものである。▶図10aは標準肢誘導・単極肢誘導のベクトルを表したものであるが，原点をそろえると▶図10bのようになる。各誘導は少しずつ角度を変えながら心臓を見ている。II誘導・III誘導・aVF誘導は心臓の下壁の電位変化を反映するものであり，まとめて下壁誘導とよばれる。また同様に，I誘導・aVL誘導は側壁の電位変化を反映すると考えられ，側壁誘導とよばれる。

単極胸部誘導にもベクトルが想定され，▶図11のような形が提唱されている[3]。V1・V2誘導は左室の前壁中隔，V3・V4誘導は左室前壁，V5・V6誘導はI誘導・aVL誘導とともに左室側壁を反映する。

### 補足
●増大単極肢誘導

単極肢誘導は本来ならばVR・VL・VFと名前がつくところであるが，基準の電位をWilsonの中心電極ではなく，3つのうち残りの2誘導の中間電位（Goldberger電極：▶図9b）を基準とすることで，理論上単極肢誘導の1.5倍の電位を記録することができ，これが標準12誘導に取り入れられた。本来の単極誘導よりも増大した（augmented）電位が記録できるということで，aVR・aVL・aVFと記載する。

### 図9 Wilsonの中心電極とGoldberger電極

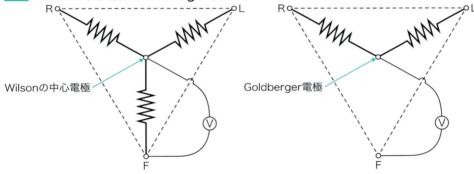

a　Wilsonの中心電極　　　　b　Goldberger電極

VFを計測する場合，右手・左手・左足の電極を高い抵抗を介して連結したWilsonの中心電極を基準として左足の電位を計測する。左足との連結を外したGoldberger電極を基準とした場合，より大きな電位を記録することができる（aVF）。

### 図10 肢誘導のベクトル

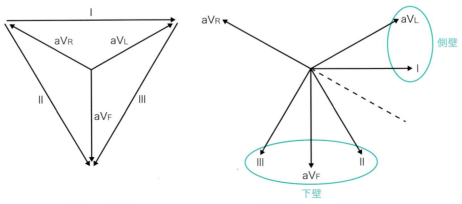

a　肢誘導のベクトル　　　　b　原点をそろえたもの

I・aVLと，II・III・aVFは似たような心電図波形となり，それぞれ側壁誘導，下壁誘導ともいわれる。

> **補足**
>
> 肢誘導・胸部誘導は，少しずつ角度を変えて心臓を覗いたものである．このため，心電図は単独の誘導で異常がみられることは原則としてなく，隣接する誘導が同じような変化を呈する．標準12誘導心電図の各誘導の情報は冗長性があるが，これがあるために心電図変化をイメージとしてとらえやすくなったり，個別の電極に由来するノイズの影響を判別するのに役立つ．

**図11 胸部誘導のベクトル**

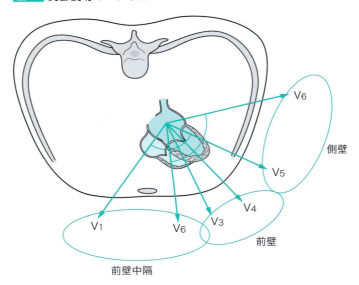

胸部誘導は図のようなベクトルが想定されており，V1〜V2は前壁中隔，V3〜V4は前壁，V5〜V6は側壁の電位変化を反映するとされる．

● 文献

1) Antzelevitch C, Shimizu W, Yan GX, et al.: The M cell: its contribution to the ECG and to normal and abnormal electrical function of the heart. J Cardiovasc Electrophysiol, 10(8): 1124-1152, 1999.
2) Wilson FN, Johnston FD, Macleod AG, et al.: Electrocardiograms that represent the potential variations of a single electrode. Am Heart J, 9(4): 447-458, 1934.
3) Simonson E: The distribution of cardiac potentials around the chest in one hundred and three normal men. Circulation, 6(2): 201-211, 1952.

## まとめのチェック

☐☐ **1** 静止膜電位の値はどれくらいか述べよ。

▶▶ **1** カリウムイオンの平衡電位に近い，－90 mV程度。

☐☐ **2** イオンチャネルについて述べよ。

▶▶ **2** 細胞膜に浮かぶトンネル様の膜貫通タンパクで，それぞれが特定のイオンをとおすことができる。イオンは，イオンチャネルを通じて細胞内外を行き来できる。多くは開閉のメカニズムがあり，特定の条件のときのみイオンをとおす。

☐☐ **3** $Na^+$-$K^+$ ATPaseの働きについて述べよ。

▶▶ **3** $Na^+$-$K^+$ ATPaseはヒトのすべての細胞に存在する膜貫通タンパクであり，ATPのエネルギーを使って3つの$Na^+$を細胞外に汲み出し，2つの$K^+$を細胞内に取り入れる。この働きによって細胞膜をはさんで電気化学ポテンシャルが形成される。

☐☐ **4** 心室筋の脱分極・再分極はどこから開始するか述べよ。

▶▶ **4** プルキンエ線維は心内膜側を走っているため，心室筋の脱分極は心内膜側から始まり心外膜側に向かう。また，活動電位持続時間は心外膜側で短いため，再分極は心外膜側から始まって心内膜側に広がる。

☐☐ **5** 標準12誘導心電図の電極取付け位置について述べよ。

▶▶ **5** 四肢の電極は両手首と両足首に取り付ける。胸部誘導の電極は$V_1$と$V_2$は第4肋間のそれぞれ胸骨右縁と左縁。$V_4$は左鎖骨中線上の第5肋間。$V_6$は$V_4$取付け位置の高さの左側胸部（中腋窩線）である。$V_3$と$V_5$はそれぞれ$V_2$・$V_4$と$V_4$・$V_6$の中間に付ける。

☐☐ **6** 心電図を記録するときに注意する点を述べよ。

▶▶ **6** 被検者に仰臥位になってもらい，四肢の力を抜き，動かないように指示する。リラックスできる環境にすることも大事である。

☐☐ **7** 下壁誘導，側壁誘導について述べよ。

▶▶ **7** 下壁誘導とは心室の下壁の心電図変化を反映する誘導のことで，II，III，$aV_F$誘導がそれに当たる。同様に側壁誘導はI，$aV_L$，$V_5$，$V_6$誘導をさす。また，$V_1$・$V_2$は前壁中隔の$V_3$，$V_4$誘導は前壁の変化を反映する。

心電図の発生機序

# 05 刺激伝導系

永瀬　聡・草野研吾

## はじめに

心臓の刺激伝導系は，洞結節，房室結節，His束，脚，Purkinje線維で構成されており，通常の固有心筋とは形態学的にも組織学的にも異なり，特殊心筋とよばれる。正常な心拍動は，通常，洞結節から発生した電気的興奮が心房筋を経由して房室結節へ，そしてヒス束，脚（右脚と左脚），プルキンエ線維，そして心室筋へと伝播することによって発生する（▶図1）。

### 図1 刺激伝導系の走行とその解剖

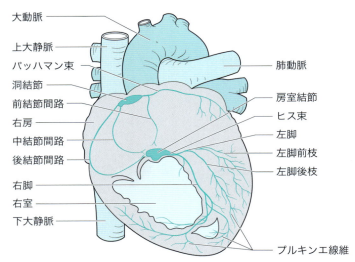

（大江 透：不整脈-ベッドサイド診断から非薬物治療まで，医学書院，2007．より引用）

## 洞結節

洞結節は，ペースメーカ的な機能をもち，正常な調律は通常この洞結節から発生した電気的興奮によって形成される。上大静脈の前面，右心房との接合部付近に存在し，長さ約10～20 mm，幅2～3 mmの紡錘型で，頭側は心房間溝の方向へ，尾側は分界稜に沿って下大静脈の方向へ向いている。洞結節は自動能をもち，自律神経の影響を強く受けながら自発的に電気的興奮を発生する。この電気的興奮は心房筋を伝導して右心房および左心房全体へ広がりつつ，房室結節へと伝播する（▶図2）。

洞結節は，約数千個の細胞群を形成している特殊な洞結節細胞が同時に興奮して周囲の組織に電気的に伝播すると考えられている。洞結節は周囲の心房筋とは基本的に広く電気的に隔離されており，その中にいくつかの心房筋へ接続する伝導路があるとされる。また，心拍数が上昇している場合は洞結節の上方から興奮が心房筋へ伝播し，心拍数が下降している場合は洞結節の下方から興

**補足**

洞結節から発生した興奮は，3本の定まった伝導路（前結節間路，中結節間路，後結節間路）を経由して房室結節に伝導すると報告されているが，このような特殊な伝導路の存在を否定する報告もある。

> **補足**
>
> ● バッハマン束
> （Bachmann bundle）
> 大動脈基部背面に存在する筋束で，右房から左房へ興奮が伝播する際の主要な伝導路である。

> **補足**
>
> 洞結節の機能が低下している状態を洞不全症候群とよぶ。洞不全症候群は，
> ①持続性洞徐脈
> ②洞停止あるいは洞房ブロック
> ③徐脈頻脈症候群
> の3つの病型に分類される。洞不全症候群の原因としては，加齢による洞結節あるいはその周囲の心房筋の障害によるものがもっとも多いが，虚血性心疾患や心筋症などでも併発する。また，抗不整脈薬など投与された薬剤の影響で出現する場合も多々認められる。

奮が心房筋へ伝播する。このように，紡錘状の形態を示す洞結節は全体がペースメーカ的な機能としての重要な役割を担っている。

洞結節はその中心を走行することが多い洞結節動脈によって灌流されている。洞結節動脈は，約55％の患者で右冠動脈からそして約45％の患者で左冠動脈回旋枝より分岐している。洞結節動脈の血流低下・途絶は当然ながら洞結節の機能に影響を及ぼし，洞不全をきたす可能性がある。

### 図2 右房内の洞結節の位置と房室結節までの興奮伝播

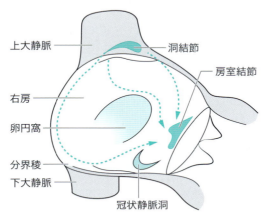

（大江　透：不整脈－ベッドサイド診断から非薬物治療まで，医学書院，2007.より引用）

## 房室結節

房室結節は，**Kochの三角**（三尖弁中隔尖の弁輪部とTodaro腱索，冠静脈洞開口部によって形成）**の頂点**に位置し，そこから中心線維体に入ってヒス束として同部内を通過する（▶図3）。幅は3～5 mm，長さは5～10 mmほどとされている。房室結節は，心房から心室へ伝播する電気的興奮を調節する役割を担っている。房室結節内の伝導は通常の固有心筋とは異なって**その速度は遅い**。この機能により，心房収縮によって心房から心室に十分に血液が流入する適当な時間が保たれることとなる。また，心房から心室へ伝播する電気的興奮の数を状況に応じて制限する機能をもっている。これは，例えば心房細動や心房粗

### 図3 Kochの三角およびその周囲の解剖

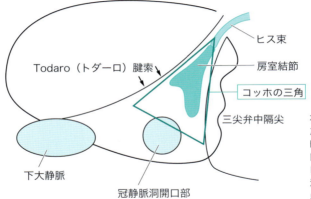

右心房を右前斜位から見た図である。房室結節はKochの三角（冠状脈洞開口部を底辺としてトダーロ腱索，三尖弁中隔尖付着部に囲まれた部位）の頂点に位置している。

動時に心房の興奮がすべて心室へ伝導すると著しく速い心室興奮が生じて，血行動態的に問題となるためである．このため，房室結節ではこのような状況下では進入してきた電気的興奮の一部のみを心室へと伝導させ心室の拍動数を調節する．

洞結節は，約90％において右冠動脈によって灌流されており，約10％では左冠動脈の回旋枝によって灌流されている．

## ヒス束

ヒス束は，房室結節に続いて電気的興奮が到達する刺激伝導系の組織である．**中心線維体に囲まれて**走行しているヒス束は膜性中隔下縁に到達し，続いて左室側へ数mmにわたって左脚を分岐し，その後，膜性中隔から離れたヒス束は右室に入り右脚となる．

ヒス束は通常，左冠動脈前下行枝と後下行枝の2本からともに灌流されており，虚血などの影響を受けにくい構造となっている．

## 右脚，左脚

右脚は，分岐することなく右室側心室中隔を走行し，いったん心筋層に先行した後，その末梢部で調節帯に入り，続いてプルキンエ線維に移行する（▶図4）．右脚は直径約1 mm，全長約5 cmの細長い1本の筋束を呈しており，その構造から左脚に比べて伝導障害を生じやすい．

**図4** 右脚の走行

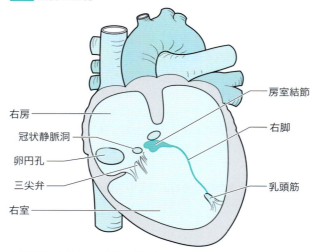

右脚はその末梢部まで分岐せずに乳頭筋部付近へ向かって心内膜下を走行する．
（大江 透：不整脈－ベッドサイド診断から非薬物治療まで，医学書院，2007.より引用）

---

\ POINT!! /

心臓の刺激伝導系で房室結節の次に興奮が伝播するのはヒス束である．

**補足**

房室ブロックとは，「心房から心室へ刺激が伝達する途中で，一般に房室結節やヒス束およびヒス束以下のプルキンエ線維内において伝導の遅延または途絶が認められるもの」と定義される．

心臓電気生理学的検査でのヒス束心電図の記録によるブロック部位に基づいて以下のように分類される．

①AH（ヒス束上）ブロック
房室結節内の伝導遅延もしくは伝導途絶．

②BH（ヒス束内）ブロック
ヒス束内の伝導遅延もしくは伝導途絶．

③HV（ヒス束下）ブロック
ヒス束遠位部以下の伝導遅延もしくは伝導途絶．

\ POINT!! /

心臓の刺激伝導系で右脚・左脚，プルキンエ線維は心室に存在する．

左脚は，その幅は3〜6 mmほどでリボン様に分岐し，全体として左室心尖部の方向へ向かう。大きく前方の前乳頭筋へと連なって広がり前壁から側壁へ走行する前枝と，後方の後乳頭筋へと連なって広がり中隔から下壁へ走行する後枝におもに分類されるが，多くの分岐と架橋を認めるため**ネットワーク様の構造**を呈している（▶図5）。やはりその末梢部ではプルキンエ線維に移行する。

右脚と左脚はともに線維性組織に囲まれており，隣接する固有心筋には直接電気的興奮は伝播せず，末梢部のプルキンエ線維へと伝播する。

### 補足
左脚後枝の線維は一般的に左脚前枝に比べて短く，幅広く厚い構造をしている（▶図5）。このため，後枝に比べ前枝の障害のほうが出現頻度は高い。

### 図5 左脚の走行

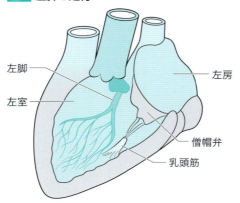

おもに前枝と後枝に分かれるが，その伝導路はネットワーク状で複雑に架橋している。
（大江 透：不整脈−ベッドサイド診断から非薬物治療まで，医学書院，2007.より改変引用）

## プルキンエ線維

プルキンエ線維は，心室心内膜下で**心室固有筋と接合**する。この時点より体表心電図のQRS波形が固有心筋の興奮に伴って形成される。プルキンエ線維を電気的興奮が伝播する速度は**非常に速く**，心室全体が同期的に収縮することで有効な心拍出量を得るために重要な役割を果たしている（▶図6）。

### POINT!!
心電図のP波は心房の興奮を，PQ時間は心房から心室まで興奮が伝導する時間を示す。

### 図6 心電図の波形と刺激伝導系との関係

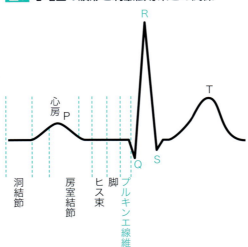

● 文献

1) 大江　透：不整脈−ベッドサイド診断から非薬物治療まで，医学書院，2007.
2) Issa Z, Miller JM, Zipes DP: Clinical Arrhythmology and Electrophysiology: A Companion to Braunwald's Heart Disease, 2nd Edition, Saunders, Philadelphia, PA, 2012.
3) 臨床心臓電気生理検査に関するガイドライン（2011年改訂版）

## まとめのチェック

□□ 1 心臓の刺激伝導系の構成について述べよ

▶▶ 1 一般的に，洞結節，房室結節，ヒス束，脚，プルキンエ線維で構成されている。

□□ 2 洞結節を灌流する動脈を述べよ

▶▶ 2 洞結節は，その中心を走行することが多い洞結節動脈によって灌流されている。洞結節動脈は，約55 %の患者で右冠動脈から，そして約45 %の患者で左冠動脈回旋枝より分岐している。

□□ 3 房室結節の解剖学的位置について述べよ

▶▶ 3 Kochの三角（三尖弁中隔尖の弁輪部とTodaro腱索，冠静脈洞入口部によって形成）の頂点に位置している。

□□ 4 ヒス束の周囲を覆っている構造物を述べよ

▶▶ 4 ヒス束は，中心線維体に囲まれて（中心線維体を貫通して）走行している。

# 06 徐脈性不整脈の機序

南口 仁・坂田泰史

## 徐脈とは

徐脈とは脈が遅くなる不整脈で，1分間の脈拍が**50回以下**になることをいう。徐脈性不整脈の原因としては洞結節が障害される**洞不全症候群**（SSS：sick sinus syndrome）と，房室結節が障害される**房室ブロック**（AV block：atrioventricular block）がある。数秒間のポーズでは明らかな症状を伴わないこともあるが，ポーズが長くなると，心臓は日常生活や運動に必要な酸素を体中に行きわたらせることができず，**めまい**や**息切れ**，**易疲労感**といった症状を呈する場合がある。

\POINT!!/
通常の12誘導心電図では診断がつかず，ホルター電図が有効である場合もある。

## 洞不全症候群

| 概念 |

洞結節の障害により脈が遅くなる。年齢とともに増加し，特発性のものがほとんどであるが，原疾患としては，

①虚血性心疾患
②心筋炎
③心筋症
④電解質異常

などがある。病理学的には，洞結節周囲を含む刺激伝導系の変性，線維化などがみられる。

**図1** 洞不全症候群の発生機序

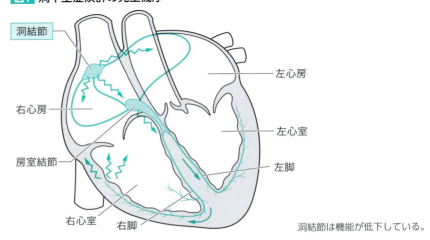

洞結節は機能が低下している。

| 分類 |

一般にRubensteinの分類が広く使用されている[2]。

### ■I型：洞性徐脈

持続性の洞性徐脈で，心拍数は50/分を下回る。洞結節自体に異常はなく，一時的または無害であることが多いため，とくに治療の必要がない場合が多い。

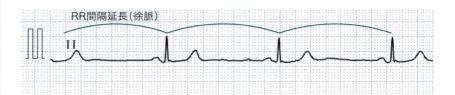

### ■II型

#### ①洞停止

P波が一定のリズムで現れず，PP間隔が延長する。

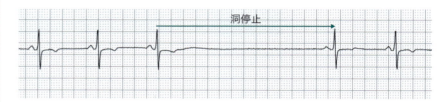

#### ②洞房ブロック

P波が一定のリズムで現れず，PP間隔が延長する。延長したPP間隔は，洞調律時のPP間隔の2倍，もしくは整数倍となる。実際には洞停止と洞房ブロックの鑑別は難しい。

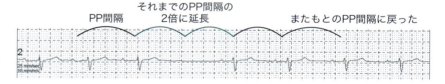

### ■III型：徐脈頻脈症候群

心房細動，心房粗動，発作性上室性頻拍といった頻脈を伴うもの。頻脈停止時に著明なポーズをきたし失神する場合がある。

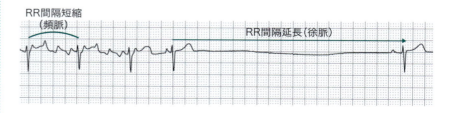

| 治療 |

緊急時には薬物療法や**一時ペーシング治療**（経静脈ペーシング・対外ペーシング）を行う。薬物療法にはイソプロテレノール（交感神経刺激薬）や硫酸アトロピン（副交感神経遮断薬）があるが，確実な方法ではなく，効果が限定的である場合が多い。

症候性であり，不可逆的な要因がなければ速やかに**恒久的ペースメーカ治療**を行う。

## 房室ブロック

| 概念 |

房室結節の障害により，心房から心室への伝導興奮が遅延・途絶する。
原因としては，

①虚血性心疾患
②心筋疾患（サルコイドーシス・心アミロイドーシスなど）
③高血圧性心疾患
④電解質異常
⑤薬剤性

などにより生じる。一過性の場合もあるが，房室結節を含む伝導系の変性・壊死・線維化の程度により恒久的となる。

**図2 房室結節の発生機序**

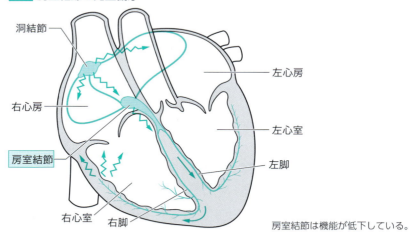

房室結節は機能が低下している。

### 分類

心電図により，I〜III度房室ブロックに分類される。

#### ■I度房室ブロック

PQ（R）時間の延長（0.20秒以上）を認めるが，PQ時間は一定である。QRSの脱落は認めない。原因の多くは，迷走神経の過緊張による機能的な障害である。

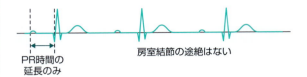

#### ■II度房室ブロック
##### Wenckebach型

PQ（R）時間が徐々に延長し，P波のあとに，QRS波が脱落するが，また元に戻る。原因の多くは迷走神経の過緊張によるもので，健常人でも睡眠中に，運動選手では日中に出現することがある。

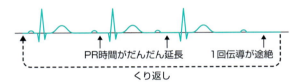

##### ■Mobitz II型

PQ（R）時間は一定であるが，突然P波のあとのQRS波が脱落する。心電図にはP波だけが残り，突然に高度の房室ブロックに移行して失神することがある。

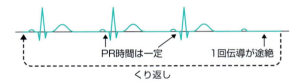

#### ■III度房室ブロック（完全房室ブロック）

P波とQRS波がまったく無関係に現れる。

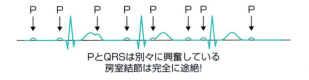

## | 治療 |

I度房室ブロックとWenckebach型では経過観察する。

Mobitz II型とIII度房室ブロックでは危険度が高く，不可逆的だと判断される場合はペースメーカ治療を行う。

● 文 献

1) Ector H, Rolies L, De Geest H.: Dynamic electrocardiography and ventricular pause of 3 seconds and more:etiology and therapeutic implications. PACE, 6: 548-551, 1983.
2) Rubenstein JJ, Schulman CL, Yurchak PM, et al.: Clinical spectrum of the sick sinus syndrome. Circulation, 46: 5-13, 1972.
3) 日本循環器学会：不整脈の非薬物治療ガイドライン. 2011.

※I～III度房室ブロックの心電図に関しては，「見目恭一 編：臨床工学技士 イエロー・ノート 臨床編. メジカルビュー社, 2013.」より引用しました。

## まとめのチェック

| □□ 1 | 徐脈性不整脈の原因となる代表的疾患を述べよ。 | ▶▶ 1 | 洞不全症候群・房室ブロック |
| □□ 2 | 徐脈による症状に関して述べよ。 | ▶▶ 2 | めまい・失神・ふらつき・息切れ・易疲労感など |
| □□ 3 | 有症候性の徐脈に対する治療を述べよ。 | ▶▶ 3 | 不可逆的な原因がない場合は，ペースメーカ植込みを検討 |
| □□ 4 | ペースメーカ治療が適応となる房室ブロックについて述べよ。 | ▶▶ 4 | Mobitz（モビッツ）II型房室ブロック，III度房室ブロック（完全房室ブロック） |

徐脈性不整脈の機序

# 07 頻脈性不整脈の発生機序

柳澤　哲・室原豊明

## 総論

　頻脈性不整脈は通常よりも拍動の頻度が高くなる不整脈であり，発生する部位などによっていくつかの種類に分けられる。さらに発生機序としては，以下の3種類に分類される。

①異常自動能
②撃発活動（トリガードアクティビティ）
③リエントリー

　▶表1に大まかな分類を示したが，同じ不整脈の種類でも機序が異なるものもあり，いくつかの不整脈では機序は多岐にわたる。

**表1** 頻脈性不整脈の発生機序

| | 上室性・心房性不整脈 | 心室性不整脈 |
|---|---|---|
| 異常自動能 | 異所性リズム<br>上室性期外収縮 | 異所性リズム<br>促進心室固有調律<br>心室性期外収縮 |
| 撃発活動<br>（トリガードアクティビティ） | 上室性期外収縮<br>心房頻拍 | 心室性期外収縮<br>心室頻拍<br>多形性心室頻拍 |
| リエントリー | 発作性上室性頻拍<br>心房頻拍<br>心房粗動<br>心房細動 | 心室頻拍<br>心室細動 |

### 異常自動能

　通常心臓では，洞結節から発生する自発的な興奮が，房室結節，His束，Purkinje線維，心室筋へ伝わり心臓全体の興奮が起こる。自動能とは，興奮を発生させるペースメーカ調律を有するものである。洞結節は自動能を有しており，正常自動能とよばれる。ところが，それより下の順番に位置する房室結節やプルキンエ線維なども自動能を有している。この下位の房室結節やプルキンエ線維の自動能は正常でもみられるものであるが，興奮する頻度が上位の洞結節よりも少ないため，洞結節が正常に機能していれば，これらの興奮が出現することはない（▶図1a）。

　これに対して異常自動能とは，下位の自動能が異常に亢進して起きた場合と，普段は自動能を有さない心臓組織が異常な興奮を起こすようになった場合であり，いずれも正常の洞結節からの興奮頻度を凌駕して出現する（▶図1b）。

### 図1 正常自動能と異常自動能

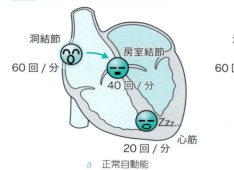
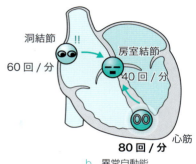

a　正常自動能　　b　異常自動能

**補足**

急性心筋梗塞後の促進心室固有調律（AIVR：accelerated idioventricular rhythm）では，障害された心室筋の自動能が亢進して，正常な洞結節の興奮を追い越すことがある（▶図2a）。これは，通常のプルキンエ線維や固有心筋では静止膜電位が−90 mVと深くなっているが，心筋虚血などで障害が及ぶと，膜電位が浅くなり不安定となり，容易な緩徐脱分極を生じるとともに，高い頻度で活動電位が発生するからである（▶図2b）。

### 図2 促進心室固有調律

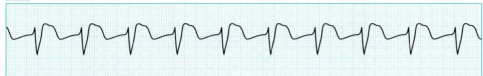

a　促進心室固有調律の心電図波形

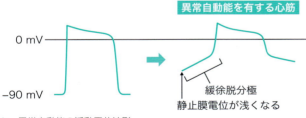

b　異常自動能の活動電位波形

**補足**

すべての細胞では，細胞膜を介した細胞内外で電位差が生じており，その電位勾配の差を膜電位とよぶ。普段は静止状態（静止膜電位）であるが，刺激を受けるとイオン透過性が変化し電位勾配も変化する（脱分極）。その後，再び落ち着くと元の状態に戻る（再分極）。この電位の一連の変化を活動電位とよぶ。

### 撃発活動（トリガードアクティビティ）

撃発活動は病的状態で発生し，期外収縮や頻拍の原因となる。おもに心筋の活動電位が再分極する前，あるいはその直後に変動し脱分極を起こし頻脈を誘発する。それぞれ早期後脱分極（EAD）と遅延後脱分極（DAD）に分けられる。

#### ■早期後脱分極（EAD：early afterdepolarization）

ほとんどの場合，活動電位持続時間の延長を伴う。活動電位が延長すると再分極時に膜電位は浅い電位にとどまり不安定な状況となり，脱分極から興奮が生じやすくなる（▶図3）。とくにQT延長症候群では活動電位持続時間の延長がみられ，多形性心室頻拍（TdP：torsades de pointes）を生じる成因となる。

■ 遅延後脱分極（DAD：delayed afterdepolarization）

再分極終了後に振動性電位が発生し，脱分極閾値に達すると興奮が発生する（▶図3）。基礎心疾患のない右室流出路起源の心室頻拍や心室性期外収縮のうち，一部はこのDADが原因と考えられる。また，心房細動を誘発する肺静脈起源の期外収縮の発生や，ジギタリス中毒時の不整脈，運動誘発性の不整脈，心筋虚血などによってもDADが生じる。

**図3 撃発活動の活動電位波形**

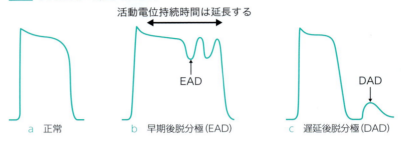

a 正常　　b 早期後脱分極（EAD）　　c 遅延後脱分極（DAD）

## リエントリー

回帰現象とよばれ，興奮の伝導ブロックが一方向性に起こり，局所でブロックされた興奮が迂回して逆方向からブロック部位に到達回帰する現象である。上室性頻拍や心室頻拍などの多くの頻脈性不整脈の機序となる。このリエントリーが成立するためには，興奮が迂回して回帰してきた時点でブロック部位が**不応期**[*1]から脱して（興奮可能な状態になる）いなければならない（▶図4）。このため，回路内に伝導が非常にゆっくりと伝わる**緩徐伝導路**[*2]（slow conduction）が必要である。一方向性のブロックと緩徐伝導路はリエントリー成立の条件である。

**用語アラカルト**

*1 不応期
細胞が興奮を起こしたとき，その直後から外からの刺激にまったく反応しないわずかな時間。

*2 緩徐伝導路
伝導がゆっくり伝わる領域のこと。

**図4 リエントリーの機序**

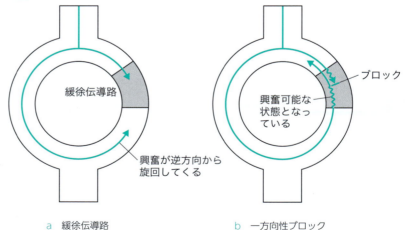

a 緩徐伝導路　　b 一方向性ブロック

### 補足
#### ●機能的リエントリー
前述のリエントリーは，頻拍の回路は一定であり，解剖学的に規定されている解剖学的リエントリーとよばれる。リエントリーには，ほかにも解剖学的な器質を必要とせず，不応期によって形成される障壁や伝導速度の違いによって形成される機能的リエントリーがある。リーディングサークルリエントリー，異方向性リエントリー，スパイラルリエントリーなどが提唱されており，これらはいずれも解剖学的な基盤を必ずしも必要としない。スパイラルリエントリーは，心房細動の機序の1つとして注目されている。

## 各論

### 期外収縮
心房および心室から，洞調律よりも早期に出現する異所性の興奮。それぞれ発生する部位から心房性(上室性)期外収縮，心室性期外収縮とよばれる。

### 発作性上室性頻拍
#### ■房室回帰性頻拍
WPW (Wolff-Parkinson-White) 症候群は，房室結節以外に興奮が伝わる経路(副伝導路)を有する。通常，三尖弁輪や僧帽弁輪に付着しており，心房と心室を結ぶ副伝導路(Kent束)が一般的である。房室結節よりも早期に興奮が伝わり，心房または心室が早期に興奮する。

副伝導路を有するWPW症候群にみられる房室回帰性頻拍は，リエントリー性頻拍の代表例である。典型例の回路の1つでは，興奮は「心房 → 房室結節 → 心室」と順行性に伝わり，その後逆行性に副伝導路から心房へ回帰する(▶図5)。この回路のなかで「心房 → 心室」へ興奮が伝わる際の副伝導路と，「心室 → 心房」へ伝導の際の房室結節は一方向性ブロックとなりうる。この頻拍のリエントリー形成に必須となる緩徐伝導路は房室結節となる。

\ POINT!! /
WPW症候群では，心電図上PQ間隔が短縮する。

#### WPW症候群の心電図波形

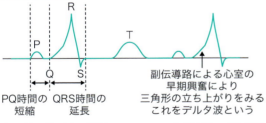

(見目恭一 編：臨床工学技士 イエロー・ノート 臨床編, p.498, 図3, メジカルビュー社, 2013. より引用)

図5 房室回帰性頻拍の興奮旋回路

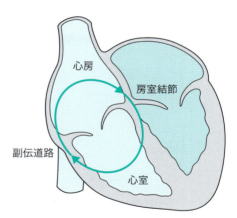

#### ■房室結節リエントリー性頻拍
心房から房室結節へ興奮が伝わる際に，中隔の前側から入り込む伝導の速い経路(速伝導路)と，後ろ側から入り込む遅い経路(遅伝導路)がある。普段は速い伝導路を経由しているが，あるタイミングの興奮(例えば期外収縮)などが起きた場合は遅い伝導路へ伝わり，速伝導路から遅伝導路への乗り換えが起きる。この2つの伝導路(二重伝導路)の存在がリエントリー性頻拍の基盤となりうる。

多くの典型的な回路は，心房からの興奮が，「遅伝導路 → 房室結節 → 速伝

導路 → 心房」へと回帰する（▶図6）。この場合，順行性の速伝導路は一方向性ブロックとなり，遅伝導路はリエントリー維持に必須な緩徐伝導路となる。

**図6 房室結節リエントリー性頻拍の興奮旋回路**

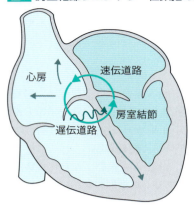

### ■心房頻拍，心房粗動

異所性自動能（異常自動能や撃発活動）やマイクロリエントリー[*3]を機序とする心房頻拍（▶図7a）と，解剖学的障壁を有したり心臓術後などに発生したりするマクロリエントリー[*4]性心房頻拍に分けられる（▶図7b）。前者はある心房のほぼ一点から発火する頻拍様式で観察され，後者は心房内に回路を形成する。

心房粗動のなかでも代表的な頻拍は，右房内の解剖学的峡部（三尖弁輪-下大静脈間）に依存する通常型心房粗動である。興奮が三尖弁周囲を反時計方向に規則正しく回転することによって発生する（▶図7c）。

**用語アラカルト**

*3 マイクロリエントリー
回路が小さなリエントリー。とくに小さい回路では，ある一点から発生するようにみえることもある。

*4 マクロリエントリー
回路が大きなリエントリー。

**図7 心房頻拍，心房粗動の種類と異常旋回路**

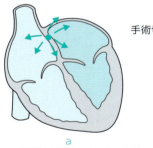 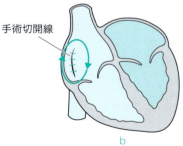 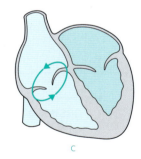

a　異所性自動能による心房頻拍
b　心臓術後の切開線を旋回するマクロリエントリー性心房頻拍
c　通常型心房粗動（三尖弁を反時計回転に旋回する）

### 心房細動

心房内の各所で不規則な興奮が連続的に生じている状態である（300回/分以上）。心房細動は以下のように分類される。

①頻拍が1週間以内に停止する発作性心房細動
②1週間以上続く持続性心房細動
③1年以上持続した長期持続性心房細動
④電気的もしくは薬理学的に除細動不能な永続性心房細動

> **POINT!!**
> 僧帽弁狭窄症は心房細動を合併しやすい。

> **POINT!!**
> 心房細動は脳塞栓の原因となり，抗凝固療法が行われる。

> **POINT!!**
> 心房細動の治療には，カテーテル焼灼術やMaze（メイズ）手術が行われる。

それぞれ機序は異なるものの，発作性心房細動や早期の持続性心房細動では，肺静脈が発生と頻脈の維持に大きく関与している。1998年フランスのHaïssaguerre（ハイサゲール）らは，肺静脈内から発生する期外収縮が発作性心房細動の引き金になっていることを示した[1]。肺静脈のわずか数センチ内に位置する起源において，撃発活動などから心房性期外収縮，心房細動が誘発されることが確認されている（▶図8）。

### 図8 心房細動の機序

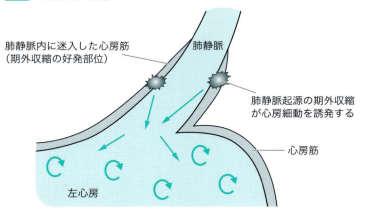

## 心室頻拍

### ■続発性心室頻拍（心筋梗塞や心筋症に伴う心室頻拍）

通常，心室内の興奮はプルキンエ線維を介して一瞬のうちに末梢の心筋組織まで到達するため，不整脈は起こりにくい。ところが，心筋梗塞や心筋症などで心筋が障害されたり線維化したりすると，伝導速度が低下し，伝導遅延を起こすようになる。これにより，リエントリー回路を生じて心室頻拍を起こす（▶図9）。

### 図9 心筋梗塞に伴う心室頻拍の興奮旋回路

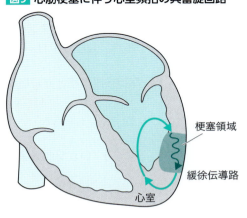

### ■特発性心室頻拍

　心臓に特別な器質的疾患がない場合でも頻拍を生じることがあり，特発性心室頻拍とよぶ。心筋の一部が異常自動能を獲得したり，もともと自動能を有するプルキンエ線維の興奮頻度が亢進したり，また，解剖学的に伝導が遅い部位を介してリエントリーを形成したりする。多くは右心室や左心室流出路起源の心室頻拍であり，左室内のプルキンエ線維を介したリエントリー性頻拍も含まれる。

#### ● 文 献

1) Haïssaguerre M, Jaïs P, Shah DC, et al.: Spontaneous initiation of atrial fibrillation by ectopic beats originating in the pulmonary veins. N Engl J Med, 339(10): 659-666, 1998.

## まとめのチェック

| □□ 1 | 頻脈性不整脈の代表的な種類について述べよ。 | ▶▶ 1 上室性不整脈と心室性不整脈があり，心房性（上室性）期外収縮，発作性上室性頻拍，心房粗動，心房細動，心室頻拍，心室細動などがある。 |
|---|---|---|
| □□ 2 | 頻脈性不整脈のおもな機序について述べよ。 | ▶▶ 2 異常自動能，撃発活動（トリガードアクティビティ），リエントリーがある。 |
| □□ 3 | 撃発活動（トリガードアクティビティ）の種類について述べよ。 | ▶▶ 3 早期後脱分極と遅延後脱分極がある。 |
| □□ 4 | リエントリーが成立する条件について述べよ。 | ▶▶ 4 一方向ブロックと緩徐伝導路が必要である。 |
| □□ 5 | 房室結節の二重伝導路とはなにか，また典型的な房室結節リエントリー性頻拍のメカニズムについて述べよ。 | ▶▶ 5 速伝導路と遅伝導路である。遅伝導路を伝わった興奮が，房室結節から速伝導路を伝わってリエントリー性の頻拍回路を形成する。 |

# 08 心肺停止状態の機序

日浅謙一・筒井裕之

## 補足

**● 心肺停止**

臨床の現場では心肺停止の英語表記であるcardiopulmonary arrestの頭文字や一部の単語を用いて「CPA」や「アレスト」という呼称を用いることが多い。

**● 呼吸停止所見**

呼吸停止に気づかないことはない，と考えがちだが，実際には判断が難しいこともある。一見呼吸をしているように見える「口を開けてあえぐような動き」が，心停止後に現れる死戦期呼吸である場合がある。死戦期"呼吸"と表現しているにもかかわらず，有効な換気は行われていない動きであることに注意を要す。死戦期呼吸を発見した際には心肺停止と判断し，直ちに心肺蘇生を開始すべきである。

**● 心肺停止の判断**

心肺停止の判断には一定の習熟を要す。非医療従事者（市民救助者）による頸動脈触知や呼吸の有無確認は不正確であることが多い[1]ため，昏倒している人で，呼吸停止が疑わしい症例はすべて心肺停止と判断して，心肺蘇生を開始するよう推奨されている。

## 心肺停止とは

さまざまな原因により，心臓が意識や呼吸中枢といった生命維持に最低限必要な血流を突然拍出できなくなる状態となり，適切な蘇生がなされない場合には，死亡が目前に迫っている状態をさす。

具体的には，

- 意識がない（【例】呼びかけに反応がない）
- 循環停止所見（【例】頸動脈で脈拍触知不能）および呼吸停止所見（【例】気道確保にて有効な呼吸なし）を認める

場合に心肺停止と判断する。

心停止，すなわち諸臓器の活動に必要最低限の血流を心臓から拍出できない状態に陥ると，脳虚血に伴い意識がなくなり，引き続いて呼吸も停止する。

原因によっては，呼吸停止や高度な低酸素血症の結果として心停止となる症例もあるが，心停止と呼吸停止，どちらが先であっても，治療がなされなければ両者は必ず合併し，いずれ死に至る。

また，長時間の心肺停止は不可逆的な脳の機能障害を合併するため，治療により蘇生に至ったとしても低酸素脳症により永続的な脳障害（蘇生後脳症）が残存することになる。そのため，心肺蘇生（CPR：cardiopulmonary resuscitation）は，脳血流の維持により脳の障害を最小限に食い止めることを主目的として行うことになる。

## 心臓のポンプ機能と心停止

心臓は十分な拡張時間とそれに引き続く収縮によって，生命の維持に必要な心拍出を確保している（▶図1）。したがって，心室頻拍〔「心停止の4分類：無脈性心室頻拍」の項（47ページ）参照〕といった頻脈性不整脈のように，心臓の電気活動が保たれているにもかかわらず，拡張時間が高度に短縮する状態は心停止となりうる。

そのほかに，後述の心室細動や無脈性電気活動，心静止によって心停止状態となりうる。

**図1** 頻脈性不整脈による心停止発生のメカニズム

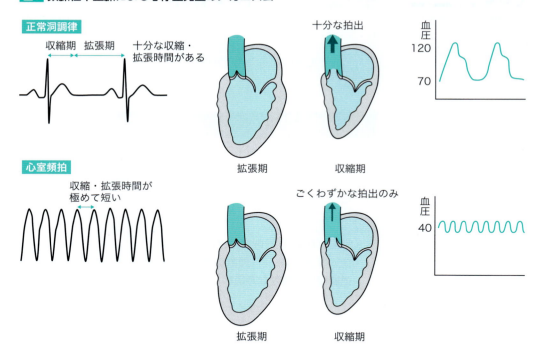

　心室細動や心室頻拍といった頻脈性不整脈は突然出現するため，患者は突然失神する。手でかばうこともできないため頭部を強打し，頭蓋骨骨折や頭蓋内出血，頸髄損傷などの重篤な2次的な病態を合併することがあることにも注意を要す。

## 心停止の分類

　心停止は心電図所見を参考に，大きく次の4つの状態へ分類することができる。それぞれで対処が異なるため，心停止症例では，次のいずれに該当するかを迅速にかつ正しく判断する必要がある。

### 心停止の4分類（▶図2）

#### ■心室細動（VF：ventricular fibrillation）
　無秩序な心筋の興奮により，心筋は震えているだけとなり，心臓のポンプ機能が完全に破綻した状態。心電図では基線の不規則な揺れを認めるのみであり，電気ショックによる治療が最優先される。

#### ■無脈性心室頻拍（pulseless VT：pulseless ventricular tachycardia）
　心筋内を電気が旋回することにより，通常よりも極めて速い心拍数となる状態。同一回路を旋回するVTの場合，心電図では規則的な幅広いQRS波を認める。治療は電気ショックと質の高いCPRである。

#### ■無脈性電気活動（PEA：pulseless electrical activity）
　「心室細動」「心室頻拍」以外のなんらかの心電図波形を認め，かつ脈を触知しないものは，すべてPEAとみなす。つまり，心電図波形だけを見ていても診

| 補足 |
|---|
| ●心停止と心静止の違い |

　勘違いしがちであるが，心停止は，必ずしも心臓の電気的活動が完全に消失した状態（＝心静止）のみをさすわけではない。

　既述のとおり，心臓からの駆出がわずかながら残存していても，意識や呼吸の維持ができない状態となるような状態であれば，すべて心停止となるため，「心静止」以外にも「心室細動」「無脈性心室頻拍」「無脈性電気活動」による心停止（≒心肺停止）が生じることに注意を要する。

断はできないこと，また，救助者による脈拍触知の判断がその診断に大きな役割を担うことに注意を要する。この病態には電気ショックが無効であり，原因検索とその治療こそが患者を救う有効な手立てとなる。

### 図2　心停止を来たしうる4種の心電図波形

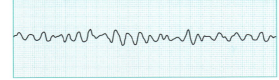

a　心室細動（VF）

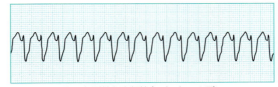

b　無脈性心室頻拍（pulseless VT）

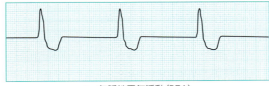

c　無脈性電気活動（PEA）

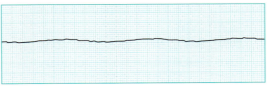

d　心静止（asystole）

（救急診療指針，改訂第3版，p.33，ヘルス出版，2008．より引用）

| 補足 |
|---|
| ●PEA：見逃しやすい心停止 |

　例えば，大出血による心停止では，心臓へ戻ってくる血液（前負荷）が高度に不足するため，脈を生み出すほどの十分な心拍出を得ることができない。そのため，心臓は正常に（多くの場合過剰に）動いていて，心電図上は一見正常な波形にみえるPEA（pulseless electrical activity：無脈性電気活動）を表現形とする心停止状態となりうる。

　つまり，この状態に陥っている場合，心電図で一見異常がないようにみえるため，医療従事者であっても蘇生が遅れる可能性があること，診断は心電図所見のみならず脈拍触知に大きく依存することに注意を要する。

　その他のPEAに陥りうる原因疾患として，心タンポナーデ，緊張性気胸などがあげられる。

### ■心静止（asystole）

心筋の電気的活動が完全に消失した状態をさす。PEAと同様に，原因検索とその治療が優先される。

## 心停止の原因疾患

蘇生行為により，ひとたび呼吸・循環が再開（ROSC：recovery of spontaneous circulation）したとしても，心停止の原因を検索し，その対処を行わなければ，ふたたび心停止へ移行する可能性が高い。蘇生中のみならず，ROSC後もとくに以下の治療可能な（≒可逆的な）原因については，その有無の検索および是正を行うことが極めて重要である。

### | 心停止の原因となりうる病態 |

心肺蘇生ガイドラインなどでは，次の各病態の英語の頭文字をとって，「H'sT's」や「H & T」として暗記することが推奨されている[3,4]。

- 低酸素症（hypoxia）
- 循環血液量減少（hypovolemia）
- アシドーシス（hydrogen ion）
- 低/高カリウム血症（hypo-/hyperkalemia）
- 低体温（hypothermia）
- 緊張性気胸（tension pneumothorax）
- 心タンポナーデ（tamponade, cardiac）
- 毒物（toxin）
- 肺血栓塞栓症（thrombosis, pulmonary）
- 急性心筋梗塞（thrombosis, coronary）

### ● 文 献

1) 日本蘇生協議会：JRC蘇生ガイドライン2015オンライン版.
　http://www.japanresuscitationcouncil.org/jrc蘇生ガイドライン2015/
2) 2015 American Heart Association Guidelines Update for Cardiopulmonary Resuscitation and Emergency Cardiovascular Care. Circulation, 132(Suppl 2): S313-S589, 2015.
　https://eccguidelines.heart.org/index.php/american-heart-association/
3) 日本救急医学会 監：救急診療指針, 改訂第3版, へるす出版, 2008.
4) 日本内科学会：内科救急診療指針2016, 総合医学社, 2016.

## まとめのチェック

□□ ① 心停止と心静止の違い
を述べよ。

▶▶ ① 心停止は意識や呼吸中枢といった生命維持に最
低限必要な血流を突然拍出できなくなるすべて
の状態をさす。一方，心静止は，そのなかでも
心筋の電位が完全に消失し，心電図波形がフ
ラットであるものをさす。心停止は，心静止の
ほか，無脈性心室頻拍，無脈性電気活動および
心室細動といった計4つの病態に分類すること
ができ，それぞれに応じた治療が進められるこ
ととなる。

□□ ② 心停止をきたす不整脈
を2つ述べよ。

▶▶ ② ・心室細動（VF）
・無脈性心室頻拍（pulseless VT）

□□ ③ 死戦期呼吸とはなにか
述べよ。

▶▶ ③ 心停止後に現れる「口を開けてあえぐような動
き」のことで，一見呼吸をしているようにみえ
るものの有効な換気は行われていない。このよ
うな死戦期呼吸を発見した際には，心停止後に
現れる呼吸停止と判断し，直ちに心肺蘇生を開
始する必要がある。

心肺停止状態の機序

# 09 心不全の機序

日高貴之・木原康樹

## 心不全とは

心臓の障害によって末梢臓器での代謝需要に応じた心拍出量を維持できない，あるいは十分な心拍出量を維持することができるが，心室充満圧が上昇している状態であり，呼吸困難感・浮腫（ふしゅ）・易疲労（いひろう）などを症状とする臨床症候群である。

## 心臓の構造・機能障害の原因

▶図1，▶表1に，心臓の構造・機能障害をきたし，心不全の原因となる疾患や原因とその障害部位を示す。これら疾患や原因による障害や負荷は，心室筋細胞・組織障害による心筋収縮力の低下（心筋梗塞，心筋炎，拡張型心筋症など），心筋収縮力が正常であっても対応困難な程度の過剰な負荷（急性大動脈弁閉鎖不全，感染性心内膜炎など），拡張期心室充満の障害（収縮性心外膜炎，僧帽弁狭窄症など）を引き起こす。

**図1 正常の心臓内の血流と解剖**

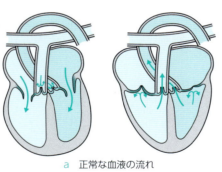

a 正常な血液の流れ　　b 弁と心筋の障害

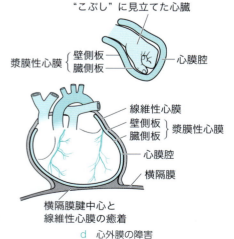

c 刺激伝導系の障害　　d 心外膜の障害

（坂井建雄 編：カラーイラストで学ぶ 集中講義 解剖学，メジカルビュー社，2012.より引用）

## 補足

**●若年健常人の左心室の形態（心エコー図による計測）**

- 拡張末期径 約 50 mm
- 収縮末期径 約 30 mm
- 拡張末期容積（左心室容積が最も大きくなる）100±20mL
- 収縮末期容積（左心室容積が最も小さくなる）40±10mL
- 左室壁厚（後壁）8 mm
- 左室心筋重量 男性 115 g/m$^2$,女性 95 g/m$^2$ より大きい場合左室肥大
- 一回心拍出量（1回の拍動で心臓が拍出する血液の量，拡張末期容積－収縮末期容積）約 60mL
- 心拍出量（1分間に拍出される血液の量，一回心拍出量×心拍数）約5L
- 正常な肺動脈楔入圧 12 mm Hg 以下

### 表1 心不全の原因疾患

| 障害部位または障害の種類 | 病態・病因 | 疾患または原因 |
|---|---|---|
| 心筋障害 | 虚血性心疾患（心筋梗塞，心筋虚血） | 冠動脈狭窄または閉塞，冠微小循環障害 |
| 心筋毒性 | 嗜好品 | アルコール，コカイン，アンフェタミン |
| | 重金属 | 銅，鉄，鉛，コバルト |
| | 薬剤 | アントラサイクリン系薬剤，インターフェロン抗体，抗うつ薬，抗不整脈薬，非ステロイド抗炎症薬，麻酔薬 |
| | 放射線 | |
| 免疫性・炎症性 | 感染 | 細菌，スピロヘータ，真菌，寄生虫，原虫，リケッチア，ウイルス |
| | 非感染性 | リンパ球性・巨細胞性心筋炎，自己免疫性疾患，過敏性・好酸球性心筋炎 |
| 浸潤性 | 悪性腫瘍 | 転移あるいは直接浸潤 |
| | 非悪性腫瘍 | アミロイドーシス，サルコイドーシス，ヘモクロマトーシス，ポンペ病，ファブリ病 |
| 代謝障害 | ホルモン | 甲状腺疾患，副甲状腺疾患，成長ホルモン欠乏，クッシング症候群，コーン病，アジソン病，糖尿病，メタボリック症候群，褐色細胞腫，産褥心筋症 |
| | 栄養 | 欠乏（チアミン，L-カルニチン，セレニウム，鉄，リン酸，カルシウム），肥満，複合的栄養障害（悪性腫瘍，エイズ，拒食症） |
| 遺伝 | | 肥大型心筋症，拡張型心筋症，緻密化障害，不整脈源性右室心筋症，拘束型心筋症，筋ジストロフィー，ラミノパチー |
| 過剰な血行動態的負荷 | 高血圧 | |
| | 後天的心疾患 | 僧帽弁・大動脈弁・三尖弁・肺動脈弁の疾患 |
| | 先天性心疾患 | 心房・心室中隔欠損症など |
| 心外膜疾患 | | 収縮性心外膜炎，心嚢液貯留 |
| 心内膜疾患 | | 好酸球増多症，心筋線維症 |
| 高心拍出 | | 貧血，敗血症，甲状腺中毒，Paget病，動静脈短絡，妊娠 |
| 容量負荷 | | 腎不全，過剰輸液 |
| 不整脈 | 頻脈 | 上室性・心室性不整脈 |
| | 徐脈 | 洞不全，伝導障害 |

（文献3より改変引用）

## 代償機転

　なんらかの原因による心筋障害や過剰な血行動態的負荷（圧負荷あるいは容量負荷）に対して，ポンプ機能を維持するためにいくつかの代償機転が作動する。重要な代償機転として，

> ①Frank-Starlingの機序(前負荷*1増加による心機能維持)
> ②神経ホルモン系の活性化(心臓交感神経伝達物質ノルエピネフリンによる心筋収縮力増加やレニン・アンジオテンシン・アルドステロン系活性化による血圧と臓器還流の維持)
> ③心筋リモデリング*2

があげられる。①,②の代償機転は心筋機能不全が生じてから数心拍の間に作動し,心ポンプ機能を早期に正常にちかい状態に維持する。③の心筋リモデリングは数週〜数カ月かけてゆっくりと進行し,血行動態的負荷に対して長期間にわたる代償機転として重要な役割を果たす。

## Frank-Starlingの機序(▶図2)

Frank-Starlingの機序の概念を理解するために,正常な心筋における前負荷(ここでは拡張末期容積)と心ポンプ機能の関係を▶図2の曲線1で表す。前負荷の増加(拡張末期容積の増加)により心ポンプ機能が向上することが理解できる。運動を行った場合,正常心臓においては,交感神経刺激と頻脈化は心筋収縮力を増強させ,この曲線は左上方へ変異する(曲線1')。この変化により,前負荷(拡張末期容積)を増加させることなく心ポンプ機能を向上させることが可能となる(点ア〜イ)。

曲線2は,心ポンプ機能が低下した場合を示している。曲線は正常から左下方へ移動している。心ポンプ機能低下に対する代償機転として交感神経活性化が起こり,心筋収縮力が増強し,心ポンプ機能は曲線1に近い状態に回復・維持されることもある。心ポンプ機能低下が持続した場合,安静時に心ポンプ機能を維持するために,代償機転として心室容積が拡大していることがわかる(点ウ)。運動を行っても,この曲線2から曲線2'への上方への変化が乏しい心臓では,(交感神経活性化による代償機転の破綻),運動中に必要な心拍出量を維持するためにレニン・アンジオテンシン・アルドステロン系の活性化,体液の再分配によってさらに前負荷を増加させ心ポンプ機能を維持しなければならない(点エ)。より重症な心不全では,心室リモデリングにより前負荷を大幅に増加させているにもかかわらず,安静時においてさえ十分な心ポンプ機能が得られていない(曲線3の点オ)。このような重症心不全においては,運動中にこの

### 図2 心機能別フランクスターリング曲線

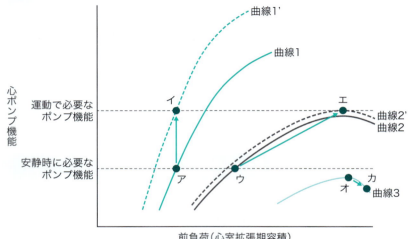

### 補足
● 壁応力
心室壁に生じている円周方向の力。壁応力は,ラプラスの法則に従い,内圧と半径(容量)に比例し心筋の厚みに反比例する。一心周期内で内圧・半径・壁厚は逐次変化するため,壁応力自体も変化する。左心室が収縮するためには,壁応力に応じた収縮力が生み出される必要がある。

### 用語アラカルト
*1 前負荷
拡張末期における壁応力。一定のレベルまでの前負荷の増加は,心ポンプ機能を向上させる。前負荷の過剰な増加により,左室充満圧の上昇・うっ血をきたす。

*2 リモデリング
血行動態的負荷や心筋障害に応じて,心臓の構造変化(内径,重量,形態)が生じる。リモデリングは,運動や妊娠による生理的・適応性リモデリングと心血管疾患による病的・非適応性リモデリングに分類される。後者のリモデリングは,その原因が除去されない場合,いずれ代償が破綻し,心不全へ進行する。

・求心性左室肥大
心室への圧負荷に対して生じるリモデリング。左心室では,拡張末期径に対する心室中隔と左室後壁の厚みの総和の比が0.42より大きい左室肥大をさす。

・遠心性左室肥大
心室への容量負荷に対して生じるリモデリング。拡張末期径に対する心室中隔と左室後壁の厚みの総和の比が0.42以下の左室肥大をさす。

### 補足
●後負荷
収縮期における壁応力。収縮期における左室の半径減少と壁厚増加が収縮期左室内圧上昇による後負荷増加を緩衝し，収縮が維持される。臨床では，収縮末期の値を後負荷として用いる場合が多い。過剰な後負荷の増加は心ポンプ機能を低下させる。

曲線の上方への移動は認められない。安静時の心機能と前負荷の関係はすでに曲線の頂点に達しており，運動負荷に対してさらなる増加が生じた場合，心ポンプ機能はさらに低下していく（点カ）。

### 左室圧容量曲線

▶図3に1心周期における左室圧と左室容量の関係を示す。

曲線1で表される心ポンプ機能においては，運動により心筋収縮性が向上し，前負荷・拡張期左室圧が増加することなく一回心拍出量が増加する。

曲線2で表される心機能においては，左室拡大によって一回心拍出量が正常と同程度に維持されている。左室拡張期圧は上昇している。運動時の心筋収縮力増加が乏しいため前負荷が増加し一回心拍出量を維持しているが，同時に左室拡張期圧が大きく上昇する。

曲線3では，左室は著明に拡大し安静時より左室拡張期圧は高い。しかしながら，安静時より一回心拍出量は低下しており，さらに運動時の心筋収縮力の増加は認められず，一回心拍出量はむしろ減少する。

**図3 左室圧容量曲線**

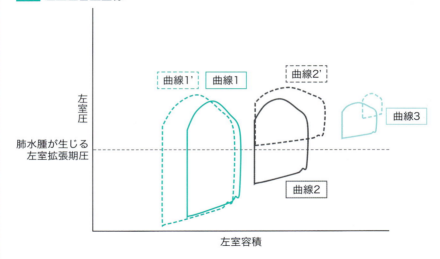

### 交感神経活性化

心不全では，交感神経活性化と副交感神経不活化が認められる。この状態は，心筋収縮力，脈拍を増加させ，ナトリウム再吸収，レニン・アンジオテンシン・アルドステロン系の活性化，血管収縮を促進する。短期的には心機能を維持するための有効な代償機転として作動するが，持続的な交感神経活性化は，神経伝達物質であるノルエピネフリンの枯渇，心臓β受容体の減少をきたし，結果的に交感神経活性化による心収縮力増加作用が減弱し，有効な代償機転として作動しなくなる。

### Frank-Starlingの機序と交感神経活性化

相互に作用し心機能低下に対する代償を行う。

### 心拍出の再分配

心ポンプ機能障害による心拍出量の低下に対して，限られた心拍出を生命維持に有効利用するための代償機転として作動する。生命維持に即座に関与しな

### POINT!!
正常な肺動脈楔入圧は，4～12 mm Hg。急性心筋梗塞などによって急性に発症した急性心不全の場合，肺動脈楔入圧が18 mm Hg以上となると肺水腫をきたす。

### POINT!!
心拍出量（一回心拍出量×心拍数）を体表面積で補正したものを心係数（心拍出量÷体表面積）とよぶ。正常な心係数は，2.8～4.2 L/分/m$^2$である。心係数が2.2 L/分/m$^2$より小さい場合，心原性ショックをきたしうる。

い皮膚・骨格筋・腸管・腎において血管収縮が起こり，脳・心臓への血流量が増加する。この血管収縮を起こす機序は，交感神経活性化，レニン・アンジオテンシン・アルドステロン系の活性化，エンドセリン増加である。安静時心拍出量は維持されているが，運動時に十分な心拍出量増加が得られず組織循環不全が生じた場合にも同様の機序により血管収縮が起こり，主要臓器への心拍出の再分配が行われる。骨格筋への血流量低下は，骨格筋での無酸素代謝，乳酸アシドーシス，易疲労の原因となる。

### 慢性期の心筋リモデリング

心筋リモデリングとは，心筋に生じる壁応力に応じて心筋重量・心室容積・心室形態・心筋組織組成が変化することをさす。壁応力は，

$$圧力 \times \frac{心室直径}{心室壁厚} \quad (Laplace の式)$$

で表される。心筋はこの壁応力に抗して収縮する必要があるため，収縮期に心室内圧に応じた心筋壁厚を達成する必要がある。長期間に及ぶ圧負荷が生じた場合，収縮期に生じる壁応力の増加に対して，心室壁厚が増加し，心室形態は心室容積の拡大を伴わない求心性肥大を呈する。容量負荷が生じた場合は，心室へ流入する血液量増加のため心室容積が拡大する。心室容積の拡大は，収縮期壁応力の増加，心筋細胞の肥大をきたし，心筋重量は増加する。心室形態は遠心性肥大となる（▶図4）。

**図4 血行動態負荷に対する心室リモデリング**

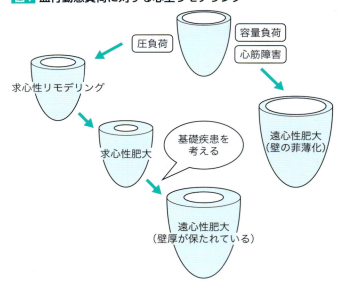

心筋リモデリングにより，最終的には収縮期に生じる壁応力を正常域に維持することができれば，心ポンプ機能はほぼ正常にまで回復することが可能である。病的リモデリングでは，心筋に障害が起こり収縮力が低下した場合，収縮期に心室壁厚の増加が得られず壁応力に抗して心室が収縮しているため，前負荷増加（心室拡大）によって心ポンプ機能を維持するが，さらなる収縮期壁応力の増加を招くこととなる。

## 心不全への移行

　心室への負荷に対して，一時的に代償機転により心機能は維持されるが，心筋リモデリングが生じた心臓では，ポンプ機能は維持されている場合においても心筋収縮力は低下している。心筋リモデリングが不適切であったり心機能低下の原因が持続している場合，心筋収縮力の低下はさらに進行し，いずれ代償機転の破綻が起こる（▶図5）。代償機転が破綻した心臓では，心拍出量の低下，心室容積の拡大，心室拡張期圧の上昇が起こり，不全症状を呈するようになる。

**図5** 経時的な心不全の進行とポンプ機能の低下

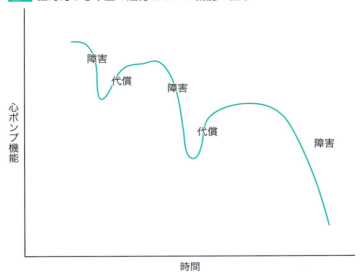

● 文献
1) Katz AM：Physiology of the heart. Third edition, 659-688, 2001.
2) Zipes DP, Libby P, Bonow RO, Braunwald E: Braunwald's Heart Disease: A textbook of cardiovascular medicine. Part Ⅲ, 457-653, 2005.
3) Ponikowski P, Voors AA, Anker SD, et al.: 2016 ESC Guidelines for the diagnosis and treatment of acute and chronic heart failure: The Task Force for the diagnosis and treatment of acute and chronic heart failure of the European Society of Cardiology (ESC)Developed with the special contribution of the Heart Failure Association (HFA) of the ESC. Eur Heart J, 14; 37(27): 2129-2200, 2016.

## まとめのチェック

| | | 問題 | | | 解答 |
|---|---|---|---|---|---|
| □□ | 1 | 心不全における心臓の状態はどのようなものか述べよ。 | ▶▶ | 1 | 心臓の障害によって，末梢臓器での代謝需要に応じた心拍出量を維持できない，あるいは十分な心拍出量を維持できるが，心室充満圧が上昇している状態。 |
| □□ | 2 | 心臓が障害を受けたとき，心ポンプ機能の低下に対する代償機転を3つ述べよ。 | ▶▶ | 2 | Frank Starlingの機序，神経ホルモン系の活性化，心筋リモデリング。 |
| □□ | 3 | Frank Starlingの曲線は心ポンプ機能の低下が起こったとき，正常と比べてどのような変化をきたすか述べよ。 | ▶▶ | 3 | 曲線が左下方へ移動する。 |
| □□ | 4 | 左室圧容量曲線は心ポンプ機能の低下が起こったとき，正常と比べてどのような変化をきたすか述べよ。 | ▶▶ | 4 | 右へ移動する。 |
| □□ | 5 | 左室肥大のうち，圧負荷に対して生じるリモデリング，容量負荷に対して生じるリモデリングをそれぞれなんというか述べよ。 | ▶▶ | 5 | 圧負荷に対しては求心性肥大，容量負荷に対しては遠心性肥大。 |
| □□ | 6 | 心臓への障害に対する代償機転が破綻したとき，何が起こるか述べよ。 | ▶▶ | 6 | 心不全の発症。 |

# Chapter 2

## 循環器治療領域の基礎知識と基本業務指針

# ① 心・血管カテーテル業務

中川孝太郎

## はじめに

心・血管カテーテル室における臨床工学技士は，心・血管カテーテル検査，治療業務から，電気的エネルギーの負荷を伴う治療チームでの業務も担っている。また，各種補助循環装置などの急変時の対応も業務として行っている。これからも発展著しい業務の1つである。

## 心・血管カテーテル室にある医療機器

心・血管カテーテル検査や治療にはいろいろな生体情報が必要である。まず，X線を用いカテーテルの位置やX線を透過しない造影剤を用い，血管の状態や体内にあるカテーテルなどの位置や操作を行うためのアンギオ装置，患者を乗せるカテーテルテーブル，心電図や各心腔，血管内圧（観血的，非観血的，カテーテルを用いるものを含む），経皮的動脈血酸素飽和度，心拍出量などを測定するためのポリグラフやラボ装置，造影剤注入装置をはじめ，画像処理装置などを用いて診断するために使用するIVUS（intravascular ultrasonography, intravascular ultrasound：血管内超音波法），電磁血流計，超音波血流計，プレッシャーワイヤ，血管内視鏡，OCT（optical coherence tomography：光干渉断層法），OFDI（optical frequency domain imaging：光周波数領域画像技術）などの装置がある。

また，治療や検査に必要な装置として，ロータブレータ装置，レーザアテレクトミ装置，造影剤注入器，皮膚還流圧測定装置，振動式末梢血管貫通用デバイス，無侵襲混合血酸素飽和度監視システム，超音波画像診断装置，体外式ペースメーカなどがあげられる。

さらに，心機能の低下や心停止，心室細動など重篤な合併症が発生したときに使用する除細動器，IABP（intra-aortic balloon pumping），PCPS（percutaneous cardio-pulmonary support）などがある。

## 事前準備

実施予定の患者名や治療，検査の内容について，医師から以下に示す内容などにつき具体的な指示を受ける。必要に応じて前日や当日の朝にカンファレンスを開くなど，事前に他職種（医師，看護師，診療放射線技師など）とも情報を共有しておくことが望ましい。

### ＼ POINT!! ／

①必要材料，薬剤の準備。
②使用する治療装置や関連機器の操作をどのように行うのか。
③留置カテーテルから採血を行うために必要な検査や治療があるのか。
④身体への電気的負荷を実施するための機器の準備。
⑤穿刺部位はどこか。
⑥検査，治療上の注意点にはどのようなものがあるのか。
　これら事前準備は患者ごとに変わるので，そのつど確認する必要がある。

### 補足

①装置・施設設置基準として，心・血管カテーテル室，ハイブリッドカテーテル室（▶図1）では**ミクロショック**を防ぐため使用される機器はCF（cardial・floating）型機器であることや，非接地配線，等電位接地，商用電源停止による電源喪失から装置の動作停止を起こさないための非常電源装置などの設置が義務づけられている。常に基準どおりであるかを確認しなくてはならない。

②すべての装置に破損箇所がなく適切に設置され，コード，ソケットおよびコネクタなども安全に設置されていることを確認すること。また，動作試験などを行い正常動作することを確認する。

**POINT!!**

実施予定の患者名や治療，検査の内容について医師から以下に示す内容などについて具体的な指示を受ける。
①必要材料，薬剤の準備
②使用する治療装置や関連機器の操作
③留置カテーテルからの採血
④身体への電気的負荷の実施の有無
⑤穿刺部位

**図1 ハイブリッドカテーテル室の一例**

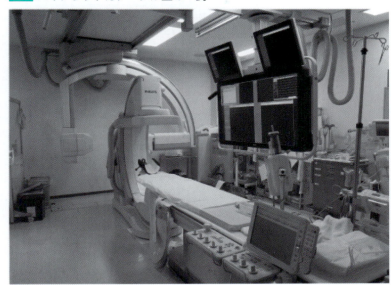

a　カテーテル室内部

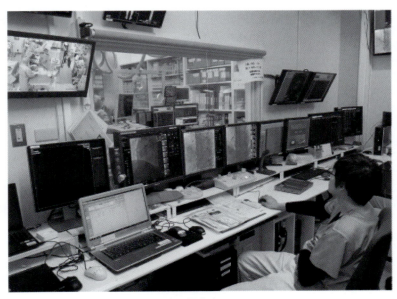

b　操作室

心・血管カテーテル業務

## ポリグラフやラボ装置を用いた検査と治療

　カテーテルモニタリングシステム（ポリグラフ，ラボ装置など）を用い，生体情報の監視，報告ならびに計測，記録を行う（▶図2）。

### 図2 カテーテルモニタリングシステム（ポリグラフ）の一例

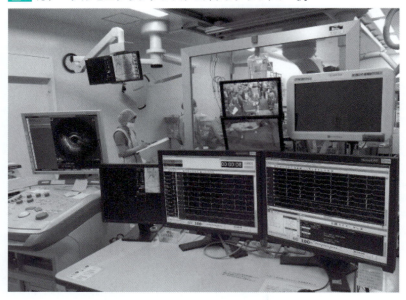

　カテーテルモニタリングシステムより得られる情報には次のようなものがある。

① 心電図
② 心内心電図
③ 経皮的動脈血酸素飽和度
④ 各心腔，血管内圧（観血的，非観血的，カテーテルを用いるものを含む）
⑤ 心拍出量（熱希釈法，色素希釈法，特定の機器やカテーテルを用いるなど，経時的に測定されるものを含む）
⑥ 血管径
⑦ 温度（膀胱温，肺動脈温）

　これらの得られる情報を常に監視し，必要なデータの計測記録を行う。さらに，カテーテル室で業務に従事する他職種（医師，看護師，診療放射線技師など）とデータを共有し，患者の状態を常に把握しておくことが重要である。また，測定値から算出されるデータもあり，各種の情報により患者がどういう状態であるのかを理解できるようにしておく。

\POINT!!/

　カテーテルモニタリングシステムから得られる情報は刻々と変化する。常に監視することは当然であるが，とくに心電図や血圧の変動に注意が必要である。

　例えば心電図波形の変化や不整脈の発生，血圧の上昇や低下などが起きたときにはスタッフ全員に状況を伝え，必要な処置ができるように心がけておく。患者の生命に関わる状況になったときには，自分自身でもどのようなことができるのかを前もってシミュレーションしておくことがなにより素早い対処につながる。

## 画像処理装置を用いての診断

最近は単に血管造影のみならず，治療でも画像処理装置を用いており，治療において必要な診断やその支援に用いられることが多くなってきた。現在，おもに用いられる画像処理装置（イメージングデバイス）には次のようなものがある。

> ①IVUS (intravascular ultrasonography, intravascular ultrasound：血管内超音波法)
> ②OCT (optical coherence tomography：光干渉断層法)
> ③OFDI (optical frequency domain imaging：光周波数領域画像技術)
> ④冠血流予備量比 (FFR：fractional flow reserve)
> ⑤血管内視鏡　など

これらの機器を正確に操作し，正しい画像検査や計測を行うことでより正確な検査や治療を行うことが可能になる（▶図3）。

### 図3 イメージングデバイスから得られた画像の一例

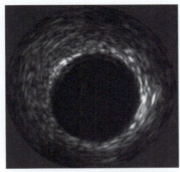

a　IVUS

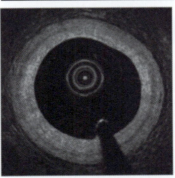

b　OCT

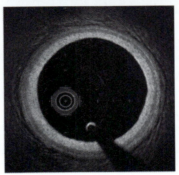

c　OFDI

**補足**

画像処理装置にはそれぞれ超音波を用いたもの，赤外線など光を用いたもの，圧力を用いたものなど測定原理が異なり，同じ血管でも得られる情報が違う。治療の支援に用いることが多いが，正確な情報が得られるよう日常から訓練や事前学習は欠かせない業務となる。

## 清潔補助業務

近年になって，臨床工学技士が清潔野で業務を行う施設が増えてきている（▶図4）。清潔野で業務を行うには，高度な知識と技術が求められる。また，その業務範囲には不明確な部分もあり，各施設で十分に検討を行っていかなくてはならない。清潔野では医療機器の受け渡しや，機器の操作がおもな業務になると考えられるが，今後その範囲は広がっていくことと思われる。今後の動向に注視し，各施設内でどのような業務が可能かの検討を行っていき，適正にかつ安全な業務が行われることが望まれる。

**図4 清潔野で業務を行う臨床工学技士**

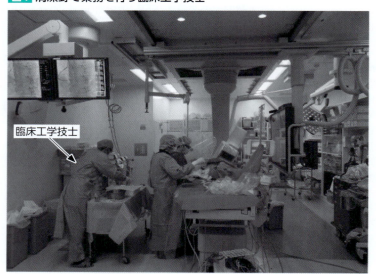

**補足**

①医師の指示のもと，清潔補助業務を行う際には，清潔操作の知識，技術を十分に習得しておかなければならない。
②清潔補助業務における医療機器の操作は，機器の特性を理解し，知識，技術を十分に習得し実施する。
③清潔補助業務については医師法をはじめとする各法規を遵守し，マニュアルなどを整備し，各施設の方策に準じること。

## 被ばく対策

自身の被ばく低減対策については，放射線管理責任者の指示を受けて，医師，診療放射線技師と連携を図り，実施する。正しく放射線防護具を用いることが被ばく低減には重要である。また，自分がどれだけ被ばくしているのかを，ガラスバッジなどからのデータで把握し，その後の行動に気を配ることを意識しておく。

## 急変時や急患への対応

### 急変時

検査，治療時には患者の状態が急変することがある。そのような場合において必要な医療機器や材料が直ちに使用できるような体制を整えるとともに，緊急蘇生の手順・方法などを理解し，医師の指示のもと他職種と連携し適切に実施できるようにしておく。

急変にはさまざまな状況が想定されるが，**考えられる対応方法を前もってシミュレーションしておく**。急変時には慌てず，冷静な判断が必要となる。

臨床工学技士として急変時に備えておくべき項目を次に示す。

①薬剤（医師の指示のもと直ちに薬剤の投与ができるよう他職種と協力して支援する）
②体外式ペースメーカ（徐脈性不整脈が認められた場合，直ちにペーシングカテーテル，体外式ペースメーカの準備や装着，操作を行う。また，さらに体表面ペーシングが行える除細動器があるので，状況に応じて医師の指示に従い対応する）
③IABP（患者の体型によってバルーンサイズが異なるため，適切なサイズが使用できるように注意を払う。また，心電図同期，血圧同期で駆動させるのか，もしくはどちらも同期が不可能な場合には内部同期の選択をすばやく判断し設定を行い，使用する）
④PCPS（必要と判断された場合には直ちに回路の組み立て，回路内充填を行う。IABP同様，患者の体型により経皮的カニューレのサイズを選定する。PCPSが開始されたら流量や圧力の監視を怠ってはならない。また，カテーテル台が動くので駆動装置とチューブの位置に注意し，チューブの外れ，折れ曲がり，駆動装置の損傷に注意する）
⑤除細動器（いつでも使用できるところに準備しておく。医師の指示で直ちに準備し使用できるようにする）
⑥人工呼吸器（呼吸停止や呼吸不全時に気管内挿管を行った場合に使用するが，施設においては医療ガスや人工呼吸器を置く場所に制限がある場合がある。気管内挿管を行った場合にどのように対応するかを十分に検討しておき，緊急時に備えておきたい）

| 急患 |

心臓カテーテル室での急変は，急性冠症候群（ACS：acute coronary syndrome）がもっとも多いが，それらのうち，急性心筋梗塞，不安定狭心症がほとんどである。心電図変化はもちろんのこと，血圧の変動，呼吸不全などを起こし，直ちに治療を行わなくてはならない。

**ST上昇型心筋梗塞（STEMI：ST elevation myocardial infarction）（▶図5）**はとくに重症で，しばしば急変を呈し，直ちに治療を施す必要がある。ショック状態にある患者に対しては，まず循環を維持するためにIABPやPCPSを先に導入して治療が行われることもある。多くの場合，院内の救急部門からの要請により始まるので，救急部門との連携も十分配慮した対応が求められる。心筋梗塞の発症から再灌流までの時間によって，治療効果は大きく異なる。

### 図5 STEMIの心電図（急性心筋梗塞の患者）

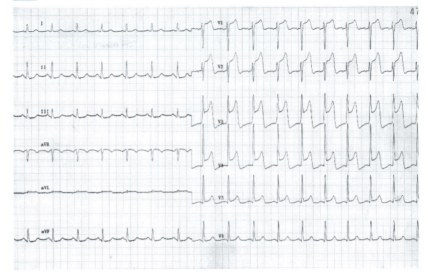

胸部誘導：V₁〜V₅までSTが上昇している。

STEMIのような冠状動脈の完全閉塞において，近年の報告では，150分の再灌流と90分以内の再灌流を比べた場合，院内で死亡するリスクは150分の再灌流のほうが1.7倍も高くなるという。したがって，**再灌流は搬送の時間を含め，「120分以内」に行うのが理想である**。再灌流療法は有効な治療であるが，不安定プラークからの微小血栓などにより微小梗塞が生じることも報告されている。
　こうした微小血栓の除去を目的として，近年，日本では血栓吸引法が多く用いられており，急性心筋梗塞における総死亡，再梗塞が低下することが示されている。それらの材料がどこに保管されているのかを把握しておくことが絶対的な条件となる。医師からの要請で必要な医療材料が直ちに準備できるよう，日頃からの医療材料の管理は重要である。
　また，血行再建で起こる再灌流障害にも注意が必要である。再灌流障害は急激な血圧の低下，徐脈，心室頻拍や心室細動を起こすことがある。また，AIVR（accelerated idioventricular rhythm：促進性心室固有調律）を起こすことがしばしばあるので，心拍，血圧の監視を怠ってはならない（▶図6）。

#### 補足

●ショックの鑑別
S：septic/spinal
　敗血症，TSS/脊髄性（神経原性），迷走神経反射
H：hypovolemic
　低循環性（脱水，出血）
O：obstructive
　閉塞性（緊張性気胸，心タンポナーデ，肺塞栓）
C：cardiogenic
　心原性（心筋虚血や心筋障害，リズムの異常）
K：anaphylactic（K）
　アナフィラキシー性
この分野でいうショック状態とは，低血圧，低心拍出量，致死性不整脈が起きている状態のことをいう。

**図6** AIVRの心電図の一例

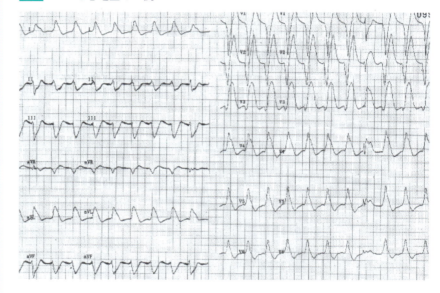

## 不整脈関連業務

不整脈関連業務には，

①EPS（electrophysiology study：電気生理学的検査）
②RFCA（radiofrequency catheter ablation：高周波カテーテル・アブレーション）
③植込みデバイス関連業務

がある。
　これら業務では多くの医療機器が使用される。ここでの業務では，それぞれの治療，検査に必要な医療機器の準備と操作および得られる生体情報や装置設定条件などの記録がある。

## 補足

**●植込みデバイス**
①ペースメーカ
②ICD (implantable cardioverter defibrillator：植込み型除細動器)
③CRT-D (cardiac resynchronization therapy-defibrillator：心臓再同期療法)
④ILR (implantable looprecorder：植込型ループレコーダ)
などがある。

## ＼POINT!!／

**●植込みデバイスに関連した業務**
①植込み前の患者情報の収集
②使用材料の確保
③植込み手術での技術提供
④植込み後のフォローアップ(定期検査)
などを行うことになる。

## 補足

**●クロッサーとは**
　下肢動脈の完全閉塞部位の石灰化病変を2万回/秒の振動で除去し，カテーテルをとおすための治療機器。このクロッサーを使用することで，これまでガイドワイヤやカテーテルがとおらず治療が困難であった重度の石灰化病変においても，安全に治療を行うことができる可能性が広がった。

---

おもな関連機器は次のとおりである。

> ①心臓カテーテルモニタリングシステム(ポリグラフ，ラボ装置)
> ②刺激発生装置(スティミュレータ)
> ③高周波発生装置(アブレーションジェネレータ)
> ④3次元マッピングシステム
> ⑤ペースメーカプログラマ
> ⑥ペーシングシステムアナライザ

などがある。
　不整脈関連業務では，とくに多くの知識や技術，経験が求められる。そのためにも前もった知識の習得が必須である。

# 心臓以外のカテーテル業務

### | 末梢血管検査・治療業務 |

　末梢血管検査・治療業務には，おもに閉塞性動脈硬化症に対するEVT (endovascular treatment：末梢血管形成術)がある。末梢血管の検査や治療では直接心臓に関係はないが，アレルギーや痛みによる迷走神経反射からくる徐脈などが起こることがある。そのため，心臓同様，心拍や血圧の監視が必要である。また，IVUSも多く用いられることもあり，心臓同様画像による計測などを行うことがある。さらには，クロッサーを用いた閉塞部位貫通治療も行われている。この領域でも多くの医療機器が使用されるようになり，これらの機器の操作がおもな業務に加わってきている。

### | 脳血管関連業務 |

**①主たる治療**
・経皮的頸動脈ステント留置術
・経皮的選択的脳血栓・塞栓溶解術
・経皮的脳血栓回収術
・血管塞栓術
・経皮的脳血管形成術

**②経皮的頸動脈ステント留置術**
　脳血管関連業務機器の準備と操作，および得られる生体情報や装置設定条件などの記録。
　おもな関連機器とは以下のとおりである。

**使用機器**
・ポリグラフ，ラボ装置
・人工呼吸器または麻酔器
・IVUS
・体外式ペースメーカ

**③臨床工学技士が携わる業務**
・IVUSを使用した頸動脈計測
・ポリグラフ，ラボ装置のセッティング
・人工呼吸器および麻酔器の準備(回路交換を含む)

心・血管カテーテル業務

- ・徐脈患者に対して体外式ペースメーカを使用する。
- ・脳灌流システムの準備（加圧バックによるＡラインの作成および閉鎖式持続注入器の準備）

### ④経皮的選択的脳血栓・塞栓溶解術

**使用機器**
- ・ポリグラフ，ラボ装置
- ・人工呼吸器または麻酔器

### ⑤血栓吸引
- ・血栓吸引装置
- ・吸引システム装置における吸引圧管理（penumbra<sup>ペナンブラ</sup>システム）

\ POINT!! /

　脳血管関連業務でも心臓同様，急変や急患への対応を求められることがある。心臓に比べ比較的穏やかに検査・治療が行われる。特徴として全身麻酔が用いられることがある。そのため，人工呼吸器や麻酔器の知識の習得も必要になる。

## 保守管理

### | 日常点検 |

#### ■使用前点検

##### ①生体情報計測機器

　機器が圧力や電位を正しく計測していることを確認するとともに適宜校正を行う。

##### ②画像処理機器

　正確な画像が得られるかを確認する。ただし，放射線装置は診療放射線技師と連携して行うものとし，臨床工学技士はその点検，確認の協力などを行う。

##### ③治療機器

　コード，チューブなどが正しく接続され機器本体が正常に動作することを確認する。清潔野での動作確認が必要な場合には，医師，看護師などにも協力を求め，正常に動作することを確認する。ロータブレータ装置においては，高圧ガスが適正に接続され駆動圧が正しいことを確認する。

##### ④生命維持管理装置

　補助循環装置，人工呼吸器においては各装置業務指針を参照して点検を実施する。

#### ■使用中の確認

　カテーテル関連機器，生命維持管理装置の正常な動作が行われているかを確認する。**清潔野での動作確認が必要な場合には，医師，看護師などにも協力を求め，**正常に動作することを確認する。

#### ■使用後の点検

　装置の清潔を確保するとともに次回使用に備え，直ちに使用ができるように動作の確認と必要材料の確保を行う。

### | 定期点検 |

装置ごとに期間を決め，臨床工学技士のみで行うことが困難な機器に関して適宜メーカーなどの協力を得ながら実施する。

### | 定期点検計画書の作成 |

装置ごとに計画を作成し閲覧できるようにし，他職種と連携体制が構築されるようにする。

## その他

### | カンファレンスへの参加 |

関係する他職種とのカンファレンスへ参加し，意見交換による情報収集を行う。

### | 医療機器導入時における導入計画，機種選定などへの参画 |

生体情報計測機器，生命維持管理装置，カテーテル類などで，必要と認められる装置については積極的に関わることが推奨される。

### | 物品適正使用の徹底 |

感染対策の面からディスポーザブル製品の適正使用の徹底を図る。

### | 患者確認の徹底 |

患者の取り違えを防止するための方策を他職種とも協力して行う。また，タイムアウトを行うことが望ましい。

## 心・血管カテーテル業務でのおもなトラブルと対処方法

### ■トラブル事例

①放射線防護着に破損している部分がある。

### 【対処方法】

破損があると不完全な防御になるだけではなく，まったく防御されないことがある。定期的に診療放射線技師に点検を依頼しよう。

②急変時や急患の対応において，日頃使わない医療材料や医療機器が使われることがしばしばある。

### 【対処方法】

必要な医療材料が見つからなかったり，医療機器が正常に動作せず慌てることがある。日頃から医療材料の置き場所や機器の点検を怠らないようにしよう。

---

\ **POINT!!** /

●**医療機器貸出し，立会い遵守事項**

臨床工学技士として医療機器業公正取引協議会から発せられている以下の項目，
①医療機器業公正競争規約
②医療機器の貸出しについて
③立会いに関する基準について
これらを十分に理解したうえで倫理性をもって業務に当たる。

---

補足

●**タイムアウトとは**

検査・治療の準備が整った時点でオペレータ医師がこれから行う患者の氏名，検査や治療の内容，必要な医材，予定施行時間などを宣言する。タイムアウト中はすべてのスタッフが一度手を止めて，間違いがないか，これから行われる検査，治療の内容を再確認する。

---

心・血管カテーテル業務

③画像処理装置を使用する場合，正確な値が計測されず誤った値により診断が変わってしまうことがある。

**【対処方法】**

　日頃から正確な値がでるようなトレーニング，機器の校正をしっかりとり，正確な値が表示されるようにしよう。

④滅菌物を取り扱う場合，誤って素手で触ってしまったり，不潔部分に触れて滅菌状態が維持できなくなることがある。

**【対処方法】**

　万一滅菌物を不潔にしてしまった場合は正直に申し出よう。

⑤PCPS装置やIABP装置は毎日使用するものでなく，長期間使用しないことがある。

**【対処方法】**

　そのままにしておくと内蔵バッテリーが放電して移動などに支障がでることがある。常にAC電源に接続して充電しておこう。

## おわりに

　心・血管カテーテル業務では，今後ハイブリットカテーテル室の普及や新しい治療デバイスが多く登場することが想定される。ここでの業務も日々進化している。常に新しい技術に対応できるように日常から備え，臨床工学技士が多く活躍できることに期待したい。

● 文 献
1) 公益社団法人日本臨床工学技士会　心・血管カテーテル業務指針検討委員会 編: 心血管カテーテル業務指針.
2) 平山篤志, ほか　編: 心臓カテーテル室スタッフマニュアル, 中外医学社, 2013.
3) 斎藤　滋, ほか　編: やさしくわかる心臓カテーテル, 照林社, 2016.

## まとめのチェック

□□ ① 画像処理装置の使用目的と，どのような装置があるのか述べよ。

▶▶ ① 血管造影のみならず治療に必要な診断やその支援に用いられる。
- IVUS (intravascular ultrasonography, intravascular ultrasound：血管内超音波法)
- OCT (optical coherence tomography：光干渉断層法)
- OFDI (optical frequency domain imaging：光周波数領域画像技術)
- 冠血流予備量比(FFR：fractional flow reserve)
- 血管内視鏡　などがある。

□□ ② STEMIについて述べよ。

▶▶ ② ST上昇型心筋梗塞のことで重症度の高い状態のこと。

□□ ③ タイムアウトについて述べよ。

▶▶ ③ 検査・治療の準備が整った時点でオペレータ医師がこれから行う患者の氏名，検査や治療の内容，必要な医療材料，予定施行時間などを宣言する。タイムアウト中はすべてのスタッフが一度手を止めて，間違いがないか，これから行われる検査，治療の内容を再確認する。

□□ ④ カテーテルモニタリングシステム(ポリグラフ，ラボ装置など)を用いた生体情報にはどのようなものがあるか述べよ。

▶▶ ④
- 心電図
- 心内心電図
- 経皮的動脈血酸素飽和度
- 各心腔，血管内圧(観血的，非観血的，カテーテルを用いるものを含む)。
- 心拍出量(熱希釈法，色素希釈法，特定の機器やカテーテルを用いるなど，経時的に測定されるものを含む)
- 血管径
- 温度(膀胱温，肺動脈温)　など

心・血管カテーテル業務

# ペースメーカ・ICD業務指針

綿引哲夫

## はじめに

近年，技術の進歩は目覚ましく，大規模集積回路（LSI：large scale integration）や長寿命型の電池の開発，生体適合材料の進化，それをあつかう技術者の技術が向上で飛躍的に発展している。昭和62年6月2日法律第60号で交付された臨床工学技士法では，「診療の補助として生命維持管理装置の操作を行うことを業とする」と記載されており，「臨床工学技士業務指針」は，昭和63年4年1日の臨床工学技士法の施行を受けて，臨床工学技士制度の適正な運用を図る目的でCE（clinical engineering）合同専門委員会によって策定され，昭和63年9月14日付け厚生省健康政策局医事課長通知，医事第57号として通知された。

しかし，制度施行から20年以上が経過し，十分に制度が成熟した今日において臨床工学技士制度の安全かつ適切な業務実施を確保する観点から「臨床工学技士業務指針」が見直され，自主的な取組みとして臨床工学技士基本業務指針2010が臨床工学合同委員会によって策定された。臨床工学技士基本業務指針2010では「医療の発展や変容等に応じて，必要があれば適宜見直されるべきものである」と書かれている。

近年では，電気生理学的検査にはじまり，カテーテルアブレーションや周辺機器の操作，植込みデバイス手術時の臨床業務，患者の安全を確保するための生活指導，外来での定期的なフォローアップや遠隔監視システムの業務に至るまで多くの業務に臨床工学技士が従事していることから業務指針の改定が望まれている。このため見直し，追加事項を加えた「ペースメーカ・ICD[*1]業務指針」を旧業務指針からの変更事項を紹介し，近年の業務多様化で改定する予定となっている業務指針2010の将来展望について示す。

> **用語アラカルト**
> *1 ICD
> (implantable cardioverter defibrillator)
> ペースメーカ，植込み型除細動器のこと。

## 旧業務指針の背景から基本業務指針2010への変更

旧業務指針で示された臨床工学技士が行う業務内容は，体外式ペースメーカに関する事項であった。それを辿ると，臨床工学技士法が策定される以前，体外循環において，術後心機能が不安定でなかなか人工心肺から離脱できない低心拍症候群の治療に対して体外式ペースメーカを用いて心拍数をコントロールし，離脱できるようにすることがしばしばあり，その操作は人工心肺操作者が行っていた。

その経緯から，旧業務指針では，臨床工学技士の業務として体外式ペースメーカの保守管理，操作が定められたとされている。しかし，臨床工学技士法が施行され，臨床工学技士の業務範囲が広がるなかで新たな問題点が浮かび上がってきた。

植込み型ペースメーカは1932年，Albert Hyman（アルバート　ハイマン）が最初の人工ペースメーカを作成して臨床応用され，1958年にはAke Senning（エイク　セニング）が世界初の充電式植込み

型ペースメーカを用いて植込み手術に成功した。

初期のころは固定レート型であったが，1965年にはデマンド型，1980年にはデュアルチェンバ型が発売され，広く臨床に用いられるようになった。日本でも大学病院を中心に臨床応用が進み，臨床工学技士法が施行されるころには，大学病院以外の病院でも使用されるようになってきた。そこで新たな問題点として，その植込み型ペースメーカの設定変更や心内心電図を測定するために用いられるプログラマ操作を誰がするのかが浮上してきた。プログラマの操作には，工学的技術の知識と循環器系を含む医学系の知識が必要で，医師・看護師では工学系対応が難しいので，医師が責任を負うかたちで無資格のメーカー技術者に操作をさせていた。無資格者が患者に触れることは法律に抵触するので，多くの病医院では，その役割を新たに法制化した臨床工学技士に委ねる方向となった。それが植込み型ペースメーカに臨床工学技士が従事するようになった経緯である。

基本業務指針2010では，この経緯から体外式ペースメーカだけでなく，植込み型ペースメーカ，植込み型除細動器に対しても機器自体の管理業務だけではなく，臨床業務に至るまで幅広く業務を規定し，「医療機関等における医療機器の立会いに関する規準」（いわゆる立会い規制）施行後は，多くの施設で臨床工学技士が業務として取り入れ，臨床工学技士の主体業務となった。しかし，その一方で臨床工学技士は人材不足で，臨床工学技士が主体的に業務を行う施設はまだまだ少ない。

## ペースメーカ・植込み型除細動器業務指針

実際の業務指針の内容については，「臨床工学技士業務別業務指針」の「ペースメーカ・植込み型除細動器業務指針」を参考にして戴きたいので，ここでは旧業務指針から変更した内容を示す（▶表1，2）。また，新たなるデバイスとして植込み型除細動器が加えられたので追加項目を示す。

### 表1 ペースメーカ業務

| | A. 治療開始前 |
|---|---|
| | 1. ペースメーカ及びプログラマの保守点検とその記録 |
| | 2. 使用するペースメーカ及びプログラマの操作に必要な薬剤及び操作条件（監視点検を含む）の指示書等の確認 |
| | 3. 使用するペースメーカ及びプログラマの準備 |
| | 4. ペースメーカに必要な治療材料と薬剤の準備 |
| ○ | 5. ペースメーカ及びプログラマの始業点検 |
| | **B. 治療開始から終了まで** |
| ○ | 1. ペースメーカ接続用に身体に設置された電極への機器の接続又は電極からの除去，又はプログラミングヘッドの設置及び除去 |
| ○ | 2. 心内電位，刺激閾値等の測定と記録 |
| ◎ | 3. ペースメーカのペーシングパラメータ条件及びペーシングシステムデータ監視条件の設定及び変更 |
| | 4. 監視機器を用いた患者観察と記録 |
| ◎ | 5. 動脈留置カテーテルからの採血 |
| | 6. ペーシングパラメータ設定及びペーシングシステムデータ監視に関する記録と管理 |

（次ページに続く）

\ POINT!! /

**ペースメーカ・ICD業務指針**

・体外式ペースメーカの**始業点検**に医師の指示書は必要ない。
・臨床工学技士の業務として**心内電位，刺激閾値などの測定と記録は業務**である。
・**留置カテーテルからの採血**は臨床工学技士が行ってよい。

### C. 治療終了後

◎ 1. ペースメーカのペーシングパラメータ条件及びペーシングシステムデータ監視条件の確認及び変更
2. プログラマの終業点検
3. 日常生活における患者情報の収集とその記録と管理
4. 日常生活の電磁干渉に関わる注意点及び防御方法について，患者及び家族等への説明・指導

### D. 特記事項

1. ペースメーカ本体及び電極の身体への設置及び接続又は身体からの除去は医師が行う。
2. 医師の決めた生命維持管理装置及びプログラマ等の操作条件及び薬剤の投与量等に従い，臨床工学技士はこれらの条件等の設定及び変更を行う。こうした指示については操作前に医師から受ける書面等による指示の他，操作中の指示についても，できる限り具体的に受けなければならない。
3. 治療開始前に，生命維持管理装置の操作に必要な薬剤・治療材料及び使用する機器等の操作条件（監視条件を含む）の指示を医師から受けている場合であっても，業務を遂行するに当たり機器等の操作に関して疑義のある点については治療に先立ち，改めて医師の最終確認を受けなければならない。
4. 留置カテーテル採血は医師の具体的な指示を受けなければならない。（動脈ライン等を含む）
5. 外来管理ではペースメーカ本体の作動状況，設定及びリード状態の確認を行う。また，必要なデータ測定及び患者情報を収集し管理を行い，医師へ報告しなければならない。
6. 患者への説明は，必要に応じて医師をはじめ他の関係職種と連携し行う。
7. 電気メスを使用する外科手術や放射線治療，検査等電磁干渉の恐れがある場合でのペースメーカの正常動作を確保するための技術協力を行う。

○印：引き続く一連の業務の各段階で医師の指示で行える業務
◎印：医師の具体的指示を受けて行わなければならない法令上の特定の行為

### POINT!!

**ペースメーカ・ICD業務指針**
・電気メス・X線CTは植込み型心臓ペースメーカの動作に影響する可能性がある。

**表2** 植込み型除細動器（両室ペーシング機能付き植込み除細動器：CRT-D を含む）

### A. 治療開始前

1. 植込み型除細動器及びプログラマの保守点検とその記録。
2. 使用する植込み型除細動器及びプログラマ及び必要な薬剤及び操作条件（監視点検を含む）の指示書等の確認。
3. 使用する植込み型除細動器及びプログラマの準備。
4. 植込み型除細動器に必要な治療材料と薬剤の準備。
○ 5. 植込み型除細動器及びプログラマの始業点検。

### B. 治療開始から終了まで

○ 1. 植込み型除細動器接続用に身体に設置された電極への機器の接続又は電極からの除去，あるいはプログラミングヘッドの設置及び除去。
○ 2. 心内電位，刺激と除細動の閾値等の測定と記録。
◎ 3. 植込み型除細動器のペーシングパラメータ条件及びペーシングシステムデータ監視条件の設定及び変更。
4. 患者監視機器を用いた患者観察と記録。
◎ 5. 動脈留置カテーテルからの採血。
6. ペーシングパラメータ設定及びペーシングシステムデータ監視に関する記録と管理。

### C. 治療終了後

◎ 1. 植込み型除細動器のペーシングパラメータ条件及びペーシングシステムデータ監視条件の確認及び変更。
2. 植込み型除細動器のプログラマの終業点検。
3. 日常生活における患者情報の収集とその記録と管理。
4. 日常生活の電磁干渉に関わる注意点及び防御方法について患者及び家族等への説明・指導。

（次ページに続く）

### D. 特記事項

1. 植込み型除細動器本体及び電極の身体への設置及び接続と身体からの除去は医師が行う。
2. 医師の決めた生命維持管理装置及びプログラマ等の操作条件及び薬剤の投与量等に従い，臨床工学技士はこれらの条件等の設定及び変更を行う。こうした指示については操作前に医師から受ける書面等による指示の他，操作中の指示についても，できる限り具体的に受けなければならない。
3. 治療開始前に，植込み型除細動器の操作に必要な薬剤・治療材料及び使用する機器等の操作条件（監視条件を含む）の指示を医師から受けている場合であっても，業務を遂行するに当たり機器等の操作に関して疑義のある点については治療に先立ち，改めて医師の最終確認を受けなければならない。
4. 留置カテーテル採血は医師の具体的な指示を受けなければならない。（動脈ライン等を含む）
5. 外来管理では植込み型除細動器本体の作動状況，設定及びリード状態の確認を行う。また，必要なデータ測定及び患者情報を収集し管理を行い，医師へ報告しなければならない。
6. 患者への説明は，必要に応じて医師をはじめ他の関係職種と連携し行う。
7. 電気メスを使用する外科手術や放射線治療，検査等電磁干渉の恐れがある場合，植込み型除細動器の正常動作を確保するための技術協力を行う。
8. 情報技術（IT）を活用した遠隔操作機器を用いての作動状況の確認等の情報収集は医師と緊密な連携の下に行う。

○印：引き続く一連の業務の各段階で医師の指示で行える業務
◎印：医師の具体的指示を受けて行わなければならない法令上の特定の行為

以上が旧業務指針より変更された内容で，より多くの業務をこなす必要が生じている。また，この基本業務指針2010ではその新たな役割をある程度は明記したが，日進月歩で進化する医療には追いつかないので，新技術導入のつど業務指針の改定が必要と思われる。

## おわりに

不整脈領域での臨床工学技士業務は，ペースメーカ・植込み型除細動器だけではない。近年では，虚血性心疾患に対する治療，カテーテルアブレーション，電気生理学的検査などにおいても業務を行っている。また，外来ではIT技術を駆使した遠隔モニタリングも多くの病院で導入されている。そこで，現在，日本臨床工学技士会の不整脈関連業務検討委員会では，「ペースメーカ・植込み型除細動器業務指針」を「不整脈治療領域業務指針」に名称を変更して，その内容を不整脈全般にわたる業務指針に特化して，不整脈治療領域で業務を行える体制を整えるために改定する予定である。また，この領域では，まだまだ立ち合い規制に抵触する行為があるので，臨床工学技士としてこの領域の資質の向上をめざし不整脈治療関連指定講習会を毎年開催して，そのうえで不整脈治療検定試験を行う。この検定試験に合格して不整脈治療専門臨床工学技士認定を受けることを望む。

### ● 文 献

1) 臨床工学合同委員会：臨床工学技士業務指針集，日本臨床工学技士会，2010年10月．

---

**POINT!!**

**ペースメーカ・ICD業務指針**

・電気メス・X線CTは植込み型心臓ペースメーカの動作に影響する可能性がある。

## まとめのチェック

□□ 1 「旧業務指針」と「業務指針2010」ではペースメーカに関してなにが変わったか述べよ。

▶▶ 1 旧業務指針では，臨床工学技士があつかうのは体外式ペースメーカに限られていたが，業務指針2010では，植込み型ペースメーカのプログラマ操作や植込み型除細動器まであつかうようになり，業務の範囲が拡大した。

□□ 2 EMI（電磁妨害）とはなにか述べよ。

▶▶ 2 EMI（electro magnetic interference：電磁妨害）とは，電子機器が発する通信用の電波や高周波の電磁波ノイズが周囲の電子機器や人体に影響を与えることである。植込みデバイスではこのEMIにより誤作動を起こし，作動不良となったり，データがリセットされたりすることがある。

□□ 3 採血行為に関して述べよ。

▶▶ 3 業務指針2010からは，留置カテーテル（動脈血ラインを含む）からの採血に関しては，医師の具体的な指示を受ければ行ってよいが，直接，人体に針を刺して採血を行ってならない。

# (03) 集中治療基本業務指針

木村政義

## 業務指針とは

　臨床工学技士の業務指針とは，臨床工学技士が行うべき業務内容や業務を行う際の留意事項などを示したものである。臨床工学技士がその業務を適正に，かつ，医師その他の医療関係職種と連携して円滑に行うことができることを目的として，臨床工学技士の初めての国家試験が行われた昭和63年に「臨床工学技士業務指針」が厚生省健康政策局医事課長より発出された。

　そして20年以上経過し，医療技術の進歩による医療機器の多様化・高度化が一層進み，臨床工学技士の専門性を活かした業務が円滑に実施できるよう業務指針の改定が求められるようになった。臨床工学技士制度が十分に成熟した現状においては，職能団体や関係学会の自主的な取組みによって，医療技術の高度化などに対応しながら適切な業務実施が確保されるべきという考え方により，業務指針の改定が公益社団法人日本臨床工学技士会および関連学会団体などから構成する臨床工学合同委員会において行われた。これが「臨床工学技士基本業務指針2010」である。

　なお，業務指針は，医療の発展や変容などに応じて，必要があれば適宜見直されるべきものとされている。

## 集中治療領域での基本業務指針

　集中治療領域での基本業務指針は▶表1のとおりである。集中治療室では，血液浄化装置・人工呼吸器・補助循環装置などさまざまな**生命維持管理装置**[*1]が使用される。これらの生命維持管理装置に共通した項目の記載となるため，業務の詳細は基本業務指針の「呼吸治療業務」や「血液浄化業務」などの関連業務に関して，または業務別業務指針を参照する必要がある。

### 用語アラカルト
**＊1　生命維持管理装置**
人の呼吸，循環または代謝の機能の一部を代替し，または補助することが目的とされている装置をいう。

### 補足
**●各集中治療室の名称**
・NICU（neonatal intensive care unit）：新生児特定集中治療室
・CCU（coronary care unit）：冠疾患集中治療室
・HCU（high care unit）：高度治療室／準集中治療室
・SCU（stroke care unit）：脳卒中治療室
・PICU（pediatric intensive care unit）：小児集中治療室

**表1**　集中治療領域での基本業務指針（臨床工学技士基本業務指針2010より）

| | |
|---|---|
| | **A. 治療開始前** |
| | 1. 使用する生命維持管理装置の保守点検及びその記録 |
| | 2. 使用する生命維持管理装置（回路等を含む）等及び操作に必要な薬剤及び操作条件（監視条件を含む）の指示書等の確認 |
| | 3. 使用する生命維持管理装置（回路等を含む）の準備 |
| | 4. 使用する生命維持管理装置の組立及び回路の洗浄・充填 |
| | 5. 使用する生命維持管理装置の操作に必要な薬剤・治療材料の準備 |
| ○ | 6. 使用する生命維持管理装置の始業点検 |
| | **B. 治療開始から終了まで** |
| ◎ | 1. 生命維持管理装置の操作条件及び監視条件の設定及び変更 |
| | 2. 生命維持管理装置の機能維持及び治療効果の評価 |
| ◎ | 3. 留置カテーテルからの採血 |
| | **C. 治療終了後** |
| | 1. 生命維持管理装置の消毒及び洗浄等 |

（次ページへ続く）

## 補足

### ●集中治療領域で使用される生命維持管理装置

- 人工呼吸器
- NOガス治療機器
- 血液浄化装置
- 補助循環装置(IABP, ECMO, VA-ECMO/VV-ECMO, VASなど)
- 保育器
- 除細動器
- 体外式ペースメーカ
- 人工膵臓装置
- 低体温装置
- 自動心臓マッサージ装置

---

### D. 特記事項

1. 医師の決めた生命維持管理装置の操作条件及び薬剤の投与量等に従い,臨床工学技士はこれらの条件等の設定及び変更を行う。こうした指示については操作前に医師から受ける書面等による指示の他,操作中の指示についても,できる限り具体的に受けなければならない。
2. 治療開始前に,生命維持管理装置の操作に必要な薬剤・治療材料及び使用する機器等の操作条件(監視条件を含む)の指示を医師から受けている場合であっても,業務を遂行するに当たり機器等の操作に関して疑義のある点については治療に先立ち,改めて医師の最終確認を受けなければならない。
3. 身体に直接針を穿刺して行う血管からの採血及び血管内への輸血等を,臨床工学技士は行ってはならない。
4. 留置カテーテル採血は医師の具体的な指示を受けなければならない。(動脈ライン等を含む)
5. 集中治療領域で対象となる機器は,人工呼吸器,酸素療法機器,NO ガス治療機器,血液浄化装置,補助循環装置(IABP, ECMO, VA-ECMO/VV-ECMO, VAS 等),保育器,除細動器,各種監視装置等の業務で必要性に応じて使用する生命維持管理装置等である。
6. NICU, CCU, HCU, SCU, PICU,救命救急室での業務は集中治療領域での業務に準ずる。

○印：引き続く一連の業務の各段階で医師の指示で行える業務
◎印：医師の具体的指示を受けて行わなければならない法令上の特定の行為

---

## 循環器治療に関する業務指針

集中治療室で使用されるIABP・ECMO・VA-ECMO/VV-ECMO・VASなどの補助循環装置は,人工心肺の業務指針に準じている。よって,人工心肺業務指針の人工心肺装置をVA-ECMO/VV-ECMO装置などに読み替えるとよい。
▶表2に人工心肺業務指針を集中治療における補助循環に置き換えて表記する。

**表2 人工心肺基本業務指針の補助循環への置き換え**

| | | |
|---|---|---|
| | **A. 治療開始前** | |
| | 1. | 補助循環装置として使用する機器・回路等の保守点検及びその記録 |
| | 2. | 補助循環装置として使用する機器・回路(充填液を含む)及び操作に必要な薬剤及び操作条件(監視条件を含む)の指示書等の確認 |
| | 3. | 補助循環装置として使用する機器・回路(充填液を含む)等の準備 |
| | 4. | 補助循環装置の組立及び回路の洗浄・充填 |
| | 5. | 補助循環装置の操作に必要な薬剤・治療材料の準備 |
| ○ | 6. | 補助循環装置の始業点検 |
| | **B. 治療開始から終了まで** | |
| ○ | 1. | 補助循環装置の先端部(接続用部分)のあらかじめ術野に固定されたカニューレの末端への接続又はカニューレの末端からの除去 |
| ◎ | 2. | 補助循環装置の運転条件(血液流量,吹送ガス等)及び監視条件の設定及び変更 |
| ◎ | 3. | 血液,補液及び薬剤の投与量の設定及び変更 |
| | 4. | 補助循環装置の操作に必要な監視機器の監視(血液温,体温,心電図,心腔・脈管内圧,心拍出量,血行動態等) |
| ◎ | 5. | 補助循環装置の操作に必要な補助循環装置からの採血 |
| ◎ | 6. | 留置カテーテルからの採血 |
| | 7. | 補助循環装置の操作並びに患者及び監視に関する記録 |
| | **C. 治療終了後** | |
| | 1. | 補助循環装置の消毒及び洗浄等 |

(次ページへ続く)

### D. 特記事項

1. 身体（術野）側のカニューレはすべて医師により身体に接続・固定される。
2. 医師の決めた補助循環装置の操作条件及び薬剤の投与量等に従い，臨床工学技士はこれらの条件等の設定及び変更を行う。こうした指示については操作前に医師から受ける書面等による指示の他，操作中の指示についても，できる限り具体的に受けなければならない。
3. 治療開始前に，補助循環装置の操作に必要な薬剤・治療材料及び使用する機器等の操作条件（監視条件を含む）の指示を医師から受けている場合であっても，業務を遂行するに当たり機器等の操作に関して疑義のある点については治療に先立ち，改めて医師の最終確認を受けなければならない。
4. 回診に際しては，医師又はその他の医療関係職種が必要とする情報の提供を十分行う。
5. 身体に直接針を穿刺して行う血管からの採血及び血管内への輸血等を，臨床工学技士は行ってはならない。
6. 留置カテーテル採血は医師の具体的な指示を受けなければならない。（動脈ライン等を含む）

○印：引き続く一連の業務の各段階で医師の指示で行える業務
◎印：医師の具体的指示を受けて行わなければならない法令上の特定の行為

## IABP業務の留意事項

　IABP導入時は患者の体格に合ったバルーンの選択が必要である。どのバルーンを選択するのかは医師の指示を受けなければならない。バルーンの挿入は医師が実施する。挿入時の清潔介助は臨床工学技士が行うことがある。バルーンとIABP装置の接続，各種モニタとIABP装置の接続は臨床工学技士が行う。医師の具体的指示に基づきIABPの条件設定を行い作動させる。IABP作動に必要な動脈圧測定ラインの作成や接続なども臨床工学技士の業務となる。治療中はバルーンの動作タイミングを適正に調整し，患者の観察と記録を行う。

## VA-ECMO/VV-ECMO業務の留意事項

　VA-ECMO/VV-ECMO導入において，患者の体格や症例に合ったカニューレの選択が必要である。どのカニューレを選択するのかは医師の指示を受けなければならない。カニューレの挿入は医師が実施する。挿入時の清潔介助は臨床工学技士が行うことがある。カニューレとVA-ECMO/VV-ECMO回路が接続されたら，回路内に空気の混入がないことを確認し，医師の指示にてVA-ECMO/VV-ECMOを開始する。医師の具体的指示を基にポンプ回転数・酸素濃度・酸素流量を設定する。臨床工学技士は回路内から採血を行い，ACT・血液ガスを測定する。その結果をもって医師の指示にて抗凝固薬の設定を含め設定変更を行う。治療中は患者の観察と記録を行う。

## 医師の指示に疑義がある場合

　医師の指示による方法では危険性が考えられる場合，指示内容に間違えがないかを医師に確認するのは臨床工学技士の職務である。また，医師の指示する方法よりも患者に適した方法が考えられる場合，医師に対して提案を行い，よりよい方法を医師と一緒に検討していく必要がある。臨床工学技士は多職種によるカンファレンスに参加し，患者情報を積極的に収集し，チーム医療の一員として治療方針の検討に参画する。

---

**補足**

●**IABP治療中の患者観察（業務別業務指針より）**

① 溶血の有無やヘモグロビンの低下，尿量の確認を行う。
② 胸部X線写真からカテーテルの位置を確認する。
③ バルーン内圧波形と血圧波形を確認し，適正なタイミングに調整する。
④ 下肢の色や阻血の有無を確認する。

●**IABP治療中の記録（業務別業務指針より）**

① 心拍数，血圧などのバイタルサイン
② トリガー信号とトリガーモード
③ アシスト比
④ ヘリウム残圧
⑤ バルーン内圧波形と血圧波形（できればバルーン先端圧）
⑥ 胸部X線写真

---

集中治療基本業務指針

> **補 足**
>
> ●VA-ECMO/VV-
> ECMO治療中の記録
> （業務別業務指針より）
> ①バイタルサイン（心拍
> 　数,血圧, SpO$_2$, etCO$_2$,
> 　CO, rSO$_2$など）
> ②灌流条件（血液流量,
> 　吹送ガス流量，FIO$_2$）
> ③血液ガスデータ
> ④ACT測定値
> ⑤熱交換器設定温度
> ⑥下肢の阻血

> **補 足**
>
> ●VA-ECMO/VV-ECMO治療中の患者観察（業務別業務指針より）
> ①遠心ポンプを使用した場合，脱血カニューレから遠心ポンプまでは血液回路内に高
> 　い陰圧がかかっているため，採血時などはエアーの流入に十分注意する。
> ②遠心ポンプまたはローラーポンプの出口から送血カニューレまでは，血液回路内に
> 　高い陽圧がかかっているため，血液の流出に注意する。
> ③灌流中は，血液ガスのデータに注意するとともに，人工肺ガス交換能の低下や
> 　ACTの変化に注意する。
> ④血液ガスデータは右手の動脈と人工肺の出口にて確認する。必要に応じて脱血の血
> 　液ガス分析を行い，ガス交換能を確認する。
> ⑤パルスオキシメータは右手に装着する。
> ⑥半減期の短い抗凝固薬（ナファモスタットメシル酸塩など）を回路内に持続投与する
> 　ときは，脱血側の側枝より行う。
> ⑦人工肺の酸素フラッシュを定期的に行い，ガス交換能の維持と血漿リークを予防する。
> ⑧胸部X線写真によりカニューレの位置を確認する。

> **補 足**
>
> ●V-A ECMO/V-V ECMO治療中の安全上留意点[1]
> ①電源が供給されているか確認すること
> ②アラーム設定の確認をすること
> ③手動装置を治療室に常備すること
> ④回路・装置および患者の状態を常に観察すること
> ⑤定期的に酸素加能・凝固能の確認をすること
> ⑥刺入部からの出血や下肢虚血など合併症の確認を行うこと
> ⑦補助循環回路からの補液や血液浄化回路の接続は避けることが望ましい

> ● 文 献
> 1）一般社団法人日本体外循環技術医学会：補助循環の安全管理基準, 2016.
> 　（http://jasect.umin.ac.jp/safety/pdf/hojyojyunkan-safety.pdf）
> 2）公益社団法人 日本臨床工学技士会：ようこそ集中治療室へ～臨床工学技士・集中治療業務の魅力～,
> 　2016.（http://www.ja-ces.or.jp/ce/wp-content/uploads/2016/12/d07bfcf96bbfc03d15c79a4b6a9c279e.pdf）
> 3）公益社団法人 日本臨床工学技士会：集中治療室における臨床工学技士業務に関する提言, 2015.
> 　（http://www.ja-ces.or.jp/ce/wp-content/uploads/2015/03/c14605eb875ba5d0a064e48e6fd568c8.pdf）
> 4）一般社団法人 日本集中治療医学会：集中治療に携わる臨床工学技士の倫理綱領, 2016.（http://
> 　www.jsicm.org/pdf/ce_koryo2016.pdf）

## まとめのチェック

☐☐ **1** 業務指針とはなにか述べよ。

▶▶ **1**
- 臨床工学技士が行うべき業務内容や業務を行う際の留意事項などを示したもの。
- 業務指針は時代とともに医療の発展に合わせて随時改定されていく予定である。

☐☐ **2** VA-ECMO/VV-ECMOを実施する場合，医師の具体的指示が必要な業務を述べよ。

▶▶ **2**
- 補助循環装置の運転条件（血液流量，吹送ガス等）及び監視条件の設定及び変更
- 血液，補液及び薬剤の投与量の設定及び変更
- VA-ECMO/VV-ECMO装置の操作に必要なVA-ECMO/VV-ECMO装置からの採血
- 留置カテーテルからの採血

# chapter 3

循環器治療の対象となる疾患の
解剖・生理と処置で使用される
医療機器の構造・役割

# 01 心臓カテーテル検査と治療

田代英樹・蓑田英明・坂倉建一・小久保 領・鈴木頼快・山口敏和・小林俊博・村澤孝秀・小寺 聡・横田 順・
清末有宏・加藤 敦・尾越 登・杉村宗典・田村俊寛・前田孝一・市堀泰裕・宇留野達彦・坂田憲治・祝迫周平

田代英樹・蓑田英明

## 狭心症と心筋梗塞

### | 狭心症（AP：angina pectoris）|

#### ■正常冠（状）動脈

　大動脈から冠動脈に**おもに拡張期**に血流が流れ，大きな血管より徐々に枝分かれをしながら末梢の血管に血液が流れていく。その後，抵抗血管である細動脈をとおり，毛細血管で心筋に酸素を供給する。

#### ■概念

　心筋に血液（酸素）を供給している**冠動脈のさまざまな異常（狭窄）**により，心筋への**酸素供給が不足**するために胸痛や胸部圧迫感などが発生する疾患である。病状の安定性や発生機序や頻度，発生誘因などにより分類される（▶表1）。

#### 表1 狭心症分類

| 病状の安定性 | 発生誘因 | 発生機序 |
|---|---|---|
| 安定狭心症 | 労作性狭心症 | 器質性狭心症 |
| 不安定狭心症 | 安静時狭心症 | 冠攣縮（かんれんしゅく）性狭心症 |
|  |  | 微小血管性狭心症 |

#### ■症状

　胸部の不快感や圧迫感が認められる。しかし，人により上腕の痛みや痺（しび）れ，歯の痛み，頭痛，心窩部痛（しんかぶつう）などの症状として現れる場合もある。発作の持続時間は**比較的短く，数十秒〜数分間程度**である。

> **↓One Point Advice**
>
> 不安定狭心症は心筋梗塞に移行する頻度が高い!!

### 補足

**①安定狭心症**
　発作の発生の頻度や状況が一定しており，労作性狭心症の多くがこれに属する。

**②不安定狭心症**
　発作の発生の頻度や状況が一定しておらず，軽い運動や安静時などに発作が発生したり，発作の持続時間が長くなったりする。

**③労作性狭心症**
　典型的には運動（労作）時に発症し，安静にすると回復する。

**④安静時狭心症**
　安静時に突然発作が起きる。冠動脈の器質的狭窄の悪化により起こる場合と，冠攣縮により起こる場合が存在する。

**⑤器質性狭心症**
　冠動脈が動脈硬化などの原因により狭窄をきたし，虚血が発生するために起こる。

**⑥冠攣縮性狭心症**
　冠動脈が強い痙攣を起こして収縮し，一時的に狭窄をきたして虚血が発生するために起こる。

**⑦微小血管性狭心症**
　冠微小循環異常に基づく心筋虚血。

> **補足**
>
> ●**虚血性心疾患**
> （IHD：ischemic heart disease）
> ・**狭心症**：一過性の血流不足による心筋虚血で可逆的な状態。
> ・**心筋梗塞**：心筋虚血が持続するため心筋が壊死した（不可逆的）状態。
>
> ●**冠動脈危険因子**
> 加齢，糖尿病，高血圧，脂質異常症，喫煙，家族歴，肥満，ストレスなどが動脈硬化を進行させる因子として知られており，該当する危険因子が多いほど冠動脈疾患を発症する危険度が高くなる。
>
> **用語アラカルト**
> \*1 **負荷心電図**
> マスター2段階試験やトレッドミル，自転車エルゴメーターなどによる負荷試験があり，プロトコールに従って負荷量を漸増していく負荷方法で心電図を記録する。心電図，血圧，症状をモニタしながら行う。
> \*2 **ホルター心電図**
> 体に携帯型の心電計を装着して長時間にわたり心電図を記録する方法。冠攣縮性狭心症などの発作時の心電図を記録し診断する。
> \*3 **負荷心エコー**
> 運動負荷やドブタミンなどの薬物負荷により虚血を誘発し，それを心エコーで観察する方法。壁運動異常を観察することで虚血を診断する。
> \*4 **負荷心筋シンチグラフィ**
> 放射性医薬品 $^{201}$Tl（塩化タリウム）や $^{99m}$Tc（テトロホスミンテクネチウム）など心筋に取り込まれる放射性物質を少量，運動負荷や薬剤負荷を実施した後に注射し撮像する方法。虚血部位での放射性物質の取り込みの低下と負荷による正常心筋血流の増加をみることで虚血部位の診断を行う。

## ■原因

冠動脈の動脈硬化による器質性狭心症や血管の攣縮による冠攣縮性狭心症，微小血管の異常による微小血管性狭心症などにより酸素供給が減少し，心筋虚血が発生するために起こる（▶図1）。

**図1 狭心症発症様式**

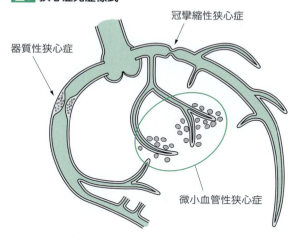

冠攣縮性狭心症
器質性狭心症
微小血管性狭心症

## ■検査・診断

**負荷心電図**\*1，**ホルター心電図**\*2などで心電図変化を観察し，**負荷心エコー**\*3や**負荷心筋シンチグラフィ**\*4（▶図2）で虚血部位を画像診断する方法がある。

- 心電図検査（ECG）
- 心エコー検査
- 心筋シンチグラフィ
- コンピュータ断層撮影検査（CT）
- 磁気共鳴血管造影検査（MRI・MRA）
- 冠動脈血管造影検査（CAG）
- 血管内超音波検査（IVUS）

**図2 負荷心筋シンチグラフィ**

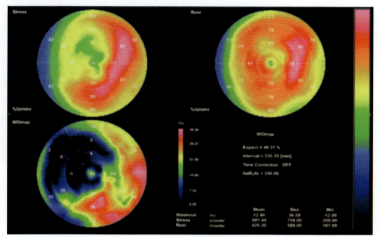

前壁に広範囲に虚血が認められた患者の負荷心筋シンチグラフィ。左上は負荷直後，右上は安静時，左下は洗い出しをみている。著明な洗い出しの低下が認められ，虚血と診断できた。

また，**冠動脈CT**[*5]（▶図3）や**冠動脈血管造影検査**[*6]（▶図4），血管内超音波検査などで冠動脈の狭窄の部位を明らかにする。

### 図3 冠動脈CT

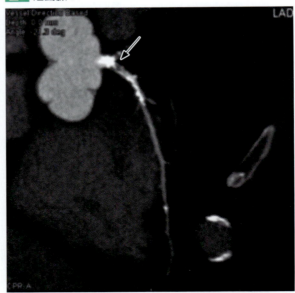

左前下行枝の起始部に高度狭窄のある患者の冠動脈CT（▶図4と同患者）。

### 図4 冠動脈血管造影検査

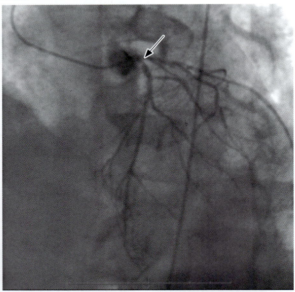

左前下行枝の起始部に高度狭窄（→）がある患者の冠動脈造影（▶図3と同患者）。

---

**用語アラカルト**

*5 冠動脈CT
マルチスライスCTにより心臓を撮像し，コンピュータにて冠動脈を再構築することで冠動脈病変を診断する方法。

*6 冠動脈血管造影検査（CAG）
大腿動脈，上腕動脈，橈骨動脈などからカテーテルを使用して造影剤を注入して冠動脈を撮像する方法。冠動脈の狭窄の程度を観察することにより診察する。近年は冠血流予備量比（FFR）（▶図5）を測定し，虚血の定量評価をするようになった。

**POINT!!**
・狭心症は発作時に狭窄部位の心電図に**STの（水平）低下**を認める。
・血液検査では異常所見を認めない。

冠動脈内に狭窄病変があるとき，狭窄病変によってどのくらい血流が阻害されているかを推測する指標が冠血流予備量比（FFR：fractional flow reserve）である（▶図5）。

### 図5 冠血流予備量比（FFR）

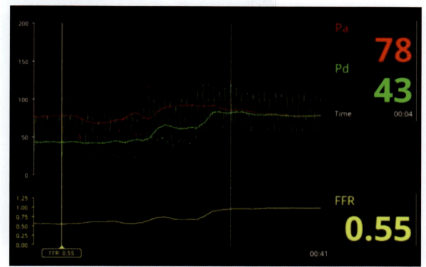

赤線が大動脈の血圧，緑線が冠動脈の狭窄部の遠位部の血圧。冠動脈の末梢と大動脈の血圧比が0.55と虚血を起こしうる狭窄と考えられた。

## ■治療
### ●内科的治療
#### ①薬物治療
- 発作時：ニトログリセリン[*7]の投与
- 予防的：血管痙攣の予防のカルシウム拮抗薬[*8]，血管を広げる硝酸薬[*9]，脈拍を遅くして発作を予防するβ遮断薬[*10]などの抗狭心薬がある。また，動脈硬化の進展を予防するためスタチン[*11]を用いる。

#### ②経皮的冠動脈形成術（PTCA：percutaneous transluminal coronary angioplasty）
狭心症に対してわが国では冠動脈形成術が非常に多く行われている。侵襲性を極力小さくして患者の負担を軽減する手技である。

### ●外科的治療
3枝病変や2枝病変で糖尿病合併症例などは冠動脈形成術ではなく，冠動脈バイパス術（CABG）を選択するケースが多い（▶図6）。

### 表2 内科的・外科的治療法

| 内科的治療 | 外科的治療 |
|---|---|
| 薬物治療 | 冠動脈バイパス術（CABG） |
| 経皮的冠動脈形成術（PTCA） | |

---

### 用語アラカルト

**\*7 ニトログリセリン**
強力な血管拡張作用のある亜硝酸剤で，飲み込むと肝臓で分解されて効果がなくなってしまうため，錠剤やスプレーで舌の粘膜から吸収させる。

**\*8 カルシウム拮抗薬**
冠攣縮を抑制するための薬剤。冠攣縮性狭心症では第一選択薬である。

**\*9 硝酸薬**
静脈の拡張作用による前負荷の軽減などにより酸素消費量を低減させ，冠動脈への拡張作用ももつ薬剤。

**\*10 β遮断薬**
心筋β受容体遮断作用によって心拍数や心筋収縮力および心室壁張力を抑制し，心筋酸素消費量を抑制して狭心発作を起こしにくくする薬剤。

**\*11 スタチン**
コレステロールを低下させることにより動脈硬化の進展を予防する。

### 補足

**●経皮的冠動脈インターベンション（PCI：percutaneous coronary intervention）治療**
冠動脈をバルーンで拡張し，筒状の網目構造をもつステントを留置して血管を拡張させ，血流低下の原因である狭窄を解除する治療方法。

**●冠動脈バイパス術（CABG：coronary artery bypass grafting）**
内胸動脈や大伏在静脈などを使用して冠動脈にバイパスを作成する。従来，人工心肺下に手術していたが，最近，わが国では人工心肺を使用せずに心拍動下に行うケース（OPCAB：off-pump coronary artery bypass grafting）も多くみられる。

\ POINT!! /
・狭心症は一時的な狭窄による心筋の虚血。
・治療方法を理解しておこう。

### 図6 CABG術後のCT

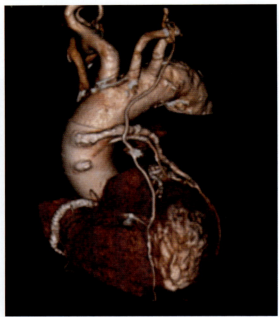

左内胸動脈を左前下行枝に，大伏在静脈を左回旋枝と対角枝にバイパスした患者の冠動脈CT。右冠動脈にはステント治療を行っている。

## 急性心筋梗塞（AMI：acute myocardial infarction）

### ■概念
　冠動脈の閉塞に伴い血流の途絶を招き，心筋の壊死が起こり，心臓の壁の収縮ができなくなる状態である（▶図7）。重症の場合は合併症に心不全，不整脈を生じ死に至ることもある。

### 図7 正常な壁運動と心筋梗塞の壁運動の心エコー

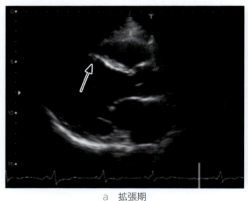
a　拡張期

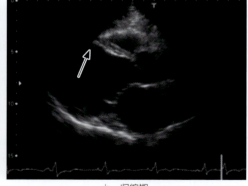
b　収縮期

心筋梗塞で前壁（→）が菲薄化しており壁運動が認められなくなっている。対側の後壁は動いている。

### 補足
●プラークの破裂
　冠動脈のプラークが破裂によって血栓の形成が惹起されて冠動脈の血流が途絶された状態。

### ■症状
　前胸部痛（胸部不快感，絞扼感など），呼吸困難，意識障害などがある。
　安静でも20分以上持続する胸痛はその可能性が高い。突然死を招くこともある。

| 用語 アラカルト |
|---|

*12 冠動脈石灰化結節（CN）

びらん，またはプラークの破裂などから形成された血栓にカルシウムが沈着して発生する。

## ■原因

冠動脈の動脈硬化により形成されたプラークが破裂し（▶図8，9），内容物が放出された時点で血栓が形成され発生することが多い。ほかに血管内膜のびらんや冠動脈石灰化結節（CN：calcified nodule）*12（▶図10）などで起こる。まれに塞栓や血管の奇形などで起こる場合もある。

### 図8 プラーク破裂の模式図

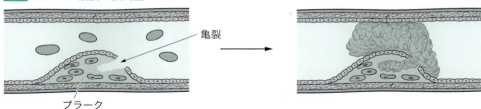

プラークに亀裂が入り，その部分に血栓が付着してそれが増大し，血管が閉塞する。

### 図9 プラーク破裂後の血管のOCT

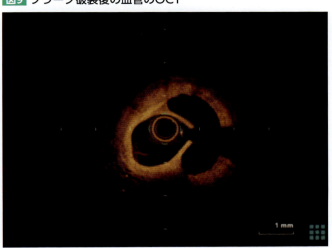

プラーク破裂後に内容物がなくなった血管。右側の空間が破裂したプラーク。

### 図10 冠動脈石灰化結節のOCT

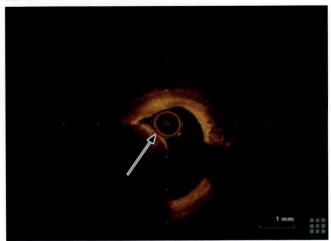

→：CN（冠動脈石灰化結節）

### One Point Advice

冠動脈石灰化結節（CN）が心筋梗塞の原因の1つとして考えられるようになってきた。頻度は低いが，高齢者の心筋梗塞に比較的多いとされている。

### One Point Advice

最近の研究では，血管内膜のびらんにおいても心筋梗塞が発生することが確認されている。非ST上昇型心筋梗塞や若い患者に多いと考えられている。

＼ POINT!! ／

・心筋梗塞は心筋の壊死。
・症状は激烈で致命的な合併症を伴う。
・高齢者，心筋梗塞の既往症，糖尿病の合併や心臓手術後では，無痛の場合もある。

心臓カテーテル検査と治療

## 補足

### ●心電図検査
急性期には心電図の**ST の変化**より診断する。
- ST の上昇（1 mm 以上）が認められる心筋梗塞：**ST 上昇型心筋梗塞（STEMI）**
- それ以外のものを**非 ST 上昇型心筋梗塞（NSTEMI）**

心電図では診断が困難なケースもよく認められる。急性期を過ぎると**冠性 T 波**が認められ，その後，**異常 Q 波**が発生する（▶図 11）。

### ●血液検査
心筋の壊死の過程で，生化学マーカーの一過性上昇を認める。壊死に至る過程で細胞質可溶性分画マーカー（**クレアチニンキナーゼ：CK，クレアチニンキナーゼ MB：CK-MB，ミオグロビン，心臓由来脂肪酸結合タンパク：H-FABP**）が湧出する。さらに筋原線維が分解され，**心筋トロポニン T，心筋トロポニン I**，ミオシン軽鎖が血中に遊出する（▶図 12）。その後，**AST** や **LDH** などの酵素も**上昇**が認められる。

### ●心エコー検査
心筋梗塞の部位に一致して**壁運動異常**が発生する。

> \ POINT!! /
> 心筋梗塞の心電図所見では **T 波増高 → ST 上昇 → 異常 Q 波 → 陰性 T 波（冠性 T 波）**と変化を示す。

## ■診断

心電図検査（▶表 3），血液検査，心エコー検査などで診断する。急性心筋梗塞は搬入後 90 分以内に再灌流治療を行うことで予後の改善が見込めるため，心電図や心エコーで診断して冠動脈造影を行うかどうかを決定することが多い。

### 表3 心電図変化と急性心筋梗塞の部位

|  | I | II | III | aV_L | aV_F | V_1 | V_2 | V_3 | V_4 | V_5 | V_6 |
|---|---|---|---|---|---|---|---|---|---|---|---|
| 前壁中隔 |  |  |  |  |  | + | + | + | + |  |  |
| 広範囲前壁 | + |  |  | + |  | + | + | + | + | + | + |
| 側壁 | + |  |  | + |  |  |  |  |  | + | + |
| 高位側壁 | + |  |  | + |  |  |  |  |  |  |  |
| 下壁 |  | + | + |  | + |  |  |  |  |  |  |
| 下壁側壁 |  | + | + |  | + |  |  |  |  | + | + |
| 後下壁（心尖部） |  | + | + |  | + |  |  | + | + | + |  |
| （純）後壁 |  |  |  |  |  | (+) | (+) |  |  |  |  |
| 後壁側壁 |  |  |  |  |  | (+) | (+) |  |  | + | + |
| 下壁後壁 |  | + | + |  | + | (+) | (+) |  |  |  |  |

+：異常 Q 波，（+）：ST が低下し R 波増高になる。

### 図11 心筋梗塞における心電図変化の推移

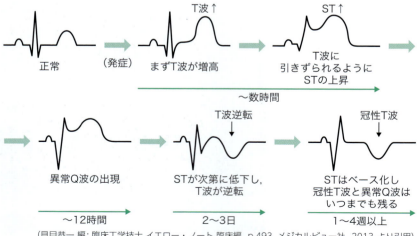

（見目恭一 編：臨床工学技士 イエロー・ノート 臨床編，p.493，メジカルビュー社，2013. より引用）

\POINT!!/
心筋トロポニンTは急性心筋梗塞において初期に上昇する。

▼ One Point Advice
・異常Q波は，心筋の壊死を表すサイン。
・この時期までの早急な治療が，生命の危険（死亡率）を改善する。

補足

●酸素投与
心筋梗塞の患者では心不全を合併する場合が多く，低酸素血症が出現するケースが多い。パルスオキシメータなどでモニタリングをしながら酸素吸入を行う。

●薬物療法
胸痛が続く患者では，ニトログリセリン投与にて症状の改善をみる場合もあるが，まれである。その後も胸痛が持続する場合は，鎮痛剤として塩酸モルヒネを用いる。血管拡張作用や交感神経抑制作用もあるため心不全にも有効である。

●再灌流療法
急性心筋梗塞では，できるだけ速い再灌流が予後を改善させる。欧米では簡便な経静脈的血栓溶解療法が主流だが，日本では冠動脈形成術（PCI）やステント留置を選択する施設が多い。

\POINT!!/
・心筋梗塞の緊急手術を必要とする機械的合併症。
・乳頭筋断裂による僧帽弁閉鎖不全，心室中隔穿孔，左室自由壁破裂，心室瘤を理解しておこう。

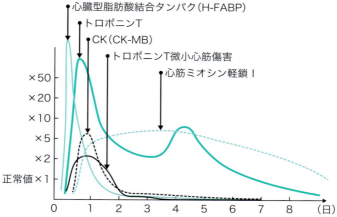

図12 心筋マーカーの経時的変化

（日本臨床検査医学会ガイドライン作成委員会 編：臨床検査のガイドライン JSLM2012 検査値アプローチ／症候／疾患，p.239, 2012.より引用）

■治療
酸素投与，薬物療法での心不全や不整脈などの合併症の治療や再灌流療法を行う。重症心不全などの合併症が認められた症例には，大動脈バルーンパンピング（IABP：intra-aortic balloon pumping）などを用いる場合もある。冠動脈バイパス術を選択するケースもある。

■合併症
病院前心停止，重症の不整脈，心不全，心原性ショック，など重症の合併症が起こる。

補足

●抗血栓薬・抗凝固薬
冠動脈硬化があると血小板活性を生じ，血小板凝集を誘引するため，予防を目的に抗血小板薬が使用される。

補足

●病院前心停止
近年の入院後の急性心筋梗塞の急性期死亡率は6〜8％程度に推移していると考えられている。しかし，ST上昇型心筋梗塞総患者の14％は，発症超早期に致死性不整脈を合併し死亡しているといわれている。

●不整脈
心筋梗塞発症後，心室細動，無脈性心室頻拍，房室ブロックなどの重症不整脈が認められる。下壁梗塞には房室ブロックが多く認められ，一時的なペースメーカを必要とする。

補足

●心不全，心原性ショック
通常は心筋梗塞による左室収縮力の低下より招くことが多く，重症心不全の際はPCIが有効で，さらにIABPやPCPSなどの補助循環を必要とすることもある。また，心機能の評価のためにスワンガンツカテーテルが必要な場合もある。

## One Point Advice

● 治療法の選択

PCI治療が困難なLMT（left main trunk：左冠動脈主幹部）病変や多枝病変の場合は、CABGが多く行われる。

### 補足

#### 図13 Forrester分類と治療

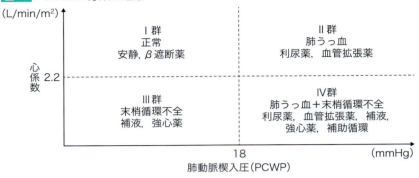

### ● 文献

1) 高野照夫 編：ST上昇型急性心筋梗塞の管理治療，新しい診断と治療のABC 48/循環器7 急性冠症候群，p.87-143，最新医学社，2007．
2) 田代英樹，小柳左門：負荷心エコー法の過去，現在，未来—運動負荷．超音波医学，23(supple I)：33，1996．
3) 見目恭一 編：臨床工学技士 イエロー・ノート 臨床編，p.493，メジカルビュー社，2013．
4) 日本臨床検査医学会ガイドライン作成委員会 編：臨床検査のガイドライン JSLM 2012 検査値アプローチ／症候／疾患，p.239，2012．
5) ST上昇型急性心筋梗塞の診療に関するガイドライン（2013年改訂版），JCS 2013．
   http://www.j-circ.or.jp/guideline/pdf/JCS2013_kimura_h.pdf
6) Jia H, Abtahian F, Aguirre F, et al.: In vivo diagnosis of plaque erosion and calcified nodule in patients with acute coronary syndrome by intravascular optical coherence tomography. J Am Coll Cardiol, 62 (19)：1748-1758, 2013.
7) 冠攣縮性狭心症の診断と治療に関するガイドライン（2013年改訂版），JCS 2013．
   http://www.j-circ.or.jp/guideline/pdf/JCS2013_ogawah_h.pdf

## まとめのチェック

### ■狭心症と心筋梗塞

□□ 1 **虚血性心疾患とはなにか述べよ。**

▶▶ 1 おもに狭心症，心筋梗塞のこと。冠動脈が動脈硬化によって狭窄や閉塞から血流が阻害される（心筋虚血）病気の総称。

□□ 2 **狭心症の病態について述べよ。**

▶▶ 2 冠動脈が狭窄し，心筋への酸素供給が不足するために胸痛や胸部圧迫感などが発生する病態。

□□ 3 **心筋梗塞の病態について述べよ。**

▶▶ 3 冠動脈が閉塞し，血流の途絶を招いた心筋壊死の病態。

□□ 4 **冠動脈危険因子を述べよ。**

▶▶ 4 加齢，糖尿病，高血圧，脂質異常症，喫煙，家族歴，肥満，ストレスなど。

## CAG（心臓カテーテル検査）とPCI（心臓カテーテル治療）とPTA（経皮的血管拡張術）

### | CAG（心臓カテーテル検査）|

#### ■CAG（coronary angiography）とは

　冠動脈造影のことである。冠動脈は通常，心臓を取り囲むように走行しており，心筋に血液を供給する。冠動脈は大動脈の基部にあるValsalva洞とよばれるところから最初に枝分かれする動脈である。冠動脈には右冠動脈と左冠動脈があり，左冠動脈はさらに左前下行枝と左回旋枝に枝分かれする。その左右の冠動脈に直接カテーテルを挿入し，放射線透視下に**造影剤**[*13]を冠動脈に注入する。**放射線は造影剤を透過しないため，冠動脈に注入された造影剤の陰影が映し出される**ことにより，冠動脈の走行や形態，狭窄の有無を確認することができる（▶図14，15）。

用語アラカルト

*13　造影剤
放射線照射時に人工的に影をつくりだす薬剤のこと。

#### 図14　右冠動脈造影

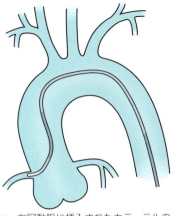

a　右冠動脈に挿入されたカテーテルのシェーマ

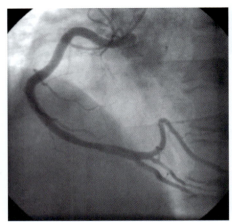

b　透視画像でみる右冠動脈

#### 図15　左冠動脈造影

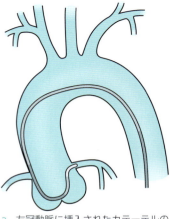

a　左冠動脈に挿入されたカテーテルのシェーマ

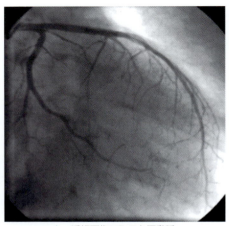

b　透視画像でみる左冠動脈

　冠動脈などの血管は円柱状を呈しているため，造影剤で満たされている部分の陰影を映し出す冠動脈造影検査では，撮影する角度によって見え方が変わっ

てくる。その理由としては，冠動脈内で狭窄を形成している粥腫（プラーク）は，必ずしも均等に外側から内側に向かって形成される「求心性狭窄」だけではなく，片側に多く粥腫が形成される「偏心性狭窄」もあるからである。血管が枝分かれしたり屈曲があったりすると，血流は乱流となり，その結果，片側に多くの粥腫が形成され，偏心性狭窄が形成されると考えられている。そのため，一方向からだけで評価するのではなく多方向から冠動脈造影をして，狭窄の程度を評価する必要がある（▶図16～18）。

**図16** 血管内における粥腫（プラーク）の付き方

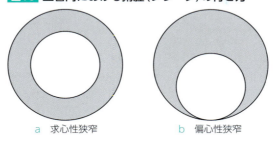

a 求心性狭窄　　　b 偏心性狭窄

**図17** 見る角度によって見え方が違う

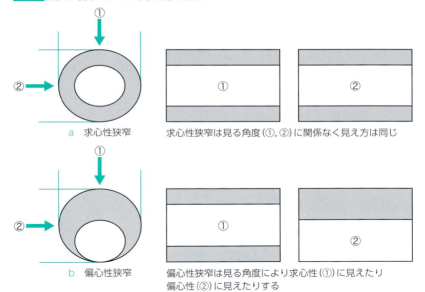

a 求心性狭窄　　求心性狭窄は見る角度（①，②）に関係なく見え方は同じ

b 偏心性狭窄　　偏心性狭窄は見る角度により求心性（①）に見えたり偏心性（②）に見えたりする

**図18** 扁平な狭窄は見る角度によって狭窄度が違う

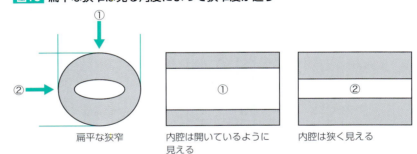

扁平な狭窄　　内腔は開いているように見える　　内腔は狭く見える

> **補足**
>
> ●侵襲と非侵襲
>
> 侵襲とは，皮膚切開や穿刺，体内への器具挿入などで生体を傷つける行為が行われること，非侵襲とは，生体を傷つけない行為のことをさす。
>
> **用語 アラカルト**
>
> *14 シース
>
> カテーテルを血管内に挿入するとき，血液が溢れ出てこないように，またカテーテルの出し入れを容易にするために用いる。

■ CAGの流れ

　冠動脈造影は侵襲を伴う検査である。したがって，冠動脈疾患が疑われる症例においても，まず初めに非侵襲的な検査である心電図検査や，冠動脈CT検査，心エコー検査，血液検査などを行い，それでも冠動脈疾患が強く疑われるときに，冠動脈造影という侵襲的検査を行うべきである。

■ 冠動脈へのアプローチ

　最初に橈骨動脈，大腿動脈，上腕動脈などから局所麻酔下に**シース**\*14とよばれる血管内への入り口となる管を動脈内に挿入する（▶図19）。次に血液の流れに逆らいながらカテーテルをバルサルバ洞まで挿入し，冠動脈入口部にエンゲージする。カテーテルはストロー状を呈しているため，そのまま血管内に挿入すると，カテーテル先端が血管内膜に当たり，内膜を削り取ってしまう可能性がある。そのため，ガイドワイヤを先行させカテーテル先端が直接内膜に接触しないようにしながら，目的の部位まで挿入する（▶図20）。

**図19 冠動脈へのアプローチ部位のシェーマ**

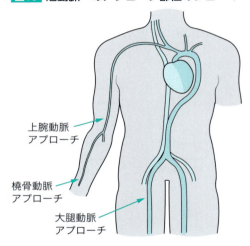

**図20 血管内でのカテーテル先端の走行のシェーマ**

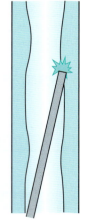
a　ガイドワイヤなし
内膜の損傷のリスクあり

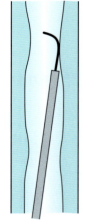
b　ガイドワイヤあり
内膜の損傷のリスクが少ない

### ■冠動脈造影に使用されるカテーテル

　冠動脈造影に使用されるカテーテル（診断用カテーテル）は，その先端の形状は，大腿動脈より挿入した場合を想定し，解剖学的に挿入しやすくなっているJudkins（ジャドキンス）タイプが多い。Judkinsカテーテルには右用と左用がある。そのほかにはAmplatz（アンプラッツ）タイプやSones（ソーンズ）タイプなどがある（▶図21）。

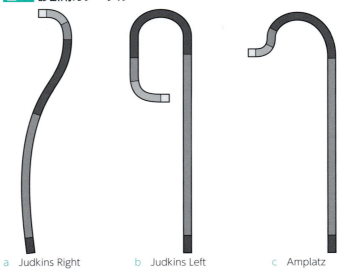

**図21　診断用カテーテル**
a　Judkins Right　　b　Judkins Left　　c　Amplatz

　診断用カテーテルは，血管の内膜を傷つけないように先端が柔らかくできている。しかし，柔らかいとコシがなくなり操作性に欠けるため，やや肉厚になっており，そのため内腔が狭くなるという欠点がある。

## PCI（心臓カテーテル治療）

### ■PCI（percutaneous coronary intervention）とは

　経皮的冠動脈形成術のことで，冠動脈造影で判明した冠動脈の狭窄をカテーテルに乗ったバルーンやステントを使って広げ，血流を改善する治療法である。

### ■PCIの適応

　冠動脈に実測で75％以上の狭窄があり，その灌流域に心筋虚血が証明されている場合が一般的にPCIの適応となる。75％以上の狭窄があっても心筋虚血

のサイン(胸痛,心電図変化,壁運動異常など)が認められないものは,一般的にPCIの適応とはならない(▶図22)。

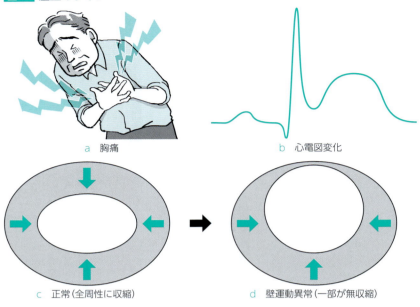

図22 虚血のサイン
a 胸痛
b 心電図変化
c 正常(全周性に収縮)
d 壁運動異常(一部が無収縮)

\POINT!!/
回転性アテレクトミーロータブレータで削りとられた組織片は赤血球より小さい。

■PCIに含まれる治療法
PCIには,

> ①POBA (plain old balloon angioplasty):バルーンで狭窄部を拡張する治療法
> ②STENT:金属の網目状の筒を用いて狭窄部を拡張する治療法(ステント療法)
> ③回転性アテレクトミー (rotational atherectomy):石灰化の強い狭窄部を先端に人工ダイヤモンドチップをちりばめたカテーテルを高速で回転させ狭窄部を削る治療法
> ④方向性アテレクトミー (directional coronary atherectomy):狭窄部に生じた動脈硬化の原因となる粥腫をカンナのような刃で削り取る治療法

などがあり,これらを総称してPCIとよんでいる。

■狭窄の原因
　動脈は三層構造を呈しており,おもに狭窄の原因となるのは内膜が肥厚することである。糖尿病や高血圧,高脂血症,肥満,ストレス,喫煙などが引き金となり,内膜の壁が損傷したり,コレステロールやカルシウムなどが蓄積したりして動脈硬化を起こし,内腔がどんどん狭くなることで,冠動脈末梢に血液が行き渡らなくなる。

補足
動脈は内膜,中膜,外膜の三層構造を呈している。

■狭窄血管の内腔拡大のメカニズム

PCIによる内腔拡大のメカニズムは，

> ①粥腫の圧縮
> ②中膜の弾性繊維および平滑筋細胞と外膜が進展することによる血管径の拡大
> ③内膜の亀裂
> ④内膜と中膜の解離
> ⑤粥腫の切除

である。バルーンで内腔拡大を行っても，基本的には内膜を傷つけているため，傷の修復工程でより狭くなってしまうこともある（再狭窄）。再狭窄を防ぎ，内腔を維持するためにステントを入れて補強する。しかし，ステントは体内においては異物なため，それを排除しようと生体の制御反応が働く。その生体の制御反応が過剰に働いてしまうと，再度狭窄の原因となってしまうため，制御反応が過剰に起こらないようにするために，免疫抑制剤などの薬剤が塗られたステントが現在の主流になっている。

■PCIの実際とPCIに必要なデバイス
①冠動脈へのアプローチ（▶図23）

PCIを行うためには，冠動脈造影と同じく，橈骨動脈や大腿動脈よりシースを挿入し，シースを通して体外と冠動脈の橋渡しとなる専用のガイディングカテーテルとよばれる導管を留置しなくてはならない。そのために，まず初めに冠動脈がバルサルバ洞からどのように派生しているかを90ページ▶図14，15の冠動脈造影で確認する必要がある。そのガイディングカテーテルの固定がよくないと，狭窄部にデバイスを持ち込むことができない。そのため，各社から先端角度の違うさまざまなカテーテルが発売されている。

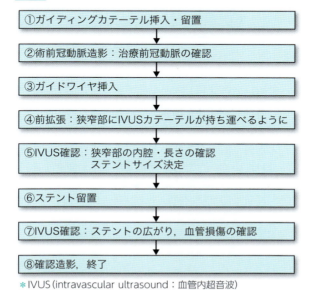

図23 PCIの流れ

①ガイディングカテーテル挿入・留置
②術前冠動脈造影：治療前冠動脈の確認
③ガイドワイヤ挿入
④前拡張：狭窄部にIVUSカテーテルが持ち運べるように
⑤IVUS確認：狭窄部の内腔・長さの確認　ステントサイズ決定
⑥ステント留置
⑦IVUS確認：ステントの広がり，血管損傷の確認
⑧確認造影，終了

＊IVUS（intravascular ultrasound：血管内超音波）

- **ガイディングカテーテルとは**

　ガイディングカテーテルは，冠動脈造影で使用する診断用カテーテルと見た目は同じであるが，カテーテル内腔の広さやコーティングなどの違いからその用途はまったく別である。ガイディングカテーテルは，デバイスが出入りするため内面が滑らかにできている。そのデバイスを入れたまま造影剤を流したり，血圧をモニタリングしたりする必要があるため，診断用カテーテルに比べて内腔が広い。限られた太さのなかで，内腔を最大限に確保するためワイヤブレードで補強されている。そのため，血管の内膜を損傷しやすいので取り扱いには注意が必要である。

### ②ガイドワイヤを狭窄部に通過させる（▶図24）

　ガイディングカテーテルが冠動脈入口部に挿入できたら，次に髪の毛と同じぐらいの太さのガイドワイヤ（0.014 inch）を病変部とその先の冠動脈末梢まで挿入する。

**図24 冠動脈内プラーク**

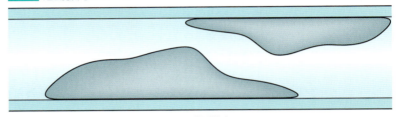

a　冠動脈狭窄

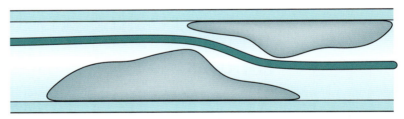

b　狭窄部へのワイヤクロス

- **ガイドワイヤとは**

　各種デバイスを病変まで持ち運ぶためのレールになる。ガイドワイヤもガイディングカテーテルと同様に，先端の硬さや形状，シャフトのコーティングなどが違うものが各社から販売されている。それを冠動脈の走行に合わせて使い分けていく。ただし，ガイドワイヤが病変を通過しないと治療の継続はできないので注意が必要である（▶図25）。

---

**補足**
0.014 inch＝0.36 mm

**POINT!!**
狭窄部をガイドワイヤが通過しないと手技の継続はできない。

**図25** 各種ガイドワイヤ

a　0.014 inch（0.36 mm）ガイドワイヤ

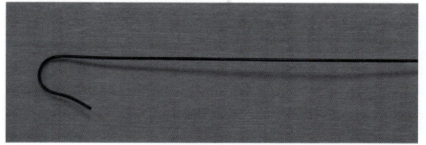

b　0.035 inch（0.89 mm）ガイドワイヤ

③バルーンによる前拡張

　ガイドワイヤが病変部を通過したら，ステントなどのデバイスを抵抗なく持ち込めるように，またステント拡張がスムーズに行えるように狭窄の原因となっている粥腫をバルーンで拡張する（▶図26a）。

**図26** 冠動脈内プラークの拡張

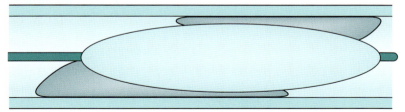

a　狭窄部へバルーンカテーテルをクロスし前拡張

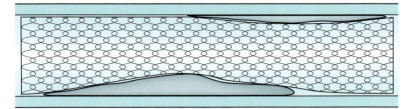

b　狭窄部へステント留置後

・バルーンとは

　粥腫を圧縮し内腔を拡大したりステントを広げたりするために用いられる。バルーンには，圧力をかけたときの伸びやすさにより，

①コンプライアンスバルーン
②セミコンプライアンスバルーン
③ノンコンプライアンスバルーン

の3種類に分けることができる。通常カテーテル治療に用いているバルーンは

セミコンプライアンスバルーンがほとんどで，規定圧力（nominal pressure）で規定のバルーン径まで広がり，規定圧力より高い圧力をかければ，それに見合ったバルーン径まで広がるというものである。どのバルーンにも**RBP（rated burst pressure）**[*15]が設けられており，RBPをこえる圧をかけるとバルーン破裂の可能性があるために危険である。

また，高度石灰化病変やステント留置後の後拡張のときは，高い圧力をかけないと狭窄を拡張できない可能性があるため，その場合はノンコンプライアンスバルーン（ハイプレッシャーバルーン）を用いる。

### ④血管内超音波（IVUS）や光干渉断層撮影法（OCT：optical coherence tomography）で病変部の観察

血管造影だけでは得られない病変部の組織性状，拡張状態，病変の長さ，内腔径，血管径などを計測し，ステントサイズを決め，またステント留置後は，ストラットが血管壁に圧着しているか，ステントの端で内膜が傷ついていないかを確認するために行う。

### ⑤ステントの留置

バルーンで圧縮した粥腫が再び狭くならないようにするため，内側から内膜をステントで支える。

#### ・ステントとは（▶図26b）

金属（ステンレススチールやコバルト合金）でできた網目状の筒のこと。この金属に薬剤が塗布されているものを**薬剤溶出ステント**（DES：drug eluting stent），塗布されていないただの金属のみのものを**ベアメタルステント**（BMS：bare metal stent）とよんでいる。DESに塗布されているのはおもに免疫抑制剤で，その目的は，**ステントを留置したことによる生体の防御反応の1つ，血管内皮細胞（新生内膜）が異常に増殖するのを抑えるためである**（▶図27）。

**図27** ステント

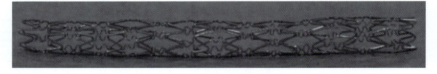

### ⑥ステント留置後の評価

ステントが目的の径まで広がっているか，正円の形状をしているか，病変部をすべて覆っているか，内膜に傷がついていないかをIVUSやOCTを用いて評価する。

### ⑦最終造影

ステント留置後に血流が確保されているか，血管に異常な陰影がないかについて，冠動脈造影を行って血流を確認する。問題がなければ終了となる。

### ■PCI時に注意すべきこと

PCI施行中は透視画像に目が向きがちであるが，**病変部をバルーンで拡張しているとき病変部より末梢の心筋は虚血にさらされている。そのため，心電図**

---

**用語アラカルト**
*15 RBP
バルーンカテーテルの統計的に保証し得る拡張限度圧力のこと。

**POINT!!**
IVUSは超音波，OCTは近赤外線を利用している。

変化や不整脈の出現，血圧，胸痛などのバイタルサインにも注目し，常に患者の状態を察することが必要である。

## PTA（経皮的血管拡張術）

### ■PTA（percutaneous transluminal angioplasty）とは

経皮的血管形成術のことで，下肢などの末梢血管疾患の狭窄をバルーンやステントを使って広げ，血流を改善する治療法である。一般的には，冠動脈以外の血管を治療するときの総称としてよばれる。最近はEVT（endovascular treatment）または，冠動脈治療のPCIに対して，末梢という意味のperipheralを用いたPPI（percutaneous peripheral intervention）とよばれている。

### ■PTAの適応

冠動脈疾患と同様に，間欠性跛行[*16]や冷感などの症状があり，末梢血管疾患が疑われる患者に対してまず初めに非侵襲な検査であるABI[*17]（ankle brachial pressure index）やSPP（skin perfusion pressure），CTなどの検査を行い，末梢血管の血流障害が疑われた場合に対象となる部位の血管造影を行い，カテーテルで治療できると判断された場合に治療の適応となる。

### ■PTAの実際

基本的な手技はPCIと同様で，バルーンによる内腔の拡大と，再び狭くならないようにステントで内膜を支え，血流の確保，症状を改善させる治療法になる。

#### ①病変部へのアプローチ

病変部へのアプローチ方法は治療する病変の部位，大腿動脈や大動脈の分枝部の形態，術者の好みから，

> ①同側順行性アプローチ：病変部の中枢側よりアプローチする。
> ②同側逆行性アプローチ：末梢側よりアプローチする。
> ③対側山越えアプローチ：病変部の対側からアプローチする。

などがある（▶図28）。

**図28** PTA施行時の病変部へのアプローチ方法

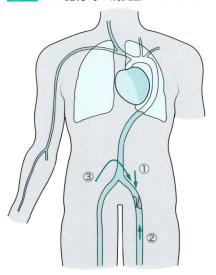

---

**用語アラカルト**

*16 間欠性跛行
しばらく歩くと下肢のだるさや痛みから歩けなくなり，しばらく休むと再び歩けるようになる症状。

*17 ABI
下肢上腕血流比。両側の上腕と下肢を同時にマンシェットで血圧測定し，その血圧比を算出したもの。

### ②ガイドワイヤの狭窄部への通過

　ガイドワイヤもPCI同様，PTA用にさまざまな種類が販売されている。太さは0.014 inchや0.018 inchなどがある。

### ③バルーンによる前拡張

　バルーンにより粥腫を圧縮し，ステントが広がりやすくするための土台づくりを行う。このとき，患者に対して痛みがないかを確認しながら行う。痛みが増強する場合は，血管の損傷を疑う。

### ④ステントの留置

　バルーンによる拡張後のリコイル，末梢の血流を確保するためステントを留置する。ただし，総大腿動脈や膝窩動脈近辺は，繰り返す屈伸運動などの外力がステントに加わり，ステントフラクチャー（破損）を起こす可能性があるため，その領域の治療に関してはステントを使用しないことが一般的である。

　ステントには，バルーンで拡張するバルーンエキスパンダブルステントとステント自体が自己拡張するセルフエクスパンダブルステントがある。

### ⑤最終造影

　ステント留置後に血流は確保されているか，血管損傷はないかを確認するために血管造影を行う。問題がなければ終了となる。

### ■その他

　PTAもPCI同様，カテーテルを用いた血管内治療になる。使用されるデバイスも大きさに違いはあるがほとんどが同じ役割をもっている。ただし，合併症が起きた場合の対処方法が変わってくるので，治療場所に応じた対処方法を覚えておくとよい。

#### ● 文 献

1) 木島幹博，添田信之 編：カテーテルスタッフのためのPCI必須知識―これだけおさえれば大丈夫―，メジカルビュー社，2007.
2) 心血管インターベンション治療学会：心血管インターベンション技師制度講習会テキスト，2014.
3) 鈴木 紳：目で見る循環器病シリーズ　心臓カテーテル 改訂第2版，p. 71-90，メジカルビュー社，1999.
4) 樫田光夫 監：HEART nursing　2014年秋季増刊　PCI・PPI・アブレーション・TAVIの治療と看護マスターBOOK，p. 82-103，メディカ出版，2014.

## まとめのチェック

### ■CAG（心臓カテーテル検査）とPCI（心臓カテーテル治療）とPTA（経皮的血管形成術）

☐☐ **1** CAGについて述べよ。

▶▶ **1** 冠動脈に直接，造影剤を注入して放射線の陰影から冠動脈の走行や狭窄の有無を確認する侵襲を伴う検査のこと。

☐☐ **2** 冠動脈へのアプローチはどこの動脈から行われるか述べよ。

▶▶ **2** 冠動脈へは，橈骨動脈，上腕動脈，大腿動脈よりアプローチする。

☐☐ **3** PCIについて述べよ。

▶▶ **3** 冠動脈の狭窄部をバルーンやステントを使用して押し広げ，血流を改善する治療法のこと。

☐☐ **4** 冠動脈の狭窄部を拡大するメカニズムを述べよ。

▶▶ **4** 粥腫（プラーク）の圧縮，中膜の弾性繊維および平滑筋細胞と外膜が外側への進展，内膜の亀裂や内膜中膜の解離，粥腫の切除などで内腔が拡大し血流が改善する。

☐☐ **5** PCIに含まれる治療法を述べよ。

▶▶ **5** POBA，STENT，回転性アテレクトミー，方向性アテレクトミーなどが含まれる。

☐☐ **6** PTAでの病変部へのアプローチ方法について述べよ。

▶▶ **6** 治療する病変部位，大腿動脈や大動脈の分枝部形態を考慮して，同側順行性アプローチ，同側逆行性アプローチ，対側山越えアプローチなどがある。

心臓カテーテル検査と治療

山口敏和・鈴木頼快・
小林俊博

# 血管内超音波（IVUS）

## | IVUS |

IVUS（Intravascular Ultrasound）とは，血管内超音波の略称として用いられている。通常，超音波検査は，非侵襲的な検査方法で知られているが，IVUSではカテーテルを使って血管内から観察を行うため，侵襲的な検査方法といえる。

## | IVUSの特徴と使用方法 |

IVUSカテーテルを使用するためには，冠動脈インターベンションを行う際に用いられるシステムと同じ準備が必要となる。カテーテル先端についた超音波探触子（トランスデューサ）を血管内に挿入し，血管内から血管壁に向かって出された超音波信号の反射波を分析して画像化し，組織性状や形状を画像によって直接観察する診断法である。

冠動脈造影との違いは，**血管内腔の影絵**ではなく，**血管の断面**を観察することができる点である（▶図29）。

**図29** AP cranial方向から撮影された左冠動脈像

回旋枝

前下行枝

回旋枝

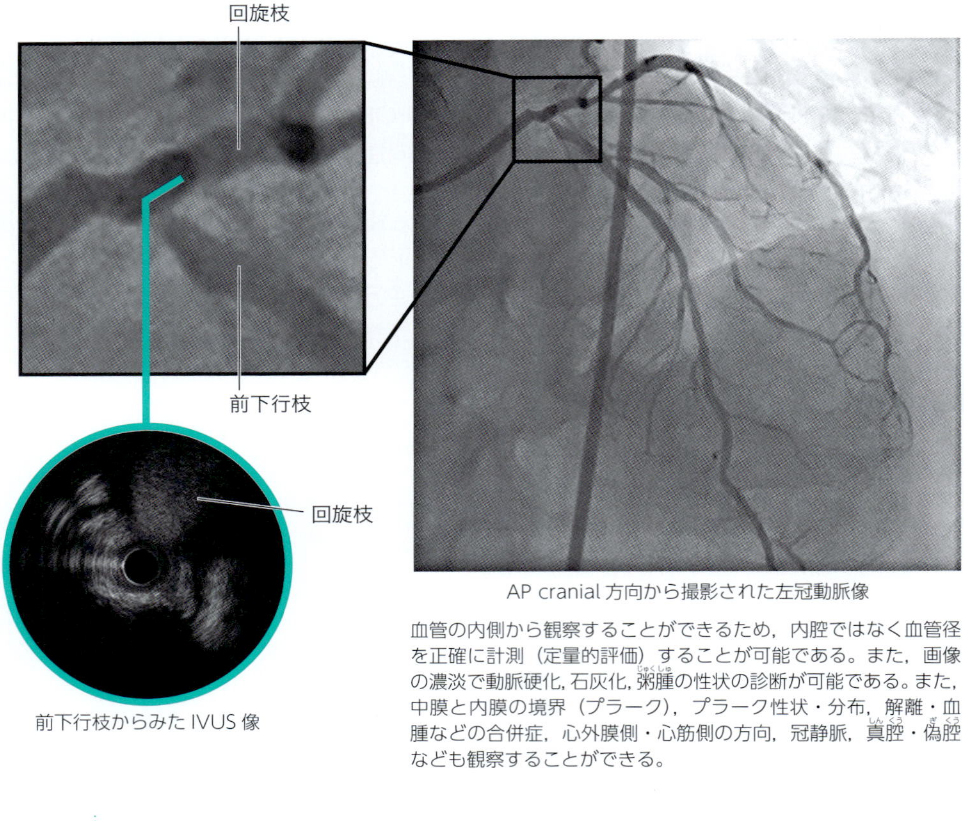

前下行枝からみた IVUS 像

AP cranial 方向から撮影された左冠動脈像

血管の内側から観察することができるため，内腔ではなく血管径を正確に計測（定量的評価）することが可能である。また，画像の濃淡で動脈硬化，石灰化，粥腫の性状の診断が可能である。また，中膜と内膜の境界（プラーク），プラーク性状・分布，解離・血腫などの合併症，心外膜側・心筋側の方向，冠静脈，真腔・偽腔なども観察することができる。

血管造影では，造影剤が満たされる内腔のみの表示になるため，びまん性病変ではCAG（coronary angiography：心臓カテーテル検査）で50％狭窄であってもIVUSでは血管の内側から観察することで90％狭窄となり，評価方法で異なった結果になることがある（▶図30）。

#### 図30 造影評価では表現できない血管径

造影評価では太い血管の 50%が狭窄  =  限局性病変

造影評価では細い血管の 50%が狭窄  =  びまん性病変

IVUSでは内腔だけでなく血管の太さもわかる。

IVUSの利点として，

① 正確な病変部の計測
② 病変部のプラーク性状の把握
③ 治療デバイスの選択および，より正確なサイズ選択
④ 合併症の予測・評価
⑤ 治療終了点(end point)を決めやすい

などがある。

## IVUSの原理

　実用化されているほとんどの医用超音波画像診断法の基礎はパルスエコー法である。圧電結晶によって電気エネルギーを超音波パルスに変換し，反射された超音波あるいはエコーを振動子で検出する。振動子は超音波エネルギーを電気エネルギーに戻し，これを増幅，フィルタ処理することで画像化する。

　超音波探触子(トランスデューサ)から発信された超音波信号は血管壁に向かい，血管壁でぶつかり反響する。その反射信号がシステムで受信され，白黒の階調(グレースケール)の画像に構成される(▶図31)。

#### 図31 IVUSの原理

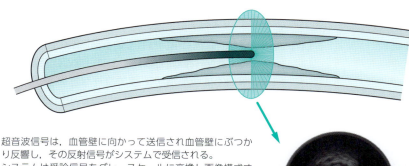

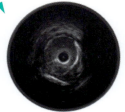

超音波信号は，血管壁に向かって送信され血管壁にぶつかり反響し，その反射信号がシステムで受信される。
システムは受診信号をグレースケールに変換し画像構成する。
遠いものは遠くに近いものは近くに表示され，硬いものは高輝度に(白く)，軟らかいものは低輝度に(黒く)描出される。

超音波の原理として，近距離では，超音波ビームが平行発信されたまま保ち続けるので，よりよい画像を描出することができるが，遠距離では次第に超音波ビームが分散されるので，画像を描出することができない場合がある。
　超音波の周波数が高いと解像度が高い画像が得られる。一方，侵達度が浅く，周波数が低いと侵達度が深く遠距離まで画像が構築できるが，得られる解像度が低くなってしまう。これは超音波の特性である（▶図32）。

**図32** 周波数と解像度の関係

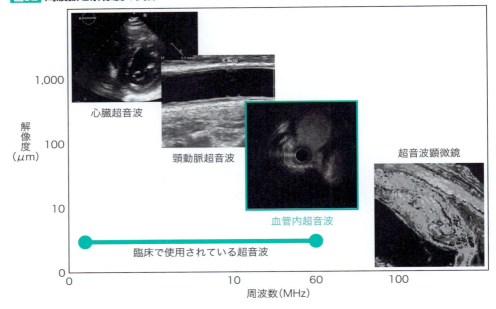

- 周波数（高い）
  → 解像度高い　/　侵達度 浅い
- 周波数（低い）
  → 解像度低い　/　侵達度 深い

　現在，臨床で用いられている超音波の周波数と空間分解能の関係を示している。数MHz領域では，心エコーなど内部臓器を診るために用い，十数MHz領域では頸動脈・下肢エコーなど体表組織のエコー，血管内から観察するIVUSでは20〜60 MHz領域が用いられている。それ以上の周波数では，超音波顕微鏡など臨床以外の分野でも用いられている。

## IVUS画像を構成する要素

画像を構成する重要な要素に空間分解能，コントラスト分解能（もしくはダイナミックレンジ）がある。空間分解能とは，隣接している微小の物体を区別してイメージ化する能力のことで，30～40 MHzのIVUSカテーテルの解像度は軸方向200～250μm，横方向80～100μmである（▶図33）。

**図33** 空間分解能の違い（周波数）

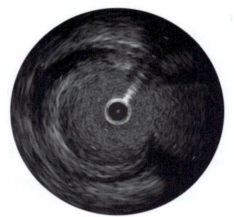

a　40 MHz機械走査式カテーテル

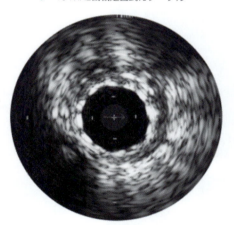

b　20 MHz電子走査式カテーテル

　コントラスト分解能（もしくはダイナミックレンジ）とは，受信信号を画像に変換する際にわずかな差を区別して描出する能力である。低いコントラスト分解能ではグレースケールの中間色が乏しく，白と黒のみで画像が描出される。高いコントラスト分解能ではより多くのグレー色をもっているため，より高精細な画像を描出することができる。

## IVUSカテーテルの種類と特徴

　現在，臨床で用いられているIVUSの超音波システムは，そのスキャン方法から大きく**機械走査式システム**と**電子走査式システム**に大別される。

■ 機械走査式の特徴（▶図34）

　1つの振動子が900～1,800 rpmで回転，または固定された1つの振動子にミラーが回転することにより画像を作り出すシステムである。

　アウターシース内をトランスデューサが回転しながら前後に稼働することで，カテーテルを動かすことなく，長軸方向の観察が可能である。アウターシース内はヘパリン加生理食塩水で満たすことで，空気との干渉をなくし，超音波の減衰〔拡散減衰（▶図35），吸収減衰（▶図36），散乱減衰（▶図37）〕を防ぐ構造となっているため，セットアップ時にフラッシュが不十分な場合は，空気干渉により良質な画像が得られないので注意が必要である。

　NURD（non uniform rotational distortion：非一様回転性ゆがみ）を防止するためにはカテーテルを体外で真っすぐに保つこと，Yコネクタを締め過ぎないことなどの注意が必要である。また，蛇行や高度屈曲病変では防ぐことができない場合もある。

図34 機械走査式（mechanical scan）

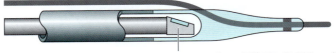

トランスデューサが回転（1,800rpm）

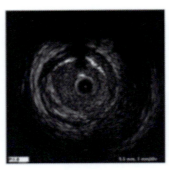

・トランスデューサが1個。
・硬い回転ドライブ・シャフト。
・外側にガイドワイヤルーメン。
・セットアップが煩雑。
・回転ムラの発生があり得る（NURD）。

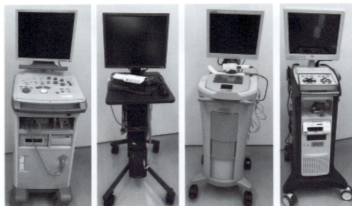

機械走査式カテーテルに対応する各社装置

### 補足

● 拡散減衰

　球面波では，音源から距離が離れるほど超音波は拡がるため減衰していく。

**図35** 拡散減衰

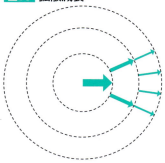

● 吸収減衰

　媒質中の微小粒子が振動して超音波を伝える場合，超音波のエネルギーの一部は熱などに変わるため減衰していく。伝わる媒質によって吸収減衰は変わってくるが，水中での吸収減衰はほとんど無視できる。

**図36** 吸収減衰

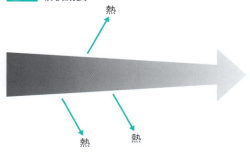

● 散乱減衰

　生体内の組織は均質な媒質ではなく，微小な反射体群からなる不均質な組織である。媒質どうしの境界面からも反射は起こるが，不均質な媒質中からも反射は起きる。この反射は，一方向だけでなく，さまざまな方向に反射波を出すので散乱という。

**図37** 散乱減衰

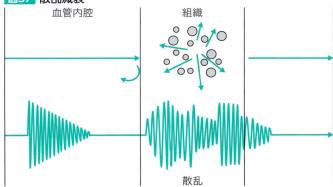

カテーテルはモノレール構造で，ガイドワイヤがカテーテルの外側に位置するので，IVUS画像にガイドワイヤが映りこむ（ワイヤアーチファクト）。
　毎秒0.5 mmまたは1.0 mmの一定速度でカテーテルを引き抜くことのできるプルバックデバイスを使用することで，長軸方向での画像再構築が可能で，面積・径だけではなく距離の計測をすることもできる。
　機械走査式では，トランスデューサのドライブ・シャフトが屈曲などの原因により1：1で伝わらず，同一部位の情報を抽出して歪みのある画像（NURD）（▶図38）が発生することがある。NURDが発生している画像は評価に値しない欠落した画像となるため注意が必要である。

> **補足**
>
> ●NURD（non uniform rotational distortion）

**図38** NURD

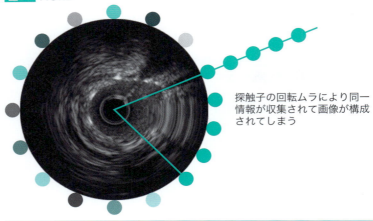

探触子の回転ムラにより同一情報が収集されて画像が構成されてしまう

■**電子走査式**（▶図39）

　64個のトランスデューサが全周性にカテーテルの先端にあり，機械走査式と異なり，カテーテル自体は回転しない。機械走査式カテーテルと比べて特別な準備を必要とせず，装置との接続のみでセットアップが容易である。
　電子走査式カテーテルは，カテーテル自体が回転しないのでNURDが発生しない。
　毎秒0.5 mmまたは1.0 mmの一定速度でカテーテルを引き抜くことのできるプルバックデバイスを使用することで，長軸方向での画像再構築が可能である。面積・径だけではなく距離の計測をすることも可能であるが，固定されたカテーテル内を探触子が移動する機械走査式と異なり，カテーテル自体の引き抜きとなるためガイドカテーテルや体外でのカテーテルのたわみによって正確性に欠ける場合があるので注意が必要である。
　カテーテルはロングモノレール構造で，ガイドワイヤルーメンがトランスデューサの内側に位置するので，IVUS画像にガイドワイヤのアーチファクトができない。

64個の探触子を並べたうえに内部にガイドワイヤルーメンがあるため，画像を描出している部分にカテーテルのプロファイル分の情報を得ることができない。そのため，リングダウン操作によってカテーテル近傍の情報をあらかじめ消しておく必要がある。

**図39** 電子走査式（electronic scan）

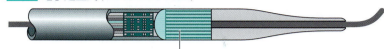

全周性にトランスデューサがある

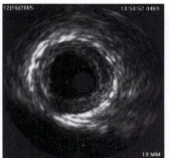

・トランスデューサが64個。
・回転するドライブ・シャフトがない。
・ガイドワイヤルーメンが中心に位置する。
・ロングモノレール方式。
・セットアップが容易。
・ガイドワイヤアーチファクトが発生しない。

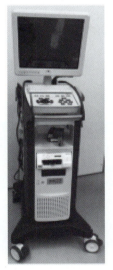

電子走査式カテーテルにも対応する装置

> 補足

#### IVUS画像のアーチファクト
●血球ノイズ

　凝集した血液細胞 (blood speckel) から超音波が反射して起きる現象で，プラークとの境界がわかりにくい画像が描出される。とくに静止画では判別がつきにくい場合もあるため，動画によって判断が必要である。また，高度狭窄でIVUSカテーテルによって血流が遮断されている場合の狭窄の末梢側では，赤血球停滞が起こるため，動画であっても判別がつきにくい場合がある。

●ガイドワイヤアーチファクト

　機械走査式では必ず発生する。ガイドワイヤに超音波が反射し，高輝度で点状のものがカテーテルの周囲に現れる。これによりプラークが観察できない場合もある。

＊ワイヤアーチファクトは，画像の欠落をつくってしまう欠点の1つであるが，臨床的には，さまざまな角度から撮影した造影像と対比するための手がかりとなる利点もある（▶図40）。

**図40　X線透視から見た血管短軸の方向**

ガイドワイヤの見える位置に注目
左の図の造影では，深触子とガイドワイヤが重なって見えている。IVUS画像ではワイヤアーチファクトが深触子の影になる方向を知ることで，影絵である造影が血管のどの方向から見ているか知ることができる。

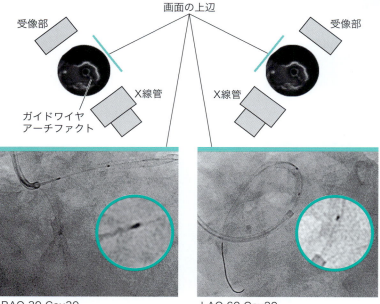

RAO 30 Cau30　　　　LAO 60 Cau30

●サイドローブアーチファクト

　トランスデューサから発信される超音波には，中央から発信されるメインローブと両端から発信されるサイドローブがある。

　サイドローブは出力が小さく画像構築に影響はないが，音響インピーダンスの強い構造物があると出力が小さいサイドローブでも反射波によりメインローブの反射波から発生したように，カテーテルを中心とした円弧状に描出されるアーチファクトが発生する。

　ステント留置後や石灰化病変がある場合に描出されることが多い。

> 補足

● リングダウンアーチファクト

　トランスデューサの近傍で超音波の発信による混乱が発生して，画像上のカテーテル近傍に白いハレーションが表示されるのがリングダウンアーチファクトである。

　機械走査式と電子走査式ともに発生するが，電子走査式のほうが探触子部分が太いため，血管内腔や偏心性にカテーテルが位置している場合には画像に与える影響が大きくなる。電子走査式の装置では，画像上でリングダウンを除去する操作を行ってから使用する（▶図41）。

**図41** 走査方式の違いによるリングダウンアーチファクト

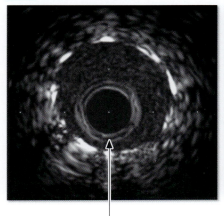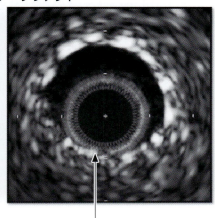

40 MHz機械走査式でみられるリングダウンアーチファクト　　20 MHz電子走査式でみられるリングダウンアーチファクト

● 気泡アーチファクト

　機械走査式カテーテルでは，セットアップ時のフラッシュが不十分で，エアーが残っていれば空気によって超音波信号が減衰するためにアーチファクトが発生する。これを気泡アーチファクトという。

　画像全体が黒くぼやけたり，プルバック中に画像が一瞬真っ暗になったりする（▶図42）。

**図42** 空気干渉を予防するためのフラッシュ

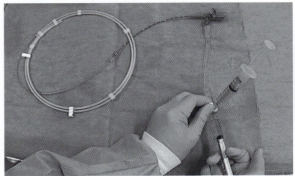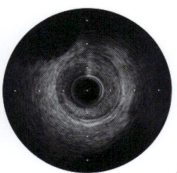

セットアップの際は確実に空気の干渉を除去し体外で画像の確認を行う。

良好な画像

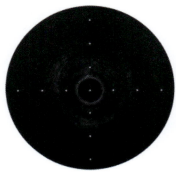

空気干渉によって超音波信号が減衰し，不良な画像になっている。

心臓カテーテル検査と治療

> 補足

### ●電気的ノイズ
　画面に放射状に白い粒が吹いているような画像が描出される。周辺機器の影響や電源のアース不良などで発生するので，環境整備を整えることも重要である。

### ●音響陰影（acoustic shadow）
　超音波が通過できない構造物がある場合，超音波はその後ろには到達することができない。そのため，輝度の高い情報が得られた後ろの情報は，影となって情報が欠落する。このような場合に音響陰影という現象が起こる。血管内では通常，石灰化が存在した場合にみられ，ステントなどの人工物に対してもみられることがある。

### ●多重エコー（reverberation）
　IVUSでは，探触子から出た超音波が反射して，その反射波を受け取ることで画像を描出しているが，石灰化病変で超音波の反射強度が急激に変化すると反射波がカテーテルと石灰化病変で往復してしまい，石灰化病変部の後ろに等間隔に幾重ものエコーが描出される。これを多重エコーという。

### ●減衰（attenuation）
　石灰化病変以外で徐々にエコー減衰して音響陰影となってしまうことがある。超音波の減衰には，超音波の周波数や距離が大きく関与しているが，組織による吸収や拡散によって超音波エネルギーが弱められてしまうことにも起因している。

### ●NURD（non uniform rotational distortion）
　機械走査式で起こる現象である。

## IVUSの読影

　IVUSを読影するには動脈壁の構造（▶図43）と正常血管のIVUS画像を理解する必要がある。

図43 動脈壁の構造

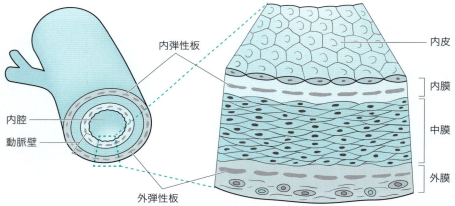

動脈は内膜・中膜・外膜の3層構造で，内膜と中膜の境界に内弾性板，中膜と外膜の境界には外弾性板がある（▶図44）。

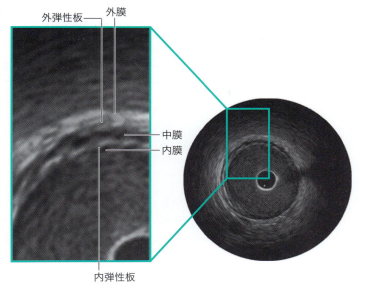

図44 IVUSで見る動脈壁構造

プラークを定性的に評価するにはプラークと外膜のエコー輝度を比較する（▶図45）。

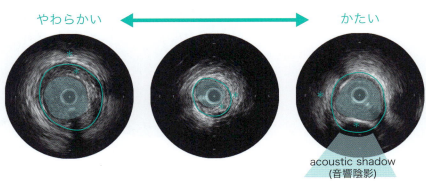

図45 エコー輝度によるプラーク性状の予測

a　fibro fatty plaque　　b　fibrous plaque　　c　calcified plaque

外膜の輝度に比べて，エコー輝度が低いプラークをfibro fattyとよび，外膜の輝度と同等の輝度のプラークをfibrousとよぶ。
外膜の輝度に比べて明らかに高エコーで，後方が無エコーになっているものを石灰化（calcified）プラークとよんでいる。

短軸像において，プラークが同心性のものを同心性病変（concentric），プラークが偏っているものを偏心性病変（eccentric）とよぶ（▶図46）。

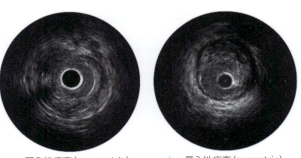

図46 プラーク偏位

a　同心性病変（concentric）　　b　偏心性病変（eccentric）

長軸像において，病変部の断面積がその前後の対照血管より大きい場合をポジティブモデリング，病変部の断面積がその前後の対照血管より小さい場合をネガティブモデリングと表現する（▶図47）。

### 図47 病変血管の変化

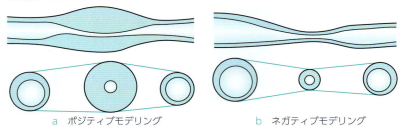

a　ポジティブモデリング　　　　b　ネガティブモデリング

デバイスの選択やサイズ選択するためにIVUSの定量解析として内腔と内膜の境界（lumen），中膜と外膜の境界（vessel/external elastic membrane：EEM）の距離（diameter）の計測やlumenやvessel/EEMの断面積（CSA：cross-sectional area）の計測を行う（▶図48）。

### 図48 定量的計測方法

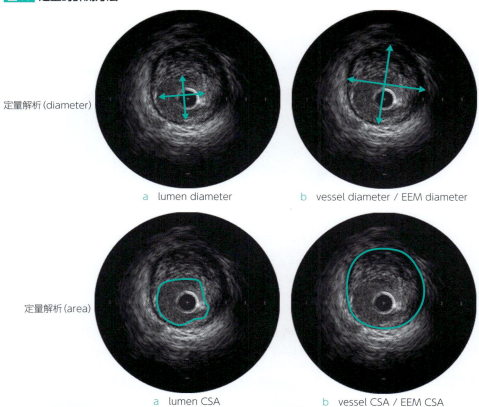

定量解析（diameter）
a　lumen diameter　　　　b　vessel diameter / EEM diameter

定量解析（area）
a　lumen CSA　　　　b　vessel CSA / EEM CSA

DESの場合はlumen，BMSの場合はvessel/EEMを計測するのが一般的である。内腔面積で4 mm$^2$以下が狭窄の指標である。
　＊DES：薬剤溶出性ステント（drug-eluting stent）
　＊BMS：薬剤がコーティングされていない従来のステント（bare-metal stent）

■線維性プラーク（▶図49）

　線維性組織（fibrous）や線維性脂肪組織（fibro fatty）で形成されており，中程度高エコー輝度，低エコー輝度で描出される。

**図49** 線維性プラーク

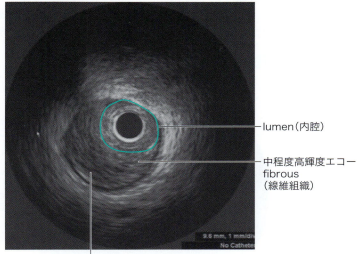

■脂質性プラーク（▶図50）

　脂質性組織（fatty）で形成されており，低エコー輝度で描出される。
　プラーク内でカプセル状に低エコー輝度（黒く抜ける）となるものは，リピットプールや脂質コアと表現される。ステント留置時やバルーン拡張時で被膜が破砕して末梢塞栓が起こる可能性があるので注意が必要である。長軸方向に長く存在する場合はとくに注意が必要である。

**図50** 脂質性プラーク

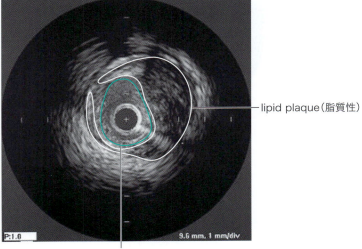

■ 石灰化プラーク（▶図51）

きわめて高エコー輝度で描出され，石灰化の後側は超音波が通過しないため黒く抜けてしまう（音響陰影：acoustic shadow）。

超音波の反射強度が急激に変化すると，反射波がカテーテルと石灰化病変で往復するときに石灰化病変部の後ろに等間隔に多重エコーが描出される（▶図51）。

石灰化が内腔に近い領域に存在している場合を浅在性（superficial），外膜に近い領域に存在している場合を深在性（deep）と表現する（▶図52）。

図51 石灰化プラーク①

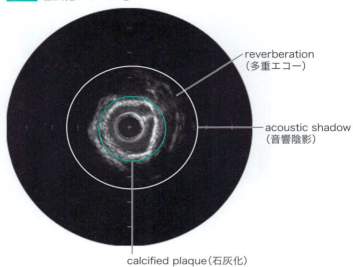

図52 石灰化プラーク②

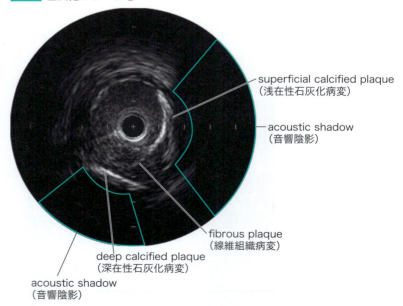

■ **アテネーテッドプラーク**（▶図53）
　低エコー輝度が描出されるが，病変部の後側が黒く抜けてしまう（音響陰影）。
　プラーク組織の脂質成分が超音波の乱反射により反射波が減衰することで病変部の後側が黒くぬけてしまう。
　長軸方向に長く存在する場合は末梢塞栓が起こる可能性があるので注意が必要である。

図53　アテネーテッドプラーク

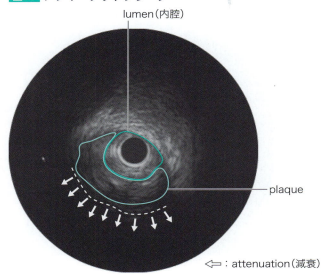

■ **血栓（thrombus）**（▶図54）
・塊状エコーとして描出されたり，内腔に凸になっていたりと，エコー輝度が周囲のプラークと異なるのが特徴である。
・プラークとの識別が困難なときは生理食塩水や造影剤でフラッシュすると血栓とプラークの識別がしやすい。
・血栓像は急性期では均一な低エコー輝度，時間経過すると不均一な高エコー輝度になり，その時期によりエコー輝度が変化する。

図54　血栓（thrombus）

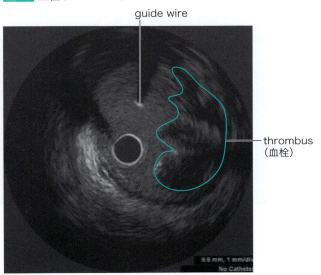

■潰瘍(ulceration)(▶図55)

急性冠症候群(ACS：acute coronary syndrome)のプラークラプチャーの痕跡であり，潰瘍形成として認められる。

プラークラプチャーにより抜け殻のような潰瘍が形成され，血流を認める二腔像やプラークの断裂像として描出される。

図55 潰瘍(ulceration)

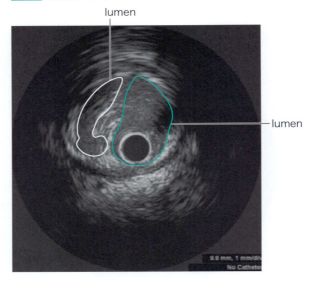

■解離(dissection)(▶図56)

血管内に亀裂が生じ，プラーク内に留まる場合を内膜解離(intimal dissection)，中膜に及ぶ解離を中膜解離(medial dissection)と表現する。一般的に内膜解離を亀裂(tear)，中膜解離を解離と表現する。

バルーン後，ステント留置後の両端エッジ近傍に発生する可能性が高いので注意が必要である。

図56 解離(dissection)

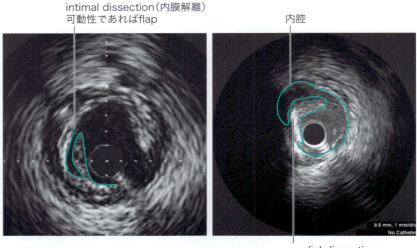

■血腫（hematoma）（▶図57）

解離により解離腔に流入した血液が盲端で溜まる状態。内腔外に血流エコーが見えない高輝度エコー像で描出される。

図57 血腫（hematoma）

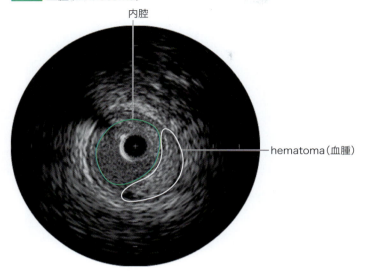

■ステント圧着不良（incomplete apposition）（▶図58）

ステントストラットと血管壁の間に血流エコーが描出される。ステント留置部位の中枢側と末梢側の血管径の差が大きい場合に圧着不良となる可能性がある。

図58 ステント圧着不良（incomplete apposition）

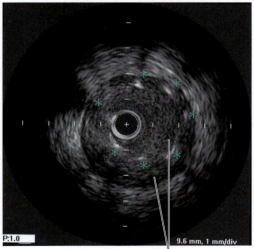

＊：ステントストラット

心臓カテーテル検査と治療

■逸脱(prolapse)(▶図59)
　ステントによって圧排されるべきプラークが，血管内腔方向に突出している様子である。

図59 逸脱(prolapse)

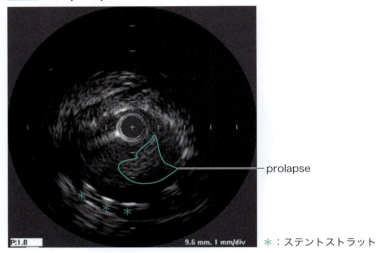

＊：ステントストラット

■実臨床でのIVUSの観察と臨床工学技士の役割
　PCI（percutaneous coronary intervention：心臓カテーテル治療）の現場でIVUSを利用する場合，術者（医師）がカテーテルを操作し，描出された画像に対し，臨床工学技士が前述したような病変部の特徴や血管内で起こっている事象について術者にリアルタイムに伝え，治療方法を共有することで円滑な治療ができる。
　IVUSで冠動脈内を観察する際は，通常，オートプルバックという方法を使って，冠動脈の末梢側から一定のスピード（0.5〜1秒）で引き抜きながら観察する。▶図60は，前下行枝のIVUSの像と冠動脈造影を示したものである。
　▶図60中Aは，ほぼ病変のない正常な部位から観察を始めている。＊印は冠静脈である。見える位置や見え方はさまざまな場合があり，冠動脈とは決して合流しないのが特徴で，動脈のような三層構造はない。矢印は心外膜である。冠動脈壁のカーブよりも大きなカーブを描き，心周期にひらひらと動くことが特徴である。末梢で心外膜の方向を確認することは，それぞれの分枝の出る方向や，造影に合わせて冠動脈の解剖を理解するうえで重要である。
　次に▶図60中Bでは，中隔枝が1時の方向から合流してくるようすが観察されている。前下行枝が心室間溝を走行し，そこから分岐する中隔枝は心室中隔方向に走行する。

### 図60 造影像からのIVUSオリエンテーション

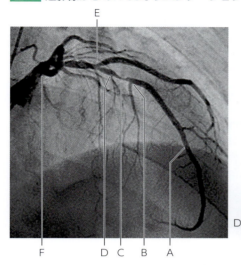
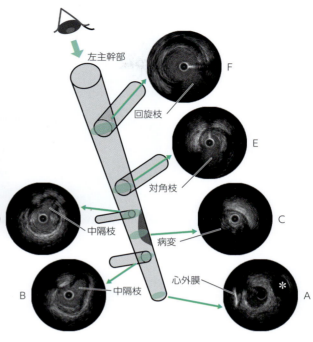

IVUSは血管遠位部から近位部に引き抜きながら血管を観察する。
画像構築のイメージとしては，自分自身が血管の中に立っていると想定すると，後歩きをしているような感じになる。

　また，体表面エコーで左心室が円形を呈するため，心外膜の対側よりも時計方向に回った位置に確認されることが多くある（▶図61）。このように，冠動脈の枝が合流するようすを言葉で表すために，IVUS画像を時計の針の方向に見立てて説明する。

　▶図60中Cは，狭窄のある病変部分の画像である。病変部は偏心性の病変（eccentric lesion）であり，180°以上の角度で線維性プラークが観察され，後方はエコー減衰（attenuation）を伴った，脂質に富んだプラークの存在が予想される。

　▶図60中DではBで見たような中隔枝が1時方向から合流している。

　さらに引いていくと▶図60中Eでは，対角枝の分岐が確認できる。対角枝は心外膜に対して反時計方向に位置している。これは側壁に沿って心表面を走行するためこのようにみえる。

　▶図60中Fでは，前下行枝と回旋枝の分岐する左主幹部の画像である。この血管造影の方向では，分岐部の正確な位置がわからないが，IVUSでは確実に分岐位置を確認できることが利点ともいえる。血管造影では角度を変えて撮影することで，枝の分岐を確認する必要があるが，IVUSを併用することで，枝の分岐位置を正確に捉えることができる。

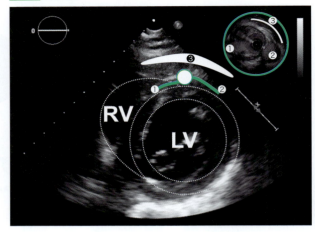

図61 体表面エコーをヒントにしたIVUS読影

①中隔枝
②対角枝
③心外膜

● 文 献
1) 森野禎浩, ほか 著: いまさら聞けないIVUS, メジカルビュー社, 2008.
2) 見目恭一 編: 臨床工学技士 イエローノート 臨床編, メジカルビュー社, 2013.
3) 遠田栄一 著: コンパクト超音波シリーズVol4 心臓アトラス, ベクトル・コア, 1995.
4) ITE(心血管インターベンション技師制度)講習会テキスト.

## まとめのチェック

### ■血管内超音波(IVUS)

| | | | |
|---|---|---|---|
| ☐☐ | 1 | IVUSの画像構築の方法を2種類述べよ。 | ▶▶ 1 機械走査式, 電子走査式 |
| ☐☐ | 2 | IVUSであつかう超音波の周波数帯域を述べよ。 | ▶▶ 2 20〜60 MHz |
| ☐☐ | 3 | 超音波の深達度と解像度の関係を述べよ。 | ▶▶ 3 周波数が高いほど近くのものは高い解像度で表示できるが, 深達度は低くなる。IVUSカテーテルの使い分けでも, 20〜30 MHzのカテーテルは四肢の血管で使用され, 冠動脈では40〜60 MHzのカテーテルを使用することが多い。 |
| ☐☐ | 4 | 硬い組織と軟らかい組織の判別はなにを基準にしているかを述べよ。 | ▶▶ 4 プラークを定性的に評価するにはプラークと外膜のエコー輝度を比較する。 |

小林俊博・鈴木頼快・山口敏和

# OCT/OFDI（光干渉断層撮影）

## | OCT/OFDIの原理 |

前項のIVUSが超音波を利用しているのに対し，OCT（optical coherence tomography）/OFDI（optical frequency domain image）：光干渉断層撮影は**光を利用した血管内イメージング装置**である。光は電磁波の1つであり，光のなかにも種類が存在する。われわれが一般的に光と認識しているものは可視光線であり，可視光よりも波長の短いものを紫外線，波長の長いものを赤外線という。

OCT/OFDIは，そのなかの**近赤外線（波長1,300 nm）**領域の光を用いている（▶図62）。

**図62** 電磁波の波長帯域

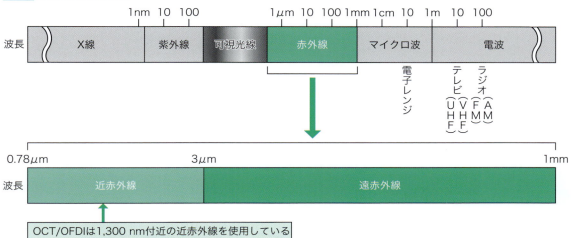

> **補足**
> ①**超音波**：縦波
> ②**電磁波**：横波

> **補足**
> ●電磁波の特徴
> ・反射，屈折，回折をする。
> ・波長が短い（周波数が高い）ほど直進性が強い。
> ・真空中の伝搬速度は光速（音波は真空中を伝搬しない）。
> ・媒質中を伝搬すると速度は遅くなる（音波は速くなる）。

心臓カテーテル検査と治療

循環器領域では，装置の販売名からセント・ジュード・メディカル社のものをOCT，テルモ社のものをOFDIとよぶが（▶図63），基本的な原理は両者ともFD-OCT（frequency-domain OCT）を採用している．以前はTD-OCT（time-domain OCT）とよばれるワイヤタイプのものが存在したが，現在は第2世代OCTとよばれるFD-OCT（カテーテルタイプ）のみが使用されている（▶図64）．

### 図63 OCT/OFDIの構造

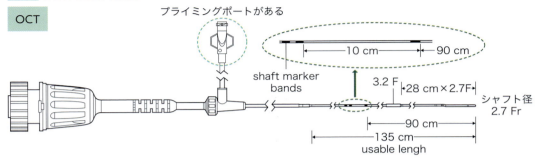

a Dragonfly™ optis™（セント・ジュード・メディカル社）

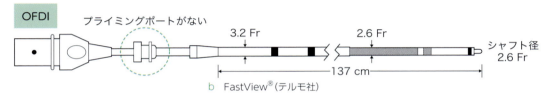

b FastView®（テルモ社）

### 補足

● FD-OCT

OCTの一方式．ブロードバンド（広帯域波長）光源の代わりに波長可変レーザを用い，検出器をマルチエレメント・スペクトロメータ（分光器）にすることで，干渉信号を光波の周波数信号として記録する手法．検出された周波数干渉信号をフーリエ変換することで，動脈組織内の異なる深さからの反射光強度を導き出す[1]．

### 図64 OCTの分類

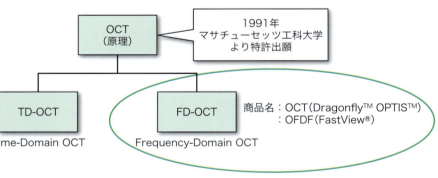

### 補足

● 波長と周波数の関係

$$\lambda = \frac{v}{f}$$

（$\lambda$：波長，$v$：伝搬速度，$f$：周波数）

$v$は光速の約$3.0 \times 10^8$（m/s）であるためOCT/OFDIの周波数は，
　$f = 3.0 \times 10^8$（m/s）$/1,300 \times 10^{-9}$
　$f = $ 約230 THzとなる．
IVUSは40〜60 MHz

## OCT/OFDIの手技の流れ（▶図65）

①ガイドワイヤを病変部に通過させる。
②OCT/OFDIのカテーテルをガイドワイヤに添わせて病変遠位部まで進める。
③ガイディングカテーテルから造影剤などを流すことで血液除去をする。
④OCT/OFDIのモニタで血液除去が良好に行えたことを確認し，画像収集（プルバック）を行う。

### 図65 手技の流れ

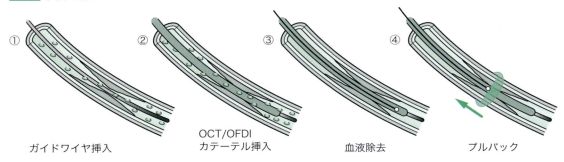

ガイドワイヤ挿入　　OCT/OFDIカテーテル挿入　　血液除去　　プルバック

## IVUSとOCT/OFDIの比較

両者は血管内を観察するイメージングモダリティであるが，イメージングソース（超音波，近赤外線）の違いにより，OCT/OFDIには次の特徴がある（▶図66）。

①**分解能**[*18]（解像度）が**IVUSより約10倍優れている**（顕微鏡レベル）。
②**組織侵達度**[*19]がIVUSの約1/10～1/5であり，カテーテル（光源）から遠い組織の観察はIVUSに比べ劣る。
③OCT/OFDIは**血液除去が必要**。IVUSは不要。

**用語 アラカルト**

\*18　分解能
隣接する2点間が識別できる最小距離。同義語：解像度。

\*19　組織侵達度
超音波ないし光が，組織の表面からどれくらいの深さまで届くのかの尺度。

### 図66 IVUSとOCT/OFDIのイメージ

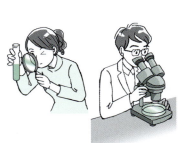

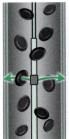
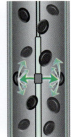

IVUSの分解能は虫眼鏡に例えられる。　OCT/OFDIの分解能は顕微鏡に例えられる。

IVUS　遠くの山までみえるが，木々のようすはわからない。

OCT/OFDI　近くの山の木々までみえるが，遠い山はみえない。

IVUS　超音波は赤血球を通過する。

OCT/OFDI　近赤外線は赤血球で乱反射，減衰する。

a　分解能（解像度）　　b　組織侵達度　　c　血液の影響

心臓カテーテル検査と治療

**表4 IVUS（40MHz）とOCT/OFDIのスペック比較**

| | IVUS (40 MHz) | OCT | OFDI |
|---|---|---|---|
| イメージングソース | 超音波 | 近赤外線 | 近赤外線 |
| 縦方向分解能（$\mu$m） | 100〜200 | 10〜20 | 10〜20 |
| フレームレート（fps） | 30 | 180 | 158 |
| プルバックスピード（mm/sec） | 0.5〜1.0 | 18〜36 | 5〜40 |
| 組織侵達度（mm） | 10 | 1〜2 | 1〜2 |
| スキャン径（mm） | 15 | 10 | 10 |
| 血液除去 | 不要 | 必要 | 必要 |

▶表4の特徴により，臨床で使用する際は，次のような画像および装置の性質を有するので覚えておきたい。IVUSは組織侵達度が高いため血管全体の評価が可能である。また，血液除去が不要であるため，リアルタイムの観察が可能である。一方，OCT/OFDIは組織侵達度が低いため，IVUSのような血管全体の評価は不得意である。しかし，解像度が高いため，内腔の詳細な情報や高解像度でのプラーク性状評価，ステントの留置直後および遠隔期の評価に優れている（▶表5）。

**表5 IVUSとOCT/OFDI画像および装置の性質**

| IVUS | OCT/OFDI |
|---|---|
| ・プラークの性状評価<br>・プラーク量の評価<br>・血管径（血管全体）の評価<br>・**ポジティブリモデリング**[20]の評価<br>・リアルタイムでの観察<br>　（容易な位置決め） | ・高解像度でのプラーク性状評価<br>・明瞭な内腔の形状評価<br>・確かな治療デバイスの評価<br>・血管内画像取得時間の短縮<br>　（プルバックスピードが速い） |

**用語アラカルト**

**＊20　ポジティブリモデリング**
動脈硬化にて血管内にプラークが生成された場合，内腔を得ようと血管自体（血管径）が拡大する代償作用。

**補足**

OCT/OFDIで用いる近赤外線は，血液中の赤血球に対して乱反射と減衰を起こす。OCT/OFDIは血液がある状態での画像化が困難であるため，血液除去をする必要がある。血液除去の方法は各施設でやり方があると思うが，造影剤もしくは造影剤と生理食塩水のハーフ，乳酸リンゲル液が一般的である。OCT/OFDIは血液除去中にプルバックを行い画像収集するが，血液除去をするということは，その間，冠動脈は虚血状態にあるということに注意しなければならない。

**補足**

2013年ESCガイドラインにて，OCT/OFDIはIVUSと同等の推奨レベルに定義された[3]。

## OCT/OFDIの正常血管画像

内膜・中膜・外膜と血管の3層構造が観察できる（▶図67）。

**図67** 正常血管

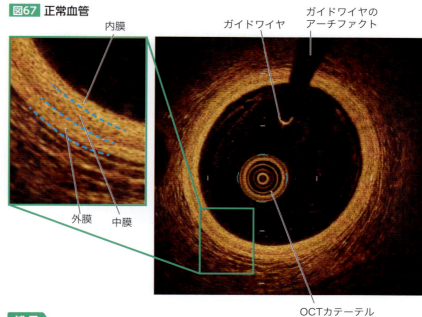

> **補足**
> ①内膜（intima）：高輝度層
> ②中膜（media）：低輝度層
> ③外膜（adventitia）：高輝度層

> **補足**
> ▶図67の正常画像は血液除去が比較的良好に行えた画像であるが，血液除去が不十分であると，▶図68のような画像となる。▶図68よりさらに血液除去が不良であると，内腔の評価はほとんど困難な画像となる。

**図68** 血液除去不良画像

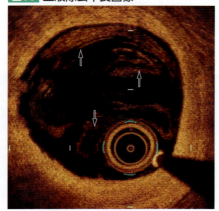

もやもやしたものが残留血液

> **補足**
> OCT/OFDIの画像を評価するうえで4つの項目がある。その項目の特徴を理解することで，組織性状を読み解くことができる。
> ①signal intensity：輝度
> ②attenuation：減衰
> ③edge sharpness：境界の明瞭さ
> ④texture（SD）：輝度の均一性

## OCT/OFDIのプラーク性状の画像

血管内イメージング装置として，内腔の評価に加え，プラーク性状評価はPCI（percutaneous coronary intervention：心臓カテーテル治療）のストラテージを決定するのに最も重要なものの1つである。補足に記した4つの項目に注目しながら，特

## 用語アラカルト

**＊21 脂質性プラーク (lipid plaque)**
脂質コア＊22を含んだプラークであり，PCI時に末梢塞栓の可能性を考慮するべきである。

**＊22 脂質コア (lipid core)**
多量の脂質成分を含んでおり，低輝度領域として描出される。背側の血管構造は減衰のため観察困難である。

**＊23 TCFA**
65μm未満の薄い線維性被膜と大きな脂質コア（血管周囲の1/2以上）を有するプラーク。プラーク破綻を引き起こしやすい不安定プラークと考えられ，急性冠症候群の責任病変に多数認められる。

**＊24 線維性プラーク (fibrous plaque)**
線維成分に富み，他のプラークと比較して安定したプラークといえる。ときに硬い場合もある。

徴的なプラーク性状の画像を示す。とくに脂質性プラーク＊21（▶図71，72）や薄い線維性被膜を有するプラーク（TCFA：thin-cap fibroatheroma）＊23（▶図73）は，PCI時に末梢塞栓のリスクが高いことを覚えておくとよい（▶図69，70）。

### 図69 線維性プラーク＊24画像

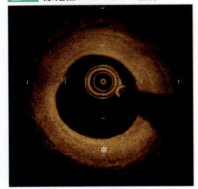

①輝度：高い　③境界：不明瞭
②減衰：少ない　④均一性：均一

### 図70 線維性プラークのシェーマ

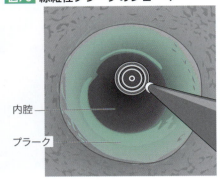

＊線維成分に富みプラークの輝度は高く均一な画像として摘出されるOCTシグナルの減衰が少ないため血管壁の観察ができる場合も多い。

### 図71 脂質性プラーク画像

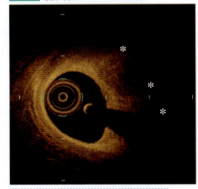

①輝度：低い　③境界：不明瞭
②減衰：多い　④均一性：均一

### 図72 脂質性プラークのシェーマ

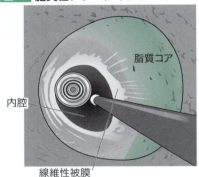

＊脂質成分に富み境界が不明瞭でプラーク内部は均一な低輝度領域として描出されるOCTシグナルの減衰のため血管壁の観察は困難である。

### 図73 薄い線維性被膜を有するプラーク（TCFA）画像

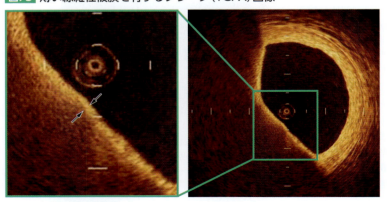

65μm未満の線維性被膜

①輝度：低い
②減衰：多い　　　　　　＋　65μm未満の線維性被膜
③境界：不明瞭　　　　　　　血管周囲の1/2の脂質コア
④均一性：均一

（赤阪隆史，鈴木孝彦 監修：血管内OCTイメージング用語集，p.32，ブイツーソリューション，2009.より引用）

> **補足**
>
> 前項のIVUSで述べられているが，IVUSは石灰化の背側はシャドーを引いてしまい評価が難しい。しかし，OCT/OFDIは石灰化の背側を描出できるので，石灰化の厚みや分布の評価が可能である。厚みがわかることで，後項にでてくるロータブレータの適応の有無の判別や，切削状況などの治療方針決定に役立つ。

図74 石灰化プラーク画像

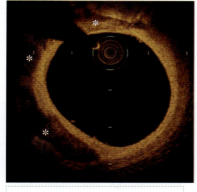

①輝度：低い　③境界：明瞭
②減衰：少ない　④均一性：不均一

図75 石灰化プラークのシェーマ

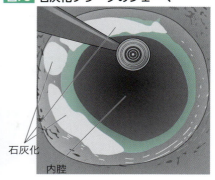

図76 赤色血栓画像

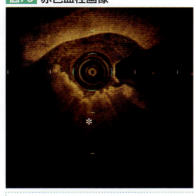

①輝度：低い（表面は高い）
②減衰：多い　＋　内膜表層から内腔に突出
③境界：不明瞭　　　表面粗雑
④均一性：均一

図77 赤色血栓のシェーマ

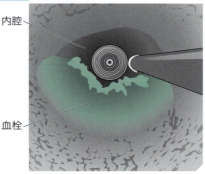

> **補足**
>
> ●解離（dissection）
>
> 解離はいわゆる血管が傷ついた状態であり，手技のさまざまな場面で生じる可能性がある。ガイディングカテーテルから造影剤を打ち込むときやガイドワイヤ挿入時，バルーン（balloon）拡張，ステント留置時などで起こりうる。軽度のものは経過観察で修復されることもあるが，重度の場合は急性冠閉塞の引き金になることもあるので，ステント留置などのさらなる処置が必要となる。

図78 解離の画像

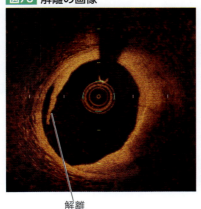

解離

図79 解離のシェーマ

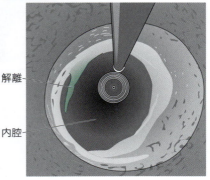

## OCT/OFDIのステント画像

OCT/OFDIはプラーク性状のほかに，PCIで用いられたステントを評価するうえでも欠かせないモダリティーである。ステントの拡がりや血管壁への圧着

性，動脈硬化の進行に伴う内膜増殖の有無などを高解像度で画像化することで，手技や治療計画（薬剤の投与期間など）の手助けとなる．IVUSの解像度ではOCT/OFDIまでの詳細な評価はできない．

**補足**

①**ステントの圧着性**：stent apposition
②**ステントの血管壁不完全圧着**：incomplete stent apposition (ISA) malapposition, incomplete apposition

#### 図80 ステント留置直後の画像

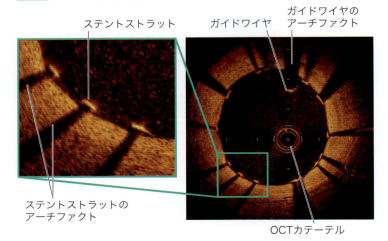

### ステントの血管壁不完全圧着（ISA）（▶図81, 82）

ステントの圧着不良（血管内腔とステントに隙間が生じた状態）はステント血栓症の要因の1つとなりうるため，ステント留置後にしっかりと評価を行うべきである．圧着を評価するうえで画像の特徴を理解しておく必要がある．

#### 図81 ステントの血管壁不完全圧着画像

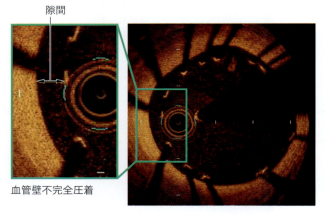

#### 図82 ステントの血管壁不完全圧着のシェーマ

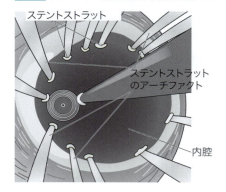

## ステントストラット圧着の評価方法

▶図83の画像では，ステントストラットが圧着していないように見えるが，実際のステントには金属の厚みがあり，しっかりと圧着している。ステントの評価をするときは，次のことを理解したうえで計測することが望ましい。

**補足**

ISAの定義に関しては諸説あるが，最近の文献では，ストラット厚約80μmのステント留置後の画像で，ストラット中心から血管壁までが380μm以下（実際に浮いている隙間は約300μm程度）であれば，遠隔期に内皮がストラットを覆い，ステント血栓症のリスクが低減されることが示唆されている[4]。

**図83 ステントストラットの圧着の評価方法**

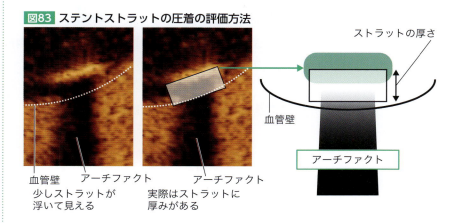

血管壁  
少しストラットが浮いて見える  
アーチファクト  
アーチファクト  
実際はストラットに厚みがある  
ストラットの厚さ  
血管壁  
アーチファクト

## ステント再狭窄（内膜増殖）

ステントの再狭窄でみられる内膜増殖には，増殖したプラーク（新生内膜）の成分によってさまざまな画像を呈する。ここに代表的なものをあげる（▶図84）。

**図84 新生内膜組織構造の画像**

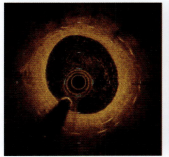　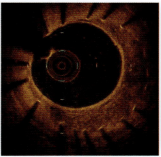　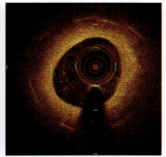

a　homogeneous（均一）　　b　heterogeneous（不均一）　　c　layered（層状）

a　homogeneous：組織構造が均一であり，安定した組織である。b，cと比較して薬剤溶出バルーンの反応は不良といわれている。

b　heterogeneous：組織構造が不均一であり，低輝度のプラークの中に高輝度のプラークが点在している。低輝度な領域は**プロテオグリカン**[*25]が豊富であるといわれている。POBA（plain old balloon angioplasty：バルーン拡張術）単独も比較的良好な拡張が得られる。また，薬剤溶出バルーンの反応は良好であるといわれている。

c　layered：組織構造が層状であり，低輝度な領域はプロテオグリカン，血栓，炎症細胞の3つのいずれかであるといわれている。POBA単独も比較的良好な拡張が得られる。また，薬剤溶出バルーンの反応は良好であるといわれている。

**用語アラカルト**

*25　**プロテオグリカン**　多糖類を含むタンパク質であり，細胞の保護や細胞間をつなぎ合わせるセメントの役割を担っている。

## IVUSとOCT/OFDIの計測結果の違い

IVUSとOCT/OFDIでは同一部位を計測したとしても計測値に若干の違いがあることを知っておきたい（▶図85）。Kuboらによれば，OCTの計測値が真値（模擬血管）にちかく，IVUSはOCTより計測値が大きくなった。では，OCT/OFDIのほうが正確でいいのではないかと考えるが，OCT/OFDIは歴史が浅く，IVUSは歴史が長い。術者は昔からIVUSを使用し，その計測でPCIの方法を決めてきた。IVUSに慣れた者は，OCT/OFDIの計測値に違和感を覚えることがあるかもしれない。実臨床においては，その違いを知ったうえで，OCT/OFDIの計測に挑んで戴きたい。

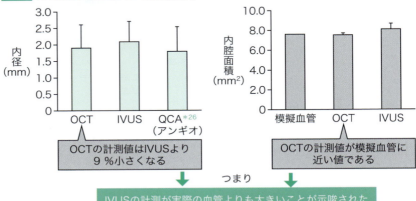

図85 IVUSとOCT/OFDIの計測差異

（Kubo, et al.: J Am Coll Cardiol Img, 6: 1095-104, 2013.より改変引用）

**用語アラカルト**
*26 QCA (quantitative coronary angiography)
定量的冠動脈造影法のこと。冠動脈造影を用いて冠動脈狭窄の径や長さをコンピュータで定量的に計測する方法。

● 文献
1) 赤阪隆史, 鈴木孝彦 監: 血管内OCTイメージング用語集, 星雲社, 2009.
2) 見目恭一 編: 臨床工学技士　先手必勝！弱点克服完全ガイド, メジカルビュー社, 2015.
3) Montalescot G, Sechtem U, Achenbach S, et al.: 2013 ESC guidelines on the management of stable coronary artery disease: the Task Force on the management of stable coronary artery disease of the European Society of Cardiology. Eur Heart J, 34(38): 2949-3003, 2013.
4) Inoue T, et al.: Impact of strut-vessel distance and underlying plaque type on the resolution of acute strut malapposition: serial optimal coherence tomography analysis after everolimus-eluting stent implantation. Int J Cardiovasc Imaging, 30(5): 857-865, 2014.
5) Kubo T, Shimamura K, Ino Y, et al.: Superficial Calcium Fracture After PCI as Assessed by OCT. JACC Cardiovasc Imaging, 8(10): 1228-1229, 2015.
6) Gonzalo N1, Serruys PW, Okamura T, et al.: Optical coherence tomography patterns of stent restenosis. Am Heart J, 158(2): 284-293, 2009.
7) Hosoki, et al.: ACC, 2517:589, 2011.
8) Tada T, Kadota K, Hosogi S, et al.: Association between tissue characteristics assessed with optical coherence tomography and mid-term results after percutaneous coronary intervention for in-stent restenosis lesions: a comparison between balloon angioplasty, paclitaxel-coated balloon dilatation, and drug-eluting stent implantation. Eur Heart J Cardiovasc Imaging, 16(10): 1101-1111, 2015.
9) Kubo T, Tanaka A, Kitabata H, et al.: Application of optical coherence tomography in percutaneous coronary intervention. Circ J, 76(9): 2076-2083, 2012.
10) Terashima M, Rathore S, Suzuki Y, et al.: Accuracy and reproducibility of stent-strut thickness determined by optical coherence tomography. J Invasive Cardiol, 21(11): 602-605, 2009.
11) Kubo T, Akasaka T, Shite J, et al.: OCT compared with IVUS in a coronary lesion assessment: the OPUS-CLASS study. JACC Cardiovasc Imaging, 6(10): 1095-1104, 2013.
12) 及川裕二 編: これから始めるPCI, メジカルビュー社, 2013.

## まとめのチェック

### ■OCT（光干渉断層撮影）/OFDI（光周波数領域断層撮影）

| | | 問題 | | 解答 |
|---|---|---|---|---|
| ☐☐ | 1 | OCT/OFDIはなにを使ったイメージング装置か，また，波長はどれくらいか述べよ。 | ▶▶ 1 | 近赤外線，1,300nm |
| ☐☐ | 2 | 電磁波は何波か述べよ。 | ▶▶ 2 | 縦波 |
| ☐☐ | 3 | 波長と周波数の関係式について述べよ。 | ▶▶ 3 | $\lambda = v/f$（$\lambda$：波長，$v$：伝搬速度，$f$：周波数） |
| ☐☐ | 4 | 第二世代のOCTはなにか述べよ。 | ▶▶ 4 | FD-OCT |
| ☐☐ | 5 | OCTの分解能（解像度）はIVUSの約何倍か述べよ。 | ▶▶ 5 | 10倍 |
| ☐☐ | 6 | OCTの組織侵達度はIVUSの約何倍か述べよ。 | ▶▶ 6 | 1/10〜1/5倍 |
| ☐☐ | 7 | IVUSとOCT/OFDIで血液除去が必要なのはどちらか述べよ。 | ▶▶ 7 | OCT/OFDI |
| ☐☐ | 8 | IVUSとOCT/OFDIでプルバックスピードの速い装置はどちらか述べよ。 | ▶▶ 8 | OCT/OFDI |
| ☐☐ | 9 | IVUSとOCT/OFDIでリアルタイムの観察に適した装置はどちらか述べよ。 | ▶▶ 9 | IVUS |
| ☐☐ | 10 | 血管の3層構造とOCT/OFDIでのそれぞれの輝度について述べよ。 | ▶▶ 10 | 内側から内膜（高輝度），中膜（低輝度），外膜（高輝度） |

心臓カテーテル検査と治療

## まとめのチェック

| | | | |
|---|---|---|---|
| ☐☐ | 11 | OCT/OFDIのプラーク性状を表す4つの特徴について述べよ。 | ▶▶ 11 輝度，減衰，境界の明瞭さ，輝度の均一性 |
| ☐☐ | 12 | IVUSとOCT/OFDIで石灰化の厚みを計測できるのはどちらか述べよ。 | ▶▶ 12 OCT/OFDI |
| ☐☐ | 13 | TCFAにおける繊維性プラークの厚みの定義について述べよ。 | ▶▶ 13 65μm未満 |
| ☐☐ | 14 | IVUSとOCT/OFDIで血管径の計測により適した装置はどちらか述べよ。 | ▶▶ 14 IVUS |
| ☐☐ | 15 | IVUSとOCT/OFDIでステントの計測により適した装置はどちらか述べよ。 | ▶▶ 15 OCT/OFDI |
| ☐☐ | 16 | IVUSとOCT/OFDIで同一血管を計測した場合，計測結果が大きくなるのはどちらの装置か述べよ。 | ▶▶ 16 IVUS |

村澤孝秀・小寺　聡

# FFR（冠血流予備量比）の測定とiFR（瞬時血流予備能）の測定について

## FFRとは

　FFR（fractional flow reserve）は，冠動脈狭窄によって血流がどのくらい障害されているかを表す指標である。圧センサ付きガイドワイヤを用いて狭窄の遠位部および近位部の血圧を測定し，血圧の比からFFRを算出する（▶図86）。FFRでは狭窄の程度を正確に評価できるため，急速に普及してきている。

【例】FFR 0.75とは，狭窄が存在しない場合と比較して，血流が25 %低下していることを意味する。

- FFRが0.75以下：虚血あり
- 0.75～0.8　　：境界域
- 0.8以上　　　：正常範囲

**図86** FFR

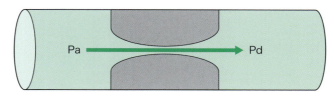

$$FFR = \frac{Pa}{Pd}$$

*Pa*：大動脈圧（狭窄近位部圧）
*Pd*：狭窄遠位部圧

### 補足

● なぜ血圧を測定すると血流量がわかるのか？

　血圧の測定でなぜ血流量を推定できるのか疑問に思う人がいると思う（私は疑問だった）。理論的な背景を説明する。
　高校で勉強したオームの法則を利用する。$V = RI$（$V$は電圧，$R$は抵抗，$I$は電流）を覚えているだろうか。なんとか思い出してほしい。心臓の血管にもオームの法則を応用することができる。心臓の血管では$V = RI$の$V$は血圧（$P$），$R$は血管抵抗，$I$は血流量（$Q$）になる。式を変形すると$I = \frac{V}{R}$（$Q = \frac{P}{R}$）になる。心臓の循環モデルを▶図87に示す。

$$Q\ normal = \frac{Pa - Pv}{R}$$

（正常時の血流は大動脈と静脈圧の圧格差に比例し，心筋末梢血管抵抗に反比例する）

$$Q\ stenosis = \frac{Pd - Pv}{R}$$

（狭窄部の血流は狭窄部遠位圧と静脈圧の圧格差に比例し，心筋末梢血管抵抗に反比例する）

この場合のRは末梢血管の抵抗である。

$$FFR = \frac{Q\ max\ stenosis}{Q\ max\ normal} = \frac{\frac{Pd-Pv}{R}}{\frac{Pa-Pv}{R}}$$

$$= \frac{Pd-Pv}{Pa-Pv}\ (微小血管抵抗は同一なので消去できる)$$

$$= \frac{Pd}{Pa}\ (静脈圧は動脈圧に比べて小さいのでPvが無視できる)$$

これで血流比＝血圧比となる。

### 図87 心臓の循環モデル

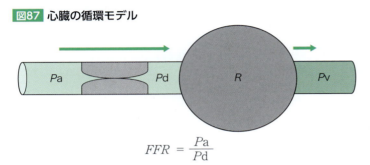

$R$：心筋末梢血管抵抗
$Pv$：中心静脈圧

### 補足

● なぜ最大冠拡張が必要か？

　FFRを測定するときに，ハンプ®や塩酸パパベリンやシグマート®などの薬剤を使用する。センサで冠動脈の血圧を測るだけであれば，薬物を使用する必要はないのではないかと思った人はいないであろうか？　薬物を使用して最大冠拡張を行う理由を説明する。

　冠動脈は自動調整能があり，末梢血管抵抗を調整することで血流を一定に保つことができる。言い換えると，冠動脈の自己調節能があると冠内圧と冠血流は比例しない（▶図88）。FFRを測定する際には，薬物を使用して最大冠拡張を行うことで自己調整能を一時的に消失させ，冠内圧と冠血流が比例する状況をつくる必要がある。

### 図88 冠内圧・冠血流関係

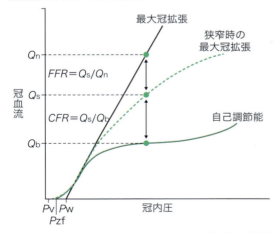

(ST. Jude Medical 資料より引用)

### FFRの有用性

血管造影の狭窄度だけでは心筋虚血の評価が困難であり，PCI（percutaneous coronary intervention：経皮的冠動脈インターベンション）の適応を正確に判断できないことが知られている。血管造影の狭窄をもとにPCIを行っても治療成績が向上しないことが報告された（COURAGE試験：▶図89）。一方で，**FFRガイドにPCIを行うと治療成績が向上することが報告されている（FAME2試験：▶図90）**。PCIの適応を判断するうえでFFRは非常に有用な指標である。

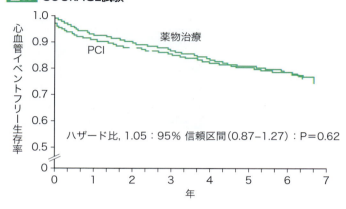

図89 COURAGE試験[1]

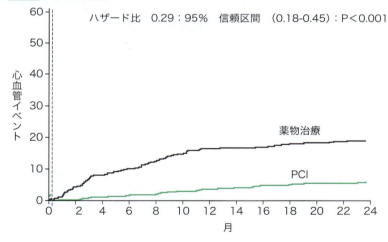

図90 FAME2試験[2]

#### ■COURAGE試験

狭心症に対するPCIの有効性を検討した有名な臨床試験。2,287人の安定狭心症の患者をPCIと薬物治療に無作為に割り付けた。約5年間追跡し，死亡や心筋梗塞の発症数を比較した。予想に反して，PCIと薬物治療のイベント発症の差はまったく認めなかった（PCI群19.0 %，薬物治療群18.5 %）。この試験の結果から，安定狭心症に対するPCIの適応に疑問が投げかけられた[1]。

---

**補足**

●FAME2試験

FAME1試験では，血管造影のみとFFRガイドのPCIの比較が行われ，FFRガイドのPCIのほうが，血管造影のみのPCIより，死亡，心筋梗塞の発症が有意に少ないことが示された。その後，FAME2で狭心症に対するFFRガイドのPCIの有効性が検討された。888人の安定狭心症の患者（FFR 0.8以下）を薬物治療とPCIに無作為に割り付けた。約2年間追跡し，死亡，心筋梗塞，緊急血行再建の発症数を比較した。COURAGE試験と異なり，FAME2試験では，PCI群が薬物治療群より明らかに心血管イベントが少なかった（PCI群 8.1 %，薬物治療群19.5 %）。この試験の結果から，FFRガイドのPCIが普及するようになった[2]。

| **実際の症例** |

　40歳代，男性。胸痛があり，冠動脈造影検査を施行した。造影検査で左前下行枝，左回旋枝，右冠動脈の3枝ともに75％の狭窄があり，胸痛の責任病変を決定するためFFRを施行した（▶図91）。FFRで左前下行枝および左回旋枝が責任病変と考えPCIを施行した。PCI後，胸部症状は改善した。右冠動脈は薬物治療を継続している。

図91　実際の症例

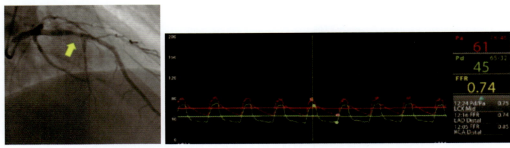

a　左前下行枝

左前下行枝の中間部（#7）に75％狭窄あり。FFR 0.74と低下を認めた。

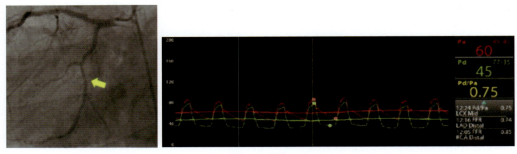

b　左回旋枝

左回旋枝の中間部（#13）に75％狭窄あり。FFR 0.75と低下を認めた。

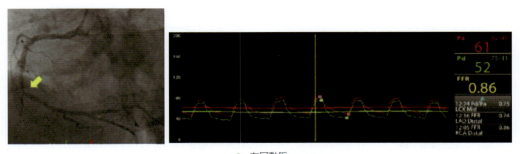

c　右冠動脈

右冠動脈に中間部（#2）に75％狭窄あり。FFR 0.86と低下を認めなかった。

### FFRを測定するための準備

FFRを測定するためには，プレッシャーワイヤ（もしくはカテーテル）と測定装置，そしてポリグラフなどの血圧が入出力できる装置が必要である。

次に接続の簡略図を示す（▶図92）。

図92 FFR測定のために必要な準備

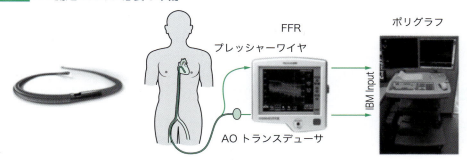

IBM：Invasive Blood Pressure

(St. Jude Medical資料より引用)

#### ■pressure wire（プレッシャーワイヤ）

ガイドワイヤに小さなセンサを搭載し，そのセンサにより圧力が測定される。このようなワイヤをプレッシャーワイヤとよぶ（▶図93）。

図93 半導体方式のプレッシャーワイヤ

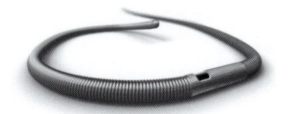

(Pressure wire™, Aeris™：St.Jude Medical資料より引用)

圧力を感知する方式として，半導体方式（▶図93）と光ファイバ方式（▶図94）がある。

半導体方式は無線システムが可能なことなどがメリットとしてあげられる。光ファイバ方式は半導体方式と比べると，温度変化や水分の影響を受けにくいことから，ドリフト[*27]しにくいことがメリットにあげられる（▶表6）。

図94 光ファイバ方式のプレッシャーワイヤ

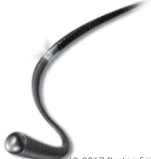

(© 2017 Boston Scientific Corporation or its affiliates. All rights reserved.より引用)

**用語アラカルト**
*27 ドリフト
圧波形が安定せず正しい数値がでないこと。

### 表6 圧力センサ方式によるメリット・デメリット

| 圧力センサ方式 | メリット | デメリット |
|---|---|---|
| 半導体 | 無線方式 | ドリフトしやすい |
| 光ファイバ | ドリフトしにくい | 無線化が難しい |

#### ■圧力トランスデューサ付カテーテル（▶図95）

　モノレールのカテーテルに圧力センサ（光ファイバ）が搭載されている。使用の際にはガイドワイヤを別途準備する必要がある。プレッシャーワイヤと比較すると圧力センサ部がカテーテルのため太くなるが，測定後にワイヤを引き抜かなくてよいので，そのまま再度測定することが容易であることや，別の手技（IVUS[*28]など）に移行しやすいこともメリットにあげられる。

用語アラカルト
*28　IVUS
血管内超音波のこと。

#### 図95 圧力トランスデューサ付カテーテル

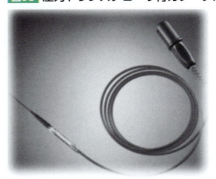

（ACIST社資料）（許可を得て掲載）

#### ■測定装置

　測定装置は，カテーテルから得られた大動脈圧とプレッシャーワイヤで得られた圧力からFFR値を計算し，表示させる機器である。
　そのため，機器に大動脈圧を入力することが必要となるが，入力方法としては直接ケーブルなどで入力する方法や無線で信号を飛ばす方法がある。また測定装置，プレッシャーワイヤとも現在5つのメーカーから販売されており，測定装置に接続できるのはそれぞれのワイヤのみである（▶表7）。

#### 図96 QUANTIEN™（St.Jude Medical™社）

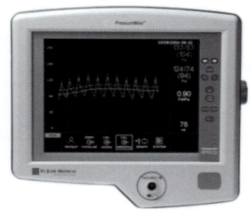

（St.Jude Medical資料より引用）
（許可を得て掲載）

#### 図97 RXi™ Console®（ACIST®）

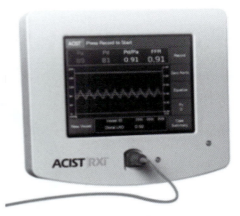

（ACIST社資料より引用）
（許可を得て掲載）

**表7** 日本で承認されているFFR

| カテーテル名称 | Aeris™ (St.Jude Medical) | Verrata® (VOLCANO) | Comet™ (Boston Scientific) | OptoWire® (ゼオンメディカル) | Navvus™ Catheter (ACIST) |
|---|---|---|---|---|---|
| カテーテルタイプ | ガイドワイヤ | ガイドワイヤ | ガイドワイヤ | ガイドワイヤ | 圧力トランスデューサ付カテーテル |
| カテーテル写真 | | | | | |
| 圧センサ | 半導体 | 半導体 | 光ファイバ | 光ファイバ | 光ファイバ |
| 接続機器 | | | | | |
| 特徴 | 無線方式 | iFRの測定 IVUSと同機 | ドリフトしにくい IVUSと同機 | ドリフトしにくい | ドリフトしにくい カテーテル型 |

## | 最大拡張のための薬剤 |

冠微小血管を最大に拡張させるためには，

**①塩酸パパベリン**
**②ATP（アデノシン三リン酸）**

などを冠動脈内，もしくは経静脈で投与する必要がある。
一般的に使用されている量を▶表8に示す。

**表8** 冠拡張薬の種類と投与量，副作用について

| 薬剤 | 投与経路 | LCA投与量（左冠動脈） | RCA投与量（右冠動脈） | 副作用 |
|---|---|---|---|---|
| 塩酸パパベリン | 冠動脈内投与 | 12 mg | 8 mg | TdP[*29]，心室細動など |
| ATP/アデノシン | 冠動脈内投与 | 30～50 μg | 20～30 μg | 房室ブロックなど |
| ATP/アデノシン | 経静脈投与 | 140 μg / kg / 分 | | 房室ブロックなど |

**用語** アラカルト

**＊29 TdP**
トルサード ド ポワンツ
torsades de pointesの略称で不整脈の一種。心電図上では，多形性な心室頻拍を示し，突然死の原因でもある。

### ■冠拡張薬使用時の注意点
### 【薬によるもの】
### ①塩酸パパベリン

副作用としてQT延長により心室性の不整脈（TdP，心室細動）を起こすことがある。発生率としては1/200～300例とされる。

### ②ATP/アデノシン

副作用として一過性の房室ブロックを引き起こすことがある。また，気管支喘息既往の患者や重度の閉塞性肺疾患の患者では症状の増悪を引き起こすことや，カフェイン摂取によりATPの効果が薄れる（拮抗される）ことがある。

【カテテルによるもの】

冠動脈内に冠拡張薬を投与する際には，カテーテルに**サイドホール**[*30]が付いていないことが望ましい(投与時にサイドホールより薬が流れ，冠動脈内の濃度が保たれないため)。

経静脈投与時はできる限り，中心に近い静脈より投与しないと冠拡張までに時間がかかるだけでなく，十分な拡張が得られない可能性がある。

## FFR測定の実際

FFR測定のための手順を示す。

①プレッシャーワイヤの入っているケースに生理食塩水を満たし，プレッシャーワイヤを十分に浸す(▶図98)。

②安定した水平な場所に置き，キャリブレーション(0点補正)を行う(▶図98)。

**図98** FFRワイヤのキャリブレーション

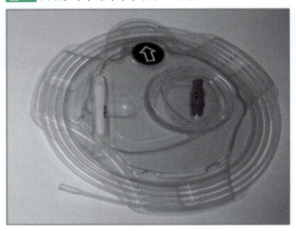

(Pressure wire™, Aeris™：
St.Jude Medical 社)
(許可を得て掲載)

③カテーテルの中にプレッシャーワイヤを進め，カテーテルの先端よりセンサ部(不透過部分)がでたところで止め(▶図99)，カテーテルの圧(Pa)とワイヤの圧(Pd)の**イコライズ**[*31]を行う。

**図99** イコライズの際のカテーテル先端とプレッシャーワイヤの位置

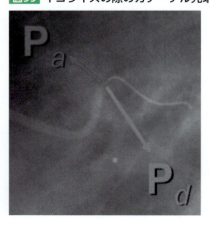

イコライズにより $\frac{Pd}{Pa} = 1.0$ になることを確認する。

---

**用語アラカルト**

*30 サイドホール
カテーテルの先端だけでなく，横(サイド)にも穴が開いていること。冠動脈の入口部に狭窄があるときに使用する。

**用語アラカルト**

*31 イコライズ
(ノーマライズ)
それぞれの圧を揃えること。

> **補足**

FFRは $\frac{Pd}{Pa}$ で表示されるため，病変がない部分（入口部，大動脈）では圧力低下がないので1.0になる（▶図100）。

**図100** イコライズ画面

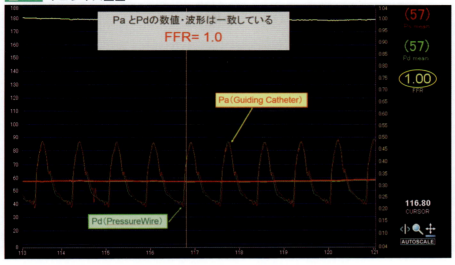

④病変部をワイヤでこえ，できる限り遠位部まで進める（▶図101）。

**図101** 病変部の遠位部にワイヤを通す

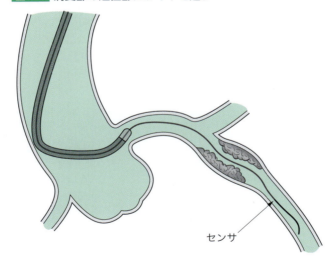

⑤拡張誘発剤を用い，冠拡張させる。
〔「最大拡張のための薬剤」項（141ページ）を参照〕

⑥薬剤の効果により, $\frac{Pd}{Pa}$（FFR）の値が1.0から次第に下がりはじめる。最小まで下がりきった値を最大拡張図時のFFR値と記録する（▶図102）。

図102 最大拡張時のFFR

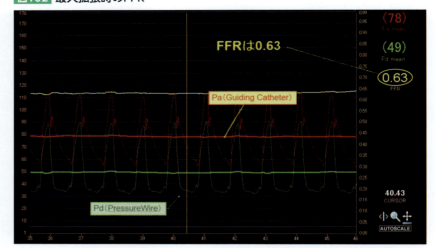

⑦ワイヤを引き抜き再びカテーテル先端で$\frac{Pd}{Pa}$（FFR）が1.0になることを確認し, 手技が終了となる。

### その他のモダリティとの比較

CAGはQCA[*32]を用いることで冠動脈狭窄の評価が可能である。また, IVUSでは血管壁（内部）の状態を断面画像で評価できる。

しかし, QCAやIVUSは形態学的な評価のみであり, 生理学的なパラメータは評価されていない。▶表9にそれぞれのメリットとデメリットを示す。

**補足**

引き抜いて1.0にならない場合, ドリフトが起きている。±3％までは許容されるが, それ以上のドリフトやFFRを測定してボーダーライン（FFR：0.76〜0.79）の場合は再測定を行うことが望ましい。

**用語アラカルト**
*32 QCA
quantitative coronary angiographyの略。定量的冠動脈造影法のこと。

表9 それぞれのモダリティのメリット・デメリット

|     | メリット | デメリット |
| --- | --- | --- |
| QCA | 再現性がある<br>追加用具が不要<br>安全 | 正確に評価できる病変が限られている<br>対象部が正常でないこともある<br>生理学的なパラメータは考慮されていない<br>測定誤差がある<br>側副血行路が考慮されない |
| IVUS | 内腔と外弾性板の境界を正確に評価<br>プラーク性状の把握<br>ステント留置の正確な評価 | 正確に評価できない病変（高度石灰化など）がある<br>生理学的なパラメータは考慮されていない<br>測定誤差がある<br>側副血行路が考慮されない |
| FFR | 再現性がある<br>狭窄の部位, 個数, 性状に評価を妨げられない<br>生理学的なパラメータも考慮される<br>側副血行路も考慮される | 追加用具が必要<br>薬物付加が必要 |

### iFR（瞬時血流予備能）について

iFRとは, instantaneous（即座の, 瞬時の）flow reserveの略で, 安静時のwave free period[*33]における狭窄前後の瞬時圧の比のことである[3]。安静時で測定するため, 薬剤による副作用などがなくなり安全であることや, 手技時間の短縮ができることなどがメリットである。

**用語アラカルト**
*33 wave free period
心周期において抵抗が一定で最小になる時相のこと（▶図103）。

FFRと同様の手技で測定ができ，薬剤が不要であることや安静時の5心拍で計測が可能であることなどの利点がある。また，カットオフ（陽性判定）値はFFRと異なり0.86である（▶表10）。

### 表10 FFRとiFRの違い

|  | FFR | iFR |
|---|---|---|
| 概念 | 心筋血流予備能 | 冠動脈血管抵抗 |
| 期間 | 全心周期 | 拡張期の一部 |
| 計測条件 | 最大冠拡張状態 | 安静時 |
| 虚血のカットオフ値 | ＜0.75 | ＜0.89 |

### 図103 wave free period[3]

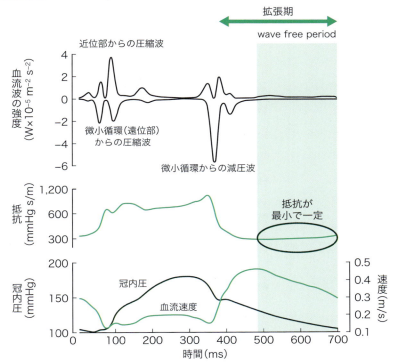

### ■iFRを測定するための準備

　iFRを測定するためには，専用のプレッシャーワイヤ（Verrata®：▶図104）と専用の装置（s5x™：▶図105）が必要である。

### 図104 Verrata®（VOLCANO社）

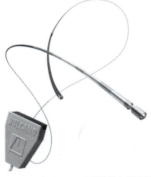

### 図105 s5x™（VOLCANO社）

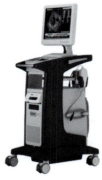

（VOLCANO社資料より引用）
（許可を得て掲載）

## | FFRにおけるおもなトラブルと対処方法 |
### ■トラブル事例

#### ①ドリフトが起きてしまい正しい評価ができない。

【対処方法】

　コネクタ部分の水滴付着や，微小な気泡がセンサに付くとドリフトしやすくなるといわれている。対策としてはコネクタの部分を慎重に取り扱う，センサ部を軽く叩くなどがあげられる。

#### ②ATPを静脈より持続投与しているが最大拡張が得られない。

【対処方法】

　ATPを静脈より持続的に投与する場合には，半減期が10〜15秒と非常に短いので，静脈ラインの針が細い，末梢血管である，などのときは抵抗がかかりすぎて薬剤が上手く投与されていないことがある。このような場合は，ATPを後押しするために輸液ポンプなどを用いて流量を増やすと薬剤の効果が得られやすくなる。

#### ③最大拡張薬で塩酸パパベリンを使用していたらTdpや心室細動が起きた。

【対処方法】

　ポリグラフなどのモニタで12誘導心電図を注意深く観察すること，そして不整脈が誘発された際にはすぐに停止できるように除細動器を用意しておくことが必要である。

### ● 文 献
1) Boden WE, O'Rourke RA, Teo KK, et al.: Optimal medical therapy with or without PCI for stable coronary disease. N Engl J Med, 356(15): 1503-1516, 2007.
2) De Bruyne B, Fearon WF, Pijls NH, et al.: Fractional flow reserve-guided PCI for stable coronary artery disease. N Engl J Med, 371(13): 1208-1217, 2014.
3) Sen S, Escaned J, Malik IS, et al.: Development and validation of a new adenosine-independent index of stenosis severity from coronary wave-intensity analysis: results of the ADVISE (Adenosine Vasodilator Independent Stenosis Evaluation) study. J Am Coll Cardiol, 59(15): 1392-1402, 2012.

## まとめのチェック

### ■FFR（冠血流予備量比）の測定とiFR（瞬時血流予備能）の測定について

| | | |
|---|---|---|
| ☐☐ 1 | FFRとはなにか述べよ。 | ▶▶ 1 冠動脈狭窄によって血流がどのくらい障害されているかを表す指標。狭窄遠位部と近位部の血圧の比で算出される。 |
| ☐☐ 2 | FFR 0.5の狭窄病変は何%血流が低下しているか述べよ。 | ▶▶ 2 50％低下 |
| ☐☐ 3 | FFRはなぜ有用か述べよ。 | ▶▶ 3 心筋虚血が冠動脈造影より正確に評価できるから。 |
| ☐☐ 4 | FFRの正常値はいくつ以上か述べよ。 | ▶▶ 4 0.8以上（0.75〜0.8は境界域） |
| ☐☐ 5 | FFRを測定するために必要な機器を述べよ。 | ▶▶ 5 プレッシャーワイヤ（もしくはカテーテル），測定装置，ポリグラフ |
| ☐☐ 6 | プレッシャーワイヤとはどのようなものか述べよ。 | ▶▶ 6 ガイドワイヤに小さなセンサを搭載し，そのセンサにより圧力が測定できるもの。 |

☐☐ 7 半導体方式と光ファイバ方式のそれぞれのメリット・デメリットについて述べよ。

▶▶ 7

| 圧力センサ方式 | メリット | デメリット |
|---|---|---|
| 半導体 | 無線方式 | ドリフトしやすい |
| 光ファイバ | ドリフトしにくい | 無線化が難しい |

| | | |
|---|---|---|
| ☐☐ 8 | 最大拡張薬として用いられる薬剤と投与方法について述べよ。 | ▶▶ 8 塩酸パパベリン：冠動脈内投与<br>ATP/アデノシン：冠動脈内投与，経静脈投与 |
| ☐☐ 9 | FFRの測定手順を述べよ。 | ▶▶ 9 ・水平な場所で生理食塩水をガイドワイヤに浸す。<br>・0点補正を行う。<br>・カテーテルの先端からセンサ部がでたらイコライズを行う。<br>・病変を通過させたら最大拡張薬を用い拡張させる。<br>・ワイヤを引き抜き，再びPd/Paが1.0になることを確認する。 |

心臓カテーテル検査と治療

## まとめのチェック

| | | | | |
|---|---|---|---|---|
| ☐☐ | 10 | QCAやIVUSと比較してFFRがメリットになる点を述べよ。 | ▶▶ 10 | ・再現性がある。<br>・狭窄の部位，個数，性状に評価を妨げられない。<br>・生理学的なパラメータも考慮される。<br>・側副血行路も考慮される。 |
| ☐☐ | 11 | iFRとwave free periodについて述べよ。 | ▶▶ 11 | ・iFRとは，instantaneous（即座の，瞬時の）flow reserveの略で，安静時のwave free periodにおける狭窄前後の瞬時圧の比のことである。<br>・wave free periodとは，心周期において抵抗が一定で最小になる時相のことである。 |

## デバイス説明（バルーン，ステント，ロータブレータなど）

### ❙PCIに必要となる器具❙

#### ■ガイディングカテーテル

　ガイディングカテーテルはワイヤやバルーンなど，PCI（percutaneous coronary intervention：経皮的冠動脈インターベーション）に必要な治療デバイスを冠動脈まで導くためのカテーテルである。冠動脈の入り口に留置することで，デバイスをとおすためのトンネルの役割を果たす（▶図106）。つまり，このガイディングカテーテルがきちんと留置できないと冠動脈内に治療デバイスを持ち込むことができないので，治療の第一歩として重要なデバイスになる。

**図106** ガイディングカテーテルの留置

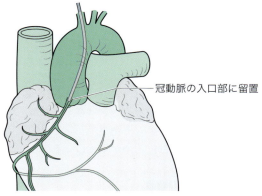

(© 2017 Boston Scientific Corporation or its affiliates. All rights reserved.)

#### ・ガイディングカテーテルの構造

　ガイディングカテーテルは，形状や太さが多種多様（▶図107）にあり，大動脈の形状や冠動脈の左右別，PCI手技によって使い分けられる。その形状は冠動脈の入口への到達を容易にしたり，ガイディングカテーテルの内部をデバイス

**図107** ガイディングカテーテルの形状例

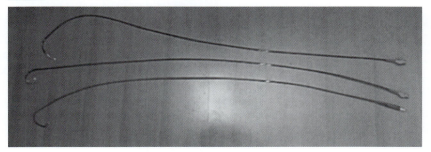

(© 2017 Boston Scientific Corporation or its affiliates. All rights reserved.)

**図108 ガイディングカテーテルの構造例**

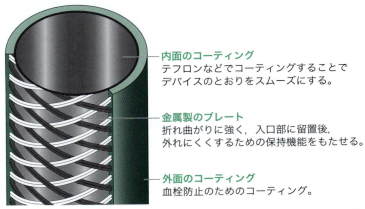

- 内面のコーティング
  テフロンなどでコーティングすることでデバイスのとおりをスムーズにする。
- 金属製のブレード
  折れ曲がりに強く，入口部に留置後，外れにくくするための保持機能をもたせる。
- 外面のコーティング
  血栓防止のためのコーティング。

(© 2017 Boston Scientific Corporation or its affiliates. All rights reserved.)

がスムーズにとおるように工夫を施した構造になっている(▶図108)。

### ■ガイドワイヤ

　PCI用ガイドワイヤとは，バルーンやステントなどの治療器具を運ぶために使用する径が小さいワイヤである。血管を線路に例えると，ガイドワイヤはレールで，ステントやバルーンは電車になる。つまり，ガイドワイヤが冠動脈内をとおらないとステントやバルーンを目的地(治療部位)に運べないので，ガイドワイヤの治療部位通過が重要になる。

### ・ガイドワイヤの構造

　ガイドワイヤの太さは，基本的に径が0.014 inch(≒0.37 mm)と非常に細い。慢性完全閉塞病変など特殊な病変形態には0.0078〜0.010 inchという先端がより細くなったワイヤもあり，用途別に使い分けられる。基本的なガイドワイヤの構造を▶図109に示す。

**図109 ガイドワイヤの3つの構造**

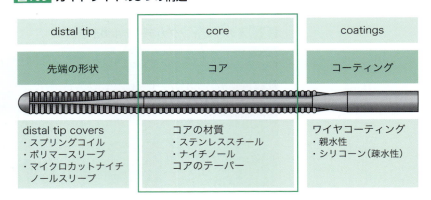

(© 2017 Boston Scientific Corporation or its affiliates. All rights reserved.)

> **補足**
> 　ガイドワイヤを使用する際に，一般的にチップとシャフトの形状が選択のポイントとなる(チップ：ワイヤ先端の形状のこと，シャフト：ワイヤのボディ部のこと)。

①コア：ガイドワイヤの中心にコアとよばれる芯棒が入っており，このコアの材質や太さによりガイドワイヤの硬さが決まる。
②先端の形状：コアを覆って先端形状を構成している。先端が血管を貫かないように柔らかい構造になっているものが多い。滑りがスムーズになり操作しやすいように，スプリングコイルやポリマースリーブなどの加工が施されている。
③コーティング：ガイドワイヤは繊細な操作により冠動脈内を通過していくため，血管との摩擦抵抗が少なくなるように表面にコーティングが施されている。

**補足**

PCIのシースやガイディングカテーテル，ワイヤは用途や術者の好みに合わせて径の太さが異なった種類が存在する。デバイスの組合せによってはカテーテル内に入らないものもあるため，径サイズを把握しておくことが重要となる。

太さの単位は日本で一般的に用いられる[mm]ではなく，[French]や[inch]の表記となっている。以下に単位換算表を示すので参照されたい（▶表11）。

**表11** 単位換算表

| Inch | French | mm |
|---|---|---|
| 0.052 | 4.0 | 1.33 |
| 0.066 | 5.0 | 1.67 |
| 0.079 | 6.0 | 2.00 |
| 0.092 | 7.0 | 2.33 |
| 0.105 | 8.0 | 2.67 |

**＼POINT!!／**

バルーン拡張中は，当然，冠動脈血流の遮断に伴う心電図変化が生じる。異常な心電図変化ではないかどうか，PCI中は常に12誘導心電図のモニタリングが必要である。

**補足**

①親水性コーティング：水分子との親和性が高いコーティングを施すとデバイスの滑りがよくなり，持ち込みが容易になる。
②疎水性コーティング：水分子との親和性が低いコーティングを施すとデバイスの滑りが悪くなるが，とくにガイドワイヤ先端の場合は病変での手ごたえが術者に伝わりやすくなり，安全性が高まる（逆に親水性コーティングを施すと通過性はよいが，冠動脈穿孔などの合併症率が高まる）。

■バルーン

冠動脈内の狭窄部位にガイドワイヤに沿わせて畳んだ状態でバルーンを持ち込み，バルーン内に圧力をかけて拡張させることで物理的に血管内を広げるデバイスである。模式図を▶図110に示す。

**図110** 冠動脈内でのバルーンの拡張

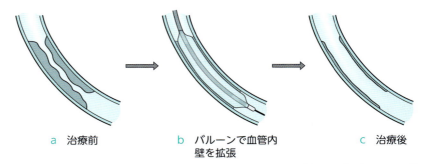

a 治療前　　b バルーンで血管内壁を拡張　　c 治療後

(© 2017 Boston Scientific Corporation or its affiliates. All rights reserved.)

・バルーンカテーテルの特性

バルーンカテーテルは，インデフレータという加圧デバイス（次ページ補足）を使用してバルーン内に圧力をかけることで，バルーンが膨らみ血管の病変部を押し広げる。バルーンは加圧されるとともに大きく膨らむが，バルーンの材質により，柔らかい材質のコンプライアンスバルーンと硬い材質のノンコンプライアンスバルーンに区別される。

## 補足

### ●インデフレータ（▶図111）
薄めた造影剤を入れてバルーンカテーテルとつなぎ，ハンドルを回すことでバルーン内に圧力をかける器具。

**図111** インデフレータ

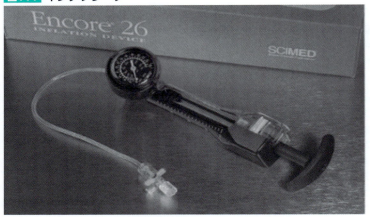

(© 2017 Boston Scientific Corporation or its affiliates. All rights reserved.)

**用語 アラカルト**

*34 コンプライアンス
伸展性が高い。

*35 ノンコンプライアンス
伸展性が低い。

*36 コンプライアンスバルーン
加圧に対し膨らみやすいので柔らかいバルーンである。規定圧をこえると約20％以上バルーンが膨らむ。

*37 ノンコンプライアンスバルーン
加圧しても膨らみにくいので硬いバルーンである。規定圧をこえても約10％しかバルーン径は膨らまない[1]。

以下にそれぞれの特徴（▶表12）とイメージ図（▶図112）を示す。

**表12** バルーン種類による特徴

| バルーン種類 | 通過性能 | 拡張力 | 耐久性 |
|---|---|---|---|
| コンプライアンス*34 | ○ | △ | △ |
| ノンコンプライアンス*35 | △ | ○ | ○ |

**図112** バルーン比較イメージ

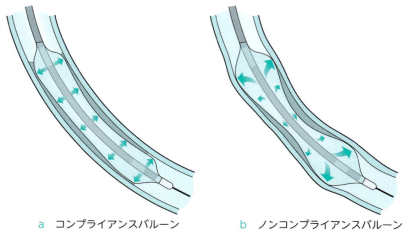

a　コンプライアンスバルーン　　b　ノンコンプライアンスバルーン

(© 2017 Boston Scientific Corporation or its affiliates. All rights reserved.)

・バルーン選択
　ステント（後述）を持ち込む前には狭窄病変を通過することを優先事項とするため，通常コンプライアンスバルーン*36が選択され（「前拡張」という），ステント留置後に最適径まで追加拡張する場合には十分目標径まで拡張できることを重視するため，ノンコンプライアンスバルーン*37が選択される（「後拡張」という）。

### 補足

#### ●ステントの由来

ステントの名は歯科医であったCharles Stent（チャールズ ステント）に由来している。その意は"広がり，伸びて，拡張した状態で固定される"デバイスとされる[1,2]。

### 用語アラカルト

**＊38 再狭窄**

ステントを狭窄病変に留置すると，それが刺激となり血管平滑筋細胞増殖が始まり，ステントを血管壁に埋め込もうとする生体反応が起こるが，ベアメタルステントにおいては3割前後血管平滑筋細胞の過剰な増殖が誘発され，結果として治療部位に狭窄病変が再発した。これを克服したのが薬剤溶出ステントである。

### ＼POINT!!／

現在，ステントの金属組成として316Lステンレススチール，コバルトークロム合金，コバルトーニッケル合金，プラチナークロム合金が使用されている。これらの金属組成をもつステントはバルーンにより拡張されるタイプであり，形状記憶性質は有していない。一方，下肢動脈の治療に使用されるステントの多くは自己拡張型であり，ニチノールという形状記憶性質を有する金属で組成されている。

### ■ステント

バルーンで狭窄病変を拡張しただけでは血管は柔軟性があるためすぐにまた内腔が縮んできてしまう（「recoil（リコイル）する」と表現される）。ステントは網目状の金属素材で，畳んだ状態でバルーンに載せて狭窄病変部に持ち込み拡張・留置すると，血管の裏打ちとして内腔側から血管を支え，内腔が保持される。1990年頃から各メーカーによりそれぞれ特徴をもったステントが開発されてきた（▶図113）。

ステントの登場によりバルーンのみで治療を行っていた時代に多発した亜急性冠閉塞（治療後比較的早期に閉塞してしまう現象）の発生頻度を急激に減少させることができたが，金属のみのベアメタルステント（BMS：bare metal stent）では3割前後の確率で慢性期に再狭窄＊38をきたした[2]。そこで，2004年以降はそれを克服すべく薬剤溶出性ステント（DES：drug eluting stent）が登場した（▶図114）。DESは金属の表面にポリマーという接着剤を塗布し，そこに薬剤を上塗りすることでその薬剤を血管内に染み込ませて，BMSの最大の弱点であった高い再狭窄率を新生内膜増殖を防ぐことにより減少させた。現在の第二世代DESの再狭窄率は，条件にもよるが1割を切ってきていることから広く使用されている[2]。

**図113 さまざまなステントデザイン**

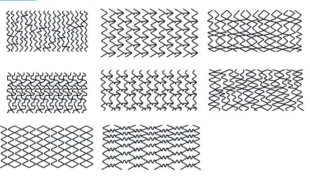

(© 2017 Boston Scientific Corporation or its affiliates. All rights reserved.)

**図114 薬剤溶出性ステントの構造**

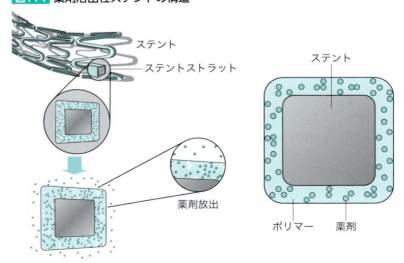

(© 2017 Boston Scientific Corporation or its affiliates. All rights reserved.)

心臓カテーテル検査と治療

- **理想的なステントデザイン**

①血栓ができにくい材質でつくられていること。
②蛇行した血管をスムーズにとおすことができること。
③血管壁に圧着するよう拡張性がよいこと。
④血管を支える保持力が強いこと。
⑤透視画面でよく認識できるよう放射線不透過性がよいこと。

理想的なステントデザインの条件として，上記があげられるが，保持力を強くするにはステントを厚くする必要があり，その代償として血栓ができやすくなるという問題が生じる。このように，すべての条件を満たすステントデザインの実現は難しいが，各メーカーは理想的なステントデザインをめざすべく開発を進めている。

■rotablator（ロータブレータ）

石灰化病変のように硬い病変では，バルーンやステントだけでは十分に血管を拡張しきれない。その場合，特殊なデバイスを使用し，硬いプラークを削る治療を行う。PCI手技のなかでも特殊な治療であるロータブレータは，ダイヤモンドチップでコーティングされている回転子（burr）を，システムに窒素ガスを送り高速回転させることで，硬い病変を削るという手技である（▶図115〜117）。アイデアは歯科器具の歯を削るものと同様である（音も似ている）。

\ POINT!! /
ロータブレータを使用すると「削りカス」が発生し，それが末梢側に詰まることで心筋虚血を発生しやすい。ただ，非常に微細なものであるため，冠動脈血流の低下は一時的であるものが多い。

### 図115 ロータブレータが病変を削るイメージ図

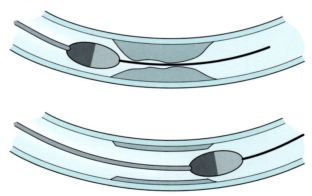

(© 2017 Boston Scientific Corporation or its affiliates. All rights reserved.)

### 図116 システム概要

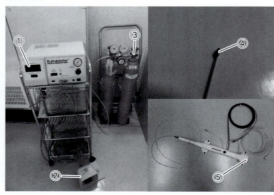

[機器]
①コンソール
②フットペダル
③圧縮窒素ガスタンク
[ディスポーザブル用品]
④ロータ専用burr（バー）
⑤ロータブレータカテーテル

### 図117 ロータブレータ手技イメージ図

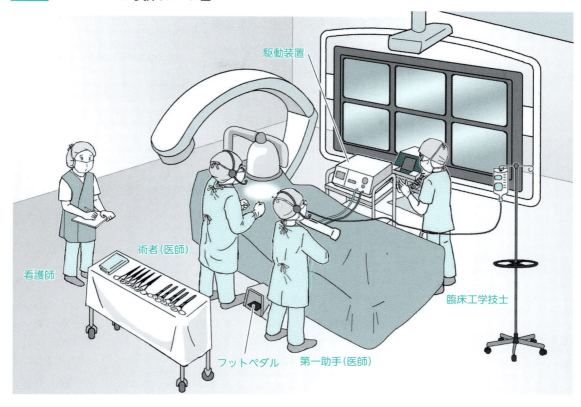

①駆動装置本体（▶図118）

### 図118 駆動装置本体

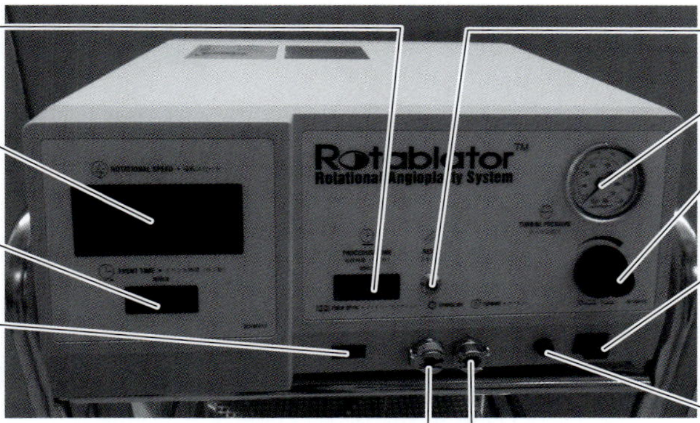

「タービンコネクタ」と「光ファイバ接続口」にロータブレータカテーテルから延長されるケーブルを接続する。タービンコネクタから窒素ガスがカテーテルに送出され，光ファイバから回転数の情報を得てディスプレイにリアルタイムで表示する。ロータブレータの回転数の調整は，ロータブレータを回転させた状態で「タービン圧調整ノブ」を回して行う。

②駆動装置と窒素ガスボンベの接続（▶図119）

**図119** 駆動装置と窒素ガスボンベの接続

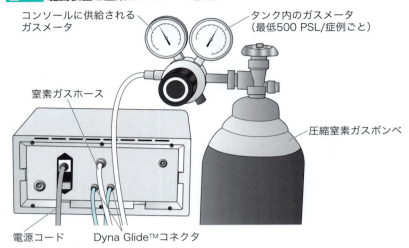

　事前にガスボンベ栓を開封し，タンク内のガスメータにより，窒素ガスが十分にあることを確認する。また，経年劣化によりホース類に亀裂が入っているとガス漏れにより供給ガスメータが下がっていくので，メータが下がらないようホース類をよく点検しておく。

③駆動スイッチ用フットペダル（▶図120）

**図120** 駆動スイッチ用フットペダル

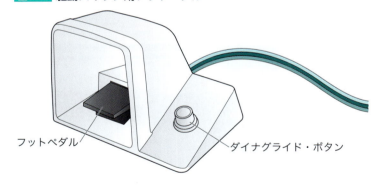

　フットペダルを押すことでロータブレータに窒素ガスが送出され，ロータブレータは回転する。術者はロータブレータカテーテルを操作すると同時にフットペダルを踏んで治療を行う。

**補足**

●ダイナグライド
　低回転コントロール（60,000～90,000 rpm）モード。ロータブレータカテーテルの交換操作を容易にするために使用し，病変を削るためには使用しない。

■ロータブレータカテーテル
① カテーテル先端burr（▶図121）
　このburrがドリルのように1分間に160,000～180,000回転し，プラークを削っていく。

**図121** カテーテル先端burr

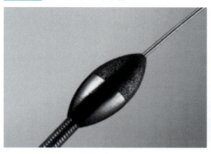

ダイヤモンドの結晶が2,000～3,000個埋め込まれている。
素材は真鍮で造られておりニッケルでコーティングされている。

(© 2017 Boston Scientific Corporation or its affiliates. All rights reserved.)

② advancer（▶図122）
　ロータブレータカテーテルを操作するためのデバイス。

**図122** advancer

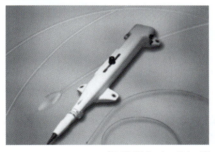

ダイヤルを前後に動かしてロータカテーテルを前後させて病変部を削る。

(© 2017 Boston Scientific Corporation or its affiliates. All rights reserved.)

| 用語 | アラカルト |
|---|---|
*39 チップ
ワイヤの先端構造のこと。

*40 シャフト
ワイヤのボディ部のこと〔「ガイドワイヤ」の項（150ページ）参照〕。

■ロータブレータワイヤ
　ロータブレータ専用のガイドワイヤ。先端チップ[*39]の長さと，シャフト[*40]の硬さにより2種類に分けられる（▶図123）。

**図123** ロータブレータワイヤ

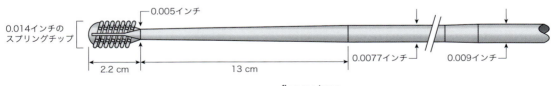

a　floppy type

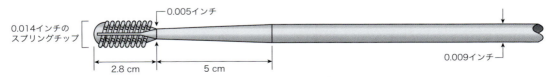

b　extra support type

(© 2017 Boston Scientific Corporation or its affiliates. All rights reserved.)

## | トラブル対処方法 |

### ■トラブル事例

> **①PCI中に側枝にガイドワイヤを深く入れすぎて冠動脈穿孔発生！**

### 【対処方法】

　なんらかの手段を用いて止血しなければならないが，通常，ガイドワイヤによる冠動脈穿孔は大きくはない。早めに気づきさえすれば冷静に対処することで，心タンポナーデとなって心囊穿刺や外科的止血術が必要となる事態を回避できる。いくつか対処法はあるが，

> ●まずは可能な範囲でプロタミンによるヘパリン中和を行う。
> ●穿孔部近位でバルーンを拡張し，血流遮断による止血を試行。
> ●マイクロカテーテルを持ち込み，そこから血栓・皮下脂肪・スポンゼル® などによる塞栓術を行う。

　心タンポナーデの有無確認には必ず心エコーを実施するので，あらかじめ準備しておくとよい。

> **②ロータブレータ試行中に冠動脈穿孔発生！**

### 【対処方法】

　これは上記のガイドワイヤによる穿孔よりも非常に大きなものとなり，側枝と異なり通常PCIをしている冠動脈本幹の近位部や中間部に起こるため，上記のような血流を遮断する治療法は用いられない。

> ●まずは上記と同じく可能な範囲でプロタミンによるヘパリン中和を行う。
> ●通常出血量が多く心タンポナーデとなりやすいため，血行動態維持のための心囊穿刺を検討する。
> ●パーフュージョンバルーン（バルーンを拡張してもシャフト部に血流が流れ，血流が遮断されないタイプの特殊なバルーン）で長時間拡張止血を試みる。
> ●それでも止血しない場合はグラフトステント（ステントの周囲に人工血管繊維が縫い付けられており，周囲への血流遮断が可能）を留置する。
> ●それでも止血しない場合は救命のため外科手術も辞さない。

● 文献
1) 永井良三 監訳：グロスマン心臓カテーテル検査・造影・治療法，原書7版，p.476, 537，南江堂，2009.
2) 新家俊郎：冠動脈ステントの進化.冠疾患誌，22: 34-38，2016.

## まとめのチェック

### ■デバイス説明（バルーン，ステント，ロータブレータなど）

☐☐ ① PCIに必要なデバイスはなにかそれぞれ述べよ。またその用途についても述べよ。

▶▶ ① ・ガイディングカテーテル
ワイヤやバルーンを冠動脈に持ち込むためのカテーテルで，冠動脈の入り口に留置させる。
・ガイドワイヤ
バルーンやステントを運ぶためのレールの役割をする。
・バルーン
バルーン内に圧力をかけて物理的に血管内を広げる。
・ステント
網目状の金属素材で血管を内腔から押し広げて支える。

☐☐ ② 薬剤溶出性ステントは金属のみのステントに比べて，どのような効果があるか述べよ。

▶▶ ② ステントに薬剤を塗布することで，新生内膜の増殖を防ぎ血管の再狭窄を防ぐ。

☐☐ ③ 特殊デバイスであるロータブレータはどのような場合に使用されるか述べよ。

▶▶ ③ 石灰化で血管内病変が硬くなり，バルーンやステントでは血管内腔を広げられない場合に使用する。

心臓カテーテル検査と治療

尾越　登・加藤　敦

# 右心カテーテル〔スワンガンツ（Swan-Ganz）カテーテル〕

**用語アラカルト**
＊41　心拍出量（熱希釈法）
心拍出量は1分間に心臓が拍出する血液の量である。

　先端にバルーンの付いた血流誘導式の肺動脈カテーテルで，右心房圧，右心室圧，肺動脈圧などの**右心系圧力**や**肺動脈楔入圧**，**心拍出量**[*41]などを測定し，心機能の評価や重症患者の血行動態の把握をする目的に使用されるカテーテルである。

　重症患者の術前・術中，そして術後管理の不可欠な**モニタリングデバイス**となっている（▶図124，▶表13）。

**図124　スワンガンツカテーテル**

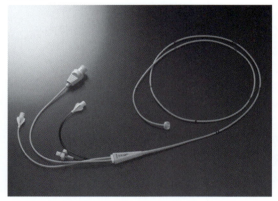

スワンガンツカテーテルの太さは5～7.5 Fr。（Edwords Life Science）
（許可を得て掲載）

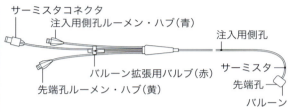

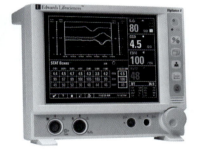

（Edwords Life Science）
（許可を得て掲載）

**表13　スワンガンツカテーテル各部分の説明**

| 体外部分 | 体内部分 | 機　能 |
|---|---|---|
| サーミスタコネクタ | サーミスタ | 温度センサ（先端から約4 cm） |
| 先端孔ルーメン・ハブ | 先端孔 | カテーテル挿入過程・挿入後肺動脈などの位置にて圧モニタリングに使用 |
| 注入用側孔ルーメン・ハブ | 注入用側孔 | 先端から約26 cmに開口（右心房に開口）。指示薬注入（心拍出量測定），右心房圧，薬剤投与に使用 |
| バルーン拡張バルブ | バルーン | カテーテル挿入時（右心房から肺動脈へ進めるとき），肺動脈楔入圧測定時に膨張させて使用 |

**補足**

●スワンガンツカテーテルとは
　1970年にH.J.C.SwanとW.Ganzらにより，先端にバルーンの付いた肺動脈カテーテルとして発表された。
　スワンガンツカテーテルはエドワーズライフサイエンス社の商品名で一般名はサーモダイリューションカテーテルとよばれる。しかし，スワンガンツカテーテルという呼び名の方が一般的な呼び方として広く認知されている。

●その他の右心カテーテル
・**バーマンカテーテル**：造影用
・**ウェッジカテーテル**：圧測定，血液サンプリング用
・**ペーシング機能付スワンガンツカテーテル**：ペースメーカによるペーシング可能

| 目的 |

　急性心不全などの**循環血液量の適切な管理が必要な血行動態指標を評価する**ために使用される。そのほか，心筋梗塞後の心室中隔穿孔や僧帽弁閉鎖不全，肺水腫の原因特定，心タンポナーデの診断，循環血液量低下状態の治療などに利用できる。

　測定項目である肺動脈楔入圧と心拍出量（心係数）を用いて，急性心不全の重症度判定に使用される**Forrester分類**（フォレスター）に当てはめることにより，診断や治療方針などの参考として使用する。

### 補足

●肺動脈楔入圧とは（▶図125）

　バルーンを拡張させることにより肺動脈血管内を閉塞させ，右心室から肺動脈にかかる圧力の影響を受けることなく，左心房・左心室拡張期にカテーテルの先端孔から反映した圧力を表示する（▶図126）。

図125

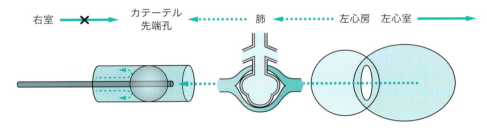

図126 スワンガンツカテーテルの先端位置と圧力波形

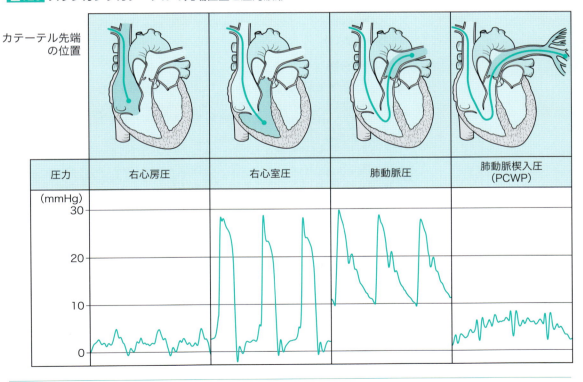

■フォレスター分類（▶図127）
　心不全の重症度の指標となる。分類はI群（Subset I）からIV群（Subset IV）まで4つに分類される。
　スワンガンツカテーテルより得られる肺動脈楔入圧（PCWP：pulmonary artery wedge pressure）と心拍出量から導き出される心係数（CI：cardiac index）により，急性心不全の状態を評価することができる。
　肺動脈楔入圧（PCWP）18 mmHg，心係数（CI）[*42] 2.2 L/min/m$^2$を基準にしている。

> 用語 アラカルト
> *42 心係数（CI）
> 心拍出量（CO）を体表面積で割ったもの（体格による心拍出量を補正したもの）（フォレスター分類）。

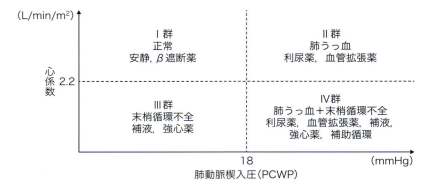

図127 フォレスター分類

### 補足

●NYHA分類
　心不全の評価としてフォレスター分類のほかにNYHA（New York Heart Association）分類もある（▶表14）。

表14 NYHA分類

| | |
|---|---|
| I度 | 心疾患がある症状はなく，通常の日常生活は制限されないもの |
| II度 | 心疾患患者で日常生活が軽度から中等度に制限されるもの。安静時には無症状だが，普通の行動で疲労・動悸・呼吸困難・狭心痛を生じる |
| III度 | 心疾患患者で日常生活が高度に制限されるもの。安静時には無症状だが，平地の歩行や日常生活以下の労作によっても症状が生じる |
| IV度 | 心疾患患者で非常に軽度の活動でもなんらかの症状が生じる。安静時においても心不全・狭心症症状を生じることもある |

（文献5より引用）

## スワンガンツカテーテルの挿入方法

　内頸静脈または大腿静脈などから，シースイントロデューサより挿入し，血管内にカテーテルの先端がでたらバルーンを膨張し先端孔からの圧力をモニタリングしながら血流に載せて右心房圧，右心室圧，肺動脈圧，肺動脈楔入圧を

確認しながら挿入する（▶図128）。

**図128** バルーン先端

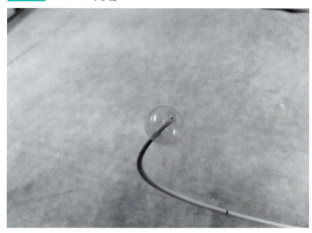

■挿入部位

内頸静脈または大腿動脈であるが，鎖骨下静脈や上腕動脈を使用することもある（▶図129，表15）。

**図129** スワンガンツカテーテルの挿入部位

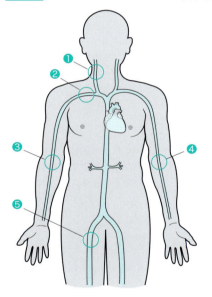

**表15** スワンガンツカテーテルの挿入の長さ

| 部位 | 大静脈/右心房接合部までの距離 | 肺動脈までの距離 |
|---|---|---|
| ❶内頸静脈 | 15〜20 cm | 40〜50 cm |
| ❷鎖骨下静脈 | 10〜15 cm | 35〜50 cm |
| ❸右上腕静脈 | 40 cm | 70 cm |
| ❹左上腕静脈 | 50 cm | 80 cm |
| ❺大腿静脈 | 30 cm | 60 cm |

カテーテルには10 cmごとにマーキングがある。

\ POINT!! /
心拍出量の熱希釈法の測定は何度か行い，上下の値をカットし，数回分の値の平均を使用する。

| 心拍出量（CO）の測定方法 |

■熱希釈法による測定

肺動脈に留置したスワンガンツカテーテルの右心房にある側孔より，規定量（10 mL）の冷却した輸液（生理食塩水や5 % Glu）などを素早く注入し，肺動脈内にあるサーミスタで血液の温度変化を記録し，変化した温度と血液温が元に

戻るまでの時間を計算させることにより心拍出量が測定できる（▶図130）。

### 図130 心臓内の注入液の流れ

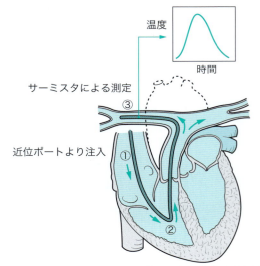

（文献2より引用）

> **POINT!!**
> 熱希釈法は熱希釈曲線の時間積分値から心拍出量を算出する。

### 補足

●**熱希釈法**
　冷却した生理食塩水や5％ブドウ糖液を右房内に注入して，血液温が一過性に低下してまた元に戻るという温度変化と，戻るまでの時間から心拍出量が求められる。血液および注入溶液の比重と比熱を考慮に入れて修正されたスチュアート・ハミルトンの式が用いられるが，専用のコンピュータで計算して心拍出量が求められる。

●**熱希釈曲線**
　曲線の下側の面積は心拍出量と反比例する。
　心拍出量が低い場合は，温度が元に戻るまでの時間はより長くかかり，曲線の下の面積はより大きくなり，心拍出量が高い場合は冷却された注入液がサーミスタを素早く通過するため，温度が元に戻るまでの時間はより短時間で，曲線の下の面積はより小さくなる。実際の曲線は下向きである（▶図131）。

### 図131 熱希釈曲線

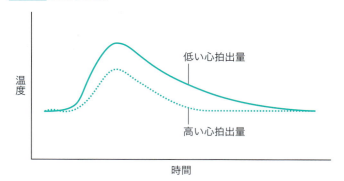

> **補足**
> - 一回拍出量：stroke volume (SV)　　60〜100 mL/回
> - 心拍数：heart rate (HR)　　　　　　60〜100 回/分
> - 心拍出量：cardiac output (CO)　　　4〜8 L/分
>   心拍出量(CO) ＝ 一回拍出量(SV) × 心拍数(CO)
> - CO心拍出量　　　　　　　　　　　3.5〜7.0 L/min

### ■ベッドサイドでの測定

現在は、ベッドサイドにて連続して心拍出量を測定(▶図132)することが可能なスワンガンツカテーテルもあり、右心房と右心室にまたがって付いているサーマルフィラメントが血液を温めたり停止したりする。それを計算することにより連続的に心拍出量が導き出される(▶図133)。

**図132** ベッドサイドでの連続心拍出量測定

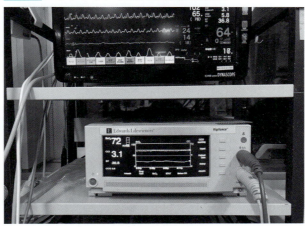

(Vigilans II：Edwards LIfe Sience)

**図133** カテラボでの測定

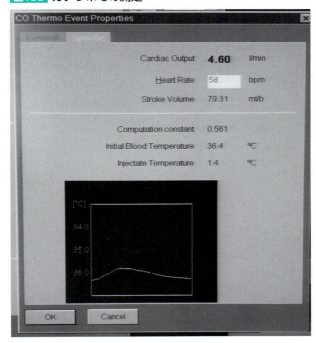

> **補足**
> ●ベッドサイドにても使用可能
> スワンガンツカテーテルは静脈内にカテーテルを留置するため、ベッドサイドにて行う場合もある。圧力を確認しながら血流と同方向へ進めるため安全に行うことが可能である。

## ■心臓カテーテル検査室では

　最初に肺動脈までカテーテルを進め，心拍出量を測定し，引き抜いていく過程で各圧力を測定し，記録を行う（▶表16，17）。

### 表16 圧力正常値

| | |
|---|---|
| 右心房圧（中心静脈圧）〔RAP（CVP）：right atrial pressure〕 | 0〜7 mmHg　平均4 mmHg |
| 右心室圧（RVP：right ventricular pressure） | 収縮期15〜25 mmHg　拡張期0〜8 mmHg |
| 肺動脈圧（PAP：pulmonary artery pressure） | |
| 　収縮期 | 15〜25 mmHg |
| 　拡張期 | 8〜15 mmHg |
| 　平均 | 10〜20 mmHg |
| 肺動脈楔入圧（PCWP） | 6〜12 mmHg |
| 心拍出量（CO） | 3.5〜7.0 L/min |
| 心係数（CI） | 2.5〜4.2 L/min/m² |
| 混合血酸素飽和度（SvO₂） | 65〜75 % |
| 体血管抵抗（SVRI） | 1,970〜2,390 dynes·sec·cm⁻⁵/m² |

（文献2より引用）

### 補足

●**肺高血圧**

・肺動脈収縮期圧
　30 mmHg以上
・平均肺動脈血圧
　25 mmHg以上
　肺高血圧は右室で後負荷が増大。

### 表17 各圧力異常での推測

| | 圧力異常値から予測される状態 |
|---|---|
| 右心房 | 平均圧低下：循環血液量の減少<br>平均圧上昇：循環血液量過多，右心不全，左心不全による右心不全，三尖弁狭窄または逆流，肺動脈弁狭窄または逆流，肺高血圧症 |
| 右心室 | 収縮期圧の上昇：肺高血圧，肺動脈弁狭窄症，肺動脈の抵抗を上げる要素<br>収縮期圧の減少：血液量減少，心原性ショック，心タンポナーデ<br>拡張期圧の上昇：血液量過多：うっ血性心不全，心タンポナーデ，心膜疾患による拡張障害<br>拡張期圧の減少：循環血液量の減少 |
| 肺動脈 | 収縮期圧の上昇：肺動脈病変，肺血管抵抗の増大，僧帽弁狭窄または逆流，左心不全，肺血流量の増大（左-右シャント） |
| 肺動脈楔入圧 | 収縮期圧の低下：循環血液量の減少，肺動脈弁狭窄症，三尖弁狭窄症<br>平均圧低下：循環血液量の減少<br>平均圧上昇：循環血液量過多，左室不全，僧帽弁狭窄または逆流，大動脈弁狭窄または逆流 |

## 補足

### ●混合静脈血とは

混合静脈血上大静脈，下大静脈血，冠静脈血がすべて混じりあったもので，肺動脈内の血液を示す。

### ●混合静脈血酸素飽和度とは

混合静脈血でのヘモグロビン酸素飽和度のこと。全身の酸素の需要供給の評価が可能で，心機能，呼吸機能，末梢循環の状態が反映されるため，全身の循環動態の指標として用いられる。

### ■混合静脈血酸素飽和度（$SvO_2$）

スワンガンツカテーテルの先端が光センサ付きのタイプでは，混合静脈血酸素飽和度を測定することが可能である（▶表18）。

**表18 混合静脈血酸素飽和度と病態**

| 混合静脈血酸素飽和度 | 病　態 | 原　因 |
|---|---|---|
| $SvO_2$が高い80％ | 酸素供給量の増加<br>酸素消費量の低下 | 敗血症，補助循環によるアシスト<br>低体温，麻酔 |
| $SvO_2$が低い60％ | 酸素供給量の低下 | 出血，貧血，低酸素血症，呼吸器疾患，低血圧，ショック，不整脈，循環血液量減少 |
| | ヘモグロビンの減少<br>心拍出量の低下<br>$SaO_2$の低下<br>酸素消費量の増加 | 高体温，ふるえ |

(文献2より引用)

## おもなトラブルと対処方法

### ■トラブル事例

### ①スワンガンツカテーテルバルーンの脱気忘れ

スワンガンツカテーテルをベッドサイドにて留置し使用した際に，肺動脈楔入圧を測定した後にバルーンの脱気を忘れることがある。普段は肺動脈圧を表示しているため異常値と勘違いすることがある。

### 【対処方法】

バルーンを膨らませる前の肺動脈圧力と肺動脈楔入圧測定後の肺動脈圧とを必ず比較確認することにより，バルーンの脱気とバルーン拡張の際のスワンガンツカテーテル先端の留置位置のずれを確認防止することができる。

### ②スワンガンツカテーテルの留置場所のずれ・抜け・脱落

スワンガンツカテーテルにはたくさんのルーメンがあり，薬剤や温度コネクタなどをたくさんのものが接続される。ベッドサイドでの留置の際にはきちんと固定を行っていないとコネクタの重さなどで自然に落下し，カテーテルが抜けてくることがある。薬剤のポートがずれてきちんと血管内に入らなかったり，圧力の値が異常値を示したりすることがある。

### 【対処方法】

スワンガンツカテーテルとモニタの間に接続されているケーブルを固定用クリップなど使用してベッドシーツなどに固定したり，カテーテル本体と体をテープなどで直接固定して，体動の際などにカテーテルが引っ張られたり屈曲などしないようにする。スワンガンツカテーテルが何センチ挿入されているのかをカテーテルに付いているマーカーで確認し記録しておく。測定している圧力の波形の形状などを記録しておき変化の際の参考にする。

● 文 献

1) Quick Guide To Cardiopulmonary Care. Edwards Lifesciences. 2011.
2) 関口　敦 監修: 超図解新人ナースのためのすいすい循環モニタリング, メディカ出版, 103-112, 2014.
3) 島崎修次: 重症救急患者管理とモニタリング, 58-61, 秀潤社, 2004.
4) 臨床工学技士　指定講習会テキスト, 金原出版.
5) 見目恭一: 臨床工学技士イエローノート, メジカルビュー社, 493-505, 2015.
6) 見目恭一: 臨床工学技士弱点克服完全ガイド, メジカルビュー社, 217-295, 2015.

## まとめのチェック

### ■右心カテーテル（スワンガンツカテーテル）

| | | | | | |
|---|---|---|---|---|---|
| ☐☐ | 1 | スワンガンツカテーテルで直接測定できる圧力はなにか述べよ。 | ▶▶ | 1 | 右心房圧（≒中心静脈圧），右心室圧，肺動脈圧，肺動脈楔入圧（≒左心房圧） |
| ☐☐ | 2 | 肺動脈楔入圧はなにを表すのか述べよ。 | ▶▶ | 2 | 左心房 |
| ☐☐ | 3 | スワンガンツカテーテルのバルーンの役割はなにか述べよ。 | ▶▶ | 3 | 血流に載せてカテーテルを肺動脈まで導いたり，肺動脈楔入圧の測定のために肺動脈血管を閉塞させるためである。 |
| ☐☐ | 4 | スワンガンツカテーテルでの心拍出量の測定方法はなにか述べよ。 | ▶▶ | 4 | 熱希釈法 |
| ☐☐ | 5 | スワンガンツカテーテルで測定される項目でフォレスター分類に使用される重要な数値はなにか述べよ。 | ▶▶ | 5 | 肺動脈楔入圧（PCWP）18 mmHg，心系数（CI）2.2 L/min/m$^2$ |

杉村宗典・田村俊寛

# 左心カテーテル

## 心機能とは

左(心)室(LV：left ventricle)はラグビーボールのような形(回転楕円)をしており，全身に動脈血を送り届けるためのポンプとしての役割を果たしている。このポンプ機能は収縮能[*43]と拡張能[*44]とに分けられ，このどちらか，あるいは両方が損なわれると「心不全」を発症する。

## 左心カテーテル法

左心カテーテル法とは，橈骨動脈，上腕動脈，大腿動脈のいずれかを穿刺し(92ページの▶図19参照)，カテーテルを血流に逆行しながら大動脈・冠動脈入口部・左心室に到達させ，造影や圧測定などの検査，および各種治療を行うものである。冠動脈造影(CAG：coronary angiography)については「chapter 3 - 1　CAGとPCIとPTA」(90ページ)で詳細に述べられており，本項では左室造影(LVG：left ventricular angiography)を中心に，左心カテーテル法について解説する。

## 左室圧との圧較差を評価する疾患(同時圧の測定)

左室にカテーテルを挿入すると，左室の圧曲線を記録することができる。左室圧と左房，あるいは大動脈圧を同時に記録し，その圧較差を測定することにより重症度を評価できる疾患を示す。

### ■僧帽弁狭窄症(MS：mitral stenosis)

MSの原因のほとんどはリウマチ熱という細菌(溶連菌)感染症の後遺症である。左心房から左心室へ血液が流れにくくなるため心拍出量が減少すると同時に左房に負荷がかかり，左房拡大や心房細動，左房内血栓が生じる。左房圧の上昇は肺うっ血による呼吸困難となって現れ，やがて肺高血圧から右心不全へと進行する。心臓カテーテル検査では拡張期の左室圧と左房圧〔実際は肺動脈楔入圧で代用。詳細は「chapter 3 - 1　右心カテーテル」(160ページ)参照〕の

**用語アラカルト**

*43 収縮能
収縮能とは，文字どおり心室が収縮することによりどれだけ血液を駆出できるかを表す指標である。左心カテーテル検査では，LVGによって左室の一回拍出量(SV：stroke volume)，左室駆出率(EF：ejection fraction)，心拍出量(CO：cardiac output)などの指標によって評価することができる(177ページ参照)。

*44 拡張能
拡張能とは，左室心筋が能動的に広がる力(弛緩能)と，心筋の柔らかさ(コンプライアンス)を表すものである。左心カテーテルでは左室拡張末期圧(右心カテーテルでは肺静脈楔入圧＝左房圧)によって評価することができる。

**図134** 肺動脈楔入圧と左室圧の同時測定

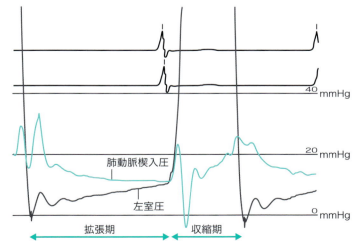

本症例では平均圧較差が11.4 mmHgで弁口面積は0.65 cm$^2$と算出され，高度僧帽弁狭窄症と診断された。

平均圧較差，それによって算出される弁口面積でMSの重症度評価を行うことが可能である。ほとんどの場合，心エコーで評価可能のため心臓カテーテル検査の意義は低く，冠動脈造影検査に合わせて行われることが多い。実際の症例における肺動脈楔入圧－左室同時圧曲線を▶図134に，僧帽弁狭窄症の重症度評価を▶表19に示す。

**表19 僧帽弁狭窄症の重症度評価**

|  | 軽　度 | 中等度 | 高　度 |
|---|---|---|---|
| 平均圧較差 | ＜5 mmHg | 5〜10 mmHg | ＞10 mmHg |
| 収縮期肺動脈圧 | ＜30 mmHg | 30〜50 mmHg | ＞50 mmHg |
| 弁口面積 | ＞1.5 cm² | 1.0〜1.5 mmHg | ＜1.0 cm² |

※正常の僧帽弁口面積は4〜5 cm²。

（日本循環器学会 編: 弁膜疾患の非薬物治療に関するガイドライン2012年改訂版を参考）

## ↓One Point Advice

### ●心カテーテル法による弁口面積算出の計算式

　心臓カテーテル検査における弁口面積の算出にはGorlinの式が用いられる。これは流体力学の法則を応用したもので，心拍出量・心拍数・平均圧較差・係数を用いて算出する。

$$弁口面積（cm^2）＝弁通過血流量（mL/ 秒）÷（係数×\sqrt{平均圧較差}）$$

なお，弁通過血流量は

$$僧帽弁通過血流量　＝心拍出量（mL/ 分）÷（1拍当たりの拡張期流入時間（秒）×心拍数）$$
$$大動脈弁通過血流量＝心拍出量（mL/ 分）÷（1拍当たりの収縮期駆出時間（秒）×心拍数）$$

によって求められる。実際には生体ポリグラフが同時圧曲線より自動的に平均圧較差と弁口面積を算出してくれる。

※係数は44.3（大動脈弁），37.7（僧帽弁）

## ＼POINT!!／

### ●観血圧測定における注意点

　正確な観血圧を測定するためには，圧トランスデューサを胸厚の2分の1の高さに置き，生体ポリグラフでゼロ点調整を確実に実施することが重要である。さらに，圧波形がいわゆる「なまった」状態では，正確な評価が行えず，その原因として

①カテーテル内から圧チューブ，圧トランスデューサ内のいずれかに気泡や造影剤，血栓が混入している。
②カテーテル先端が血管壁にあたっている，血管に楔入して（はまり込んで）いる。
③カテーテルが血管内で折れ曲がっている（キンクしている）。
④各接続部がゆるんでいる。

などが考えられる。

### ■大動脈弁狭窄症（AS：aortic valve stenosis）

　ASのおもな原因は，加齢による大動脈弁の変性，また若年者であれば大動脈弁二尖弁であり，リウマチ熱や炎症が原因になることは少ない。診断・重症度は心エコーで評価可能であり，また石灰化した大動脈弁をワイヤやカテーテルで通過させようとすることにより，検査後のMRIにて無症候性の脳梗塞を発症しているとの報告もあり[1]，近年では左室へのカテーテル挿入は積極的には

行われない。症状（理学的初見）と心エコーの結果に乖離がある場合に限って実施することが多い。

▶図135に，実際の症例における大動脈と左室の同時圧曲線を示す。正常の大動脈弁口面積は3〜4 cm²であり，重症度評価は弁口面積で，

> 1.5 cm² ：軽度
1.0〜1.5 cm² ：中等度
≦ 1.0 cm² ：高度

と分類される。心臓カテーテル検査では心機能が低下している場合，重症のASであっても大動脈－左室の圧較差が低下し，重症度を過小評価する可能性がある。

### One Point Advice
● 大動脈－左室同時圧記録の注意点

左室と大動脈の同時圧は，実際にはピッグテールカテーテルで記録される左室圧と，ピッグテールカテーテルが入っているシース側管から記録される動脈圧との同時記録を行うことがほとんどである。よって，ピッグテールカテーテルよりも十分に大きい内径サイズのシースを使用しなければ動脈圧が測定できない。通常は6フレンチ（管の直径×円周率＝フレンチ）シースに対し5フレンチのピッグテールカテーテルを使用する。

また，上行大動脈からシース刺入部位に至るまでの動脈のいずれかに狭窄が存在するとシース圧が低下し，大動脈弁狭窄を過大評価する。よって，同時圧記録前に上行大動脈とシース圧の同時圧を記録し，両者に圧較差がないことを必ず確認する。

**図135** 大動脈弁狭窄症における大動脈と左室の同時圧曲線

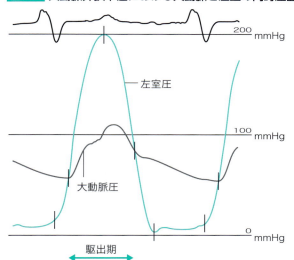

大動脈弁に狭窄がなければ駆出期の左室圧と大動脈圧は同じである。
大動脈弁の狭窄が高度であるほどその圧較差は増大する。

### ■閉塞性肥大型心筋症

筋力トレーニングを行うと筋肉が発達するのと同様に，高血圧や大動脈弁狭窄症があると，左心室にとっては常に強い負荷にさらされている状態となり，左室心筋が均一に肥大する。しかし，肥大型心筋症はこのような左室心筋が肥大する理由がないのに原因不明の心筋肥大を生じる疾患で，かつ，肥厚する心筋とそうでない心筋が混在する疾患である。なかでも左室流出路（大動脈へ向かって血液が流れていく流路）の心室中隔に心筋肥大が生じるのが閉塞性肥大型心筋症（HOCM：hypertrophic obstructive cardiomyopathy）であり，大動脈弁狭窄症と同様に心拍出量が減少する。

左心カテーテル検査においては，大動脈圧と左室圧（閉塞の原因となっている心室中隔よりも心尖部側の左室）の圧較差を評価することが重要である。収縮期の大動脈圧よりも左室圧が30 mmHg以上上昇していることが経皮的中隔心筋焼灼術（PTSMA：percutaneous transluminal septal myocardial ablation）の適応基準となっている。

また，心室性期外収縮が発生すると「ブロッケンブロー現象」が生じる（▶図136）。通常，心室性期外収縮が起きると，左心室は十分な充満が得られない状況で血液を駆出するので大動脈圧は低下し，「脈がとぶ」症状が現れる。そして，期外収縮後の次の左室収縮は通常よりも増強（期外収縮後増強）し，大動脈圧と左室圧はともに上昇する。しかし，閉塞性肥大型心筋症の場合，期外収縮後増強により左室流出路の閉塞度が高まり，期外収縮後は通常よりも左室圧は上昇するが，逆に大動脈圧は低下し圧較差がさらに大きくなる。

> **↓One Point Advice**
>
> ●経皮的中隔心筋焼灼術（PTSMA：percutaneous transluminal septal myocardial ablation）
> 　左室流出路閉塞の原因となっている心室中隔の運動性や壁厚を低下させるために，その部位を栄養している左冠動脈前下行枝の中隔枝にエタノールを注入することで，人為的に小さな心筋梗塞を発生させる治療法である。

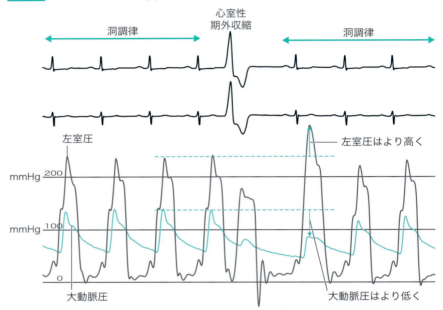

図136 ブロッケンブロー現象

### 左室造影（LVG：left ventricular angiography）

おもにピッグテールカテーテルを用いて左心室に造影剤を注入し，

> ①心機能の評価
> ②壁運動異常の部位と程度の判定
> ③心室中隔欠損・穿孔の診断
> ④僧帽弁逆流の重症度評価

に用いられる。ごくまれに左室壁在血栓の存在が確認される場合もある。

### 補足

● ピッグテールカテーテル

カテーテルの先端がブタの尻尾のように丸くなっており，なおかつカテーテル先端よりも手前側に「側口」がいくつか開けられている（▶図137）。これによりカテーテルそのものや造影剤のジェット噴出が心室壁に触れることによる無用な不整脈の発生を抑え，左室全体をまんべんなく造影することができる。

図137 ピッグテールカテーテル

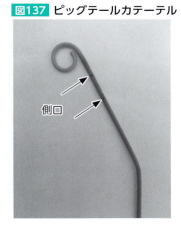

## LVGの実際とその評価

ピッグテールカテーテルを左室内に挿入し，カテーテル刺激による不整脈が生じない適切な部位で**パワーインジェクター**[*45]を用いて造影剤を注入する。患者が息を止めた状態でRAO（右前斜位）30°とLAO（左前斜位）60°の2方向から撮像し（▶図138），次ページ以降のような評価を行う。

図138 心機能正常例におけるLVG

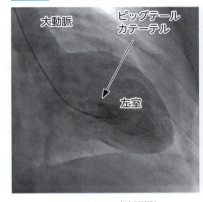

a RAO30°（拡張期）

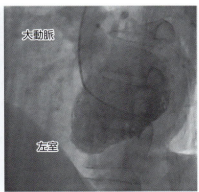

b LAO60°（拡張期）

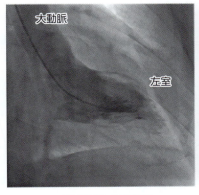

c RAO30°（収縮期）

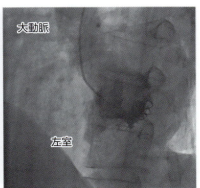

d LAO60°（収縮期）

---

用語アラカルト

*45 パワーインジェクター

予定量の造影剤を，左心室（あるいは大動脈）に対し，決められた時間内に注入するために用いられるのがパワーインジェクターである（▶図139）。設定するパラメーターは，
① 注入速度（mL/秒）
② 総注入量（mL）
③ 最大注入圧（psi）
④ 立ち上がり時間（設定した注入速度に達するまでの時間，秒）

である。30〜45 mLの造影剤を3秒程度で注入することで判読に適したLVGが行える。当院では注入速度を10 mL/秒 前後，最大注入圧を1,000 psi，立ち上がり時間を0.5秒に設定して行うことが多い。

図139 当院で使用しているパワーインジェクターの外観図

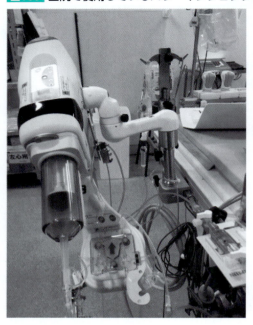

■壁運動の評価方法

壁運動は次の5つに分類されることが多い（▶図140）。

①normokinesis（ノルモカイネシス）：正常収縮
②hypokinesis（ハイポカイネシス）：低収縮
③akinesis（アカイネシス）　：無収縮
④dyskinesis（ディスカイネシス）：収縮期の外方運動
⑤aneurysm（アニュリズム）　：心室瘤（収縮期も拡張期も心室壁が瘤状に突出している）

※hypokinesisはその程度によって主観的にmild（軽度），moderate（中等度），severe（高度）に分類することができる。

図140 LVGによる一般的な壁運動評価

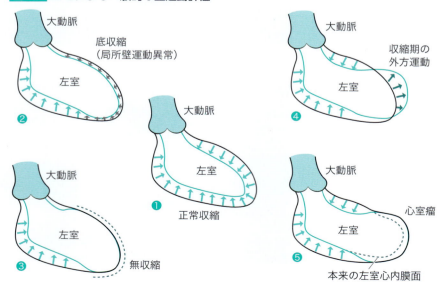

AHA（American Heart Association：アメリカ心臓協会）の分類に基づき，左室を7つのセグメントに分割して（▶図141），それぞれが前述の5つの壁運動のうちどれに当てはまるかを目視で判定する。

### 図141 左室造影におけるセグメントの分類（AHA分類）

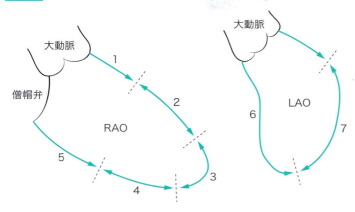

seg1：前壁基部　　seg5：後壁基部
seg2：前側壁　　　seg6：心室中隔
seg3：心尖部　　　seg7：後側壁
seg4：下壁

■壁運動異常がみられる疾患

壁運動異常は，

①虚血性心疾患　　③心筋症
②弁膜症　　　　　④心筋炎など

において観察される。虚血性心疾患の場合，閉塞性病変が存在する冠動脈の支配領域に一致して局所壁運動異常（asynergy）が観察される（▶図142）。

### 図142 左前下行枝領域の心筋梗塞後にみられた心尖部心室瘤

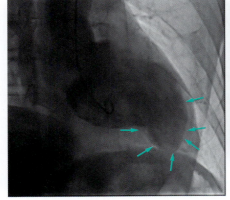
a　心室瘤（→：Seg3）

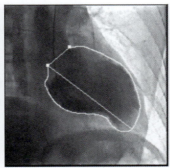
b　拡張期

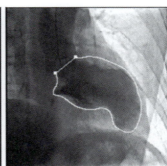
c　収縮期

Seg2領域は無収縮（akinesis）である。

心筋症の1つである拡張型心筋症では，左室の拡張に加え，壁運動が全体的に低下（びまん性の低下）をしているが，重症の冠動脈3枝病変でも同様の所見を呈するため，冠動脈造影による鑑別が必要である。また，長期間持続した慢性僧帽弁逆流症や心不全を伴った重症大動脈弁狭窄症でもびまん性に左室壁運動が低下する。

一方，頻度は多くないものの，急性冠症候群（ACS：acute coronary

syndrome)と似た症状で発症する「たこつぼ型心筋症」は，冠動脈に有意狭窄はみられず，左室の基部が過収縮して心尖部が無収縮を呈し，いわゆる「たこつぼ」のようにみえることから命名された心筋症である[2]（▶図143）。高齢女性に多く，精神的・肉体的ストレスが誘因となりやすく，また自然治癒することの多い心筋症である。

## One Point Advice

### ●収縮亢進（hyperkinesis）とは？

左室の壁運動は正常か低下しているケースばかりではない。LVGが実施されない疾患も含まれるが，壁運動が「ハイパー」である疾患が存在することも確認しよう。

#### ①弁閉鎖不全症

慢性的に僧帽弁逆流があり，かつ心機能が保たれている症例では拡大した低圧の左房へ左室駆出血流が逆流するため，左室の後負荷が減少し，左室の収縮はむしろ正常以上となりやすい。

大動脈弁逆流の場合でも逆流により左室に容量負荷がかかり，その代償として心室壁の収縮亢進がみられる。

#### ②高拍出性心不全

甲状腺機能亢進症，脚気心，貧血，動静脈短絡疾患などは，左室の収縮が亢進しているのに心不全症状がみられる。

### 図143 たこつぼ型心筋症の左室造影

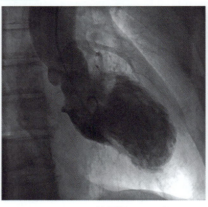
a 拡張期

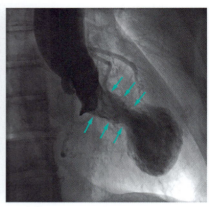
b 収縮期

a（拡張期）と比較すると，b（収縮期）では矢印で示した部分のみ収縮し，それよりも心尖部側は無収縮であった。本症例は冠動脈造影において有意狭窄を認めず，最終的にたこつぼ型心筋症と診断された。

### ■LVGのコンピュータソフトウェアによる解析

LVGの動画をソフトウェアによって解析（▶図144）することで次の指標が得られる。まず，拡張末期の時相と収縮末期の時相の両方で左室心内膜面をトレースし，

①左室拡張末期容積（LVEDV：LV end diastolic volume）
②左室収縮末期容積（LVESV：LV end systolic volume）

を算出する。すると自動的に，

③一回拍出量（SV：stroke volume）＝LVEDV－LVESV
④心拍出量（CO：cardiac output）＝SV×心拍数（HR）

が求められる。これらすべての指標をそれぞれ体表面積（body surface area：BSA）で除すことによって係数（Index）が算出される。

加えて，

⑤駆出率（EF：ejection fraction）＝SV／LVEDV

が算出される。それぞれの正常値を▶表20にまとめた。

**図144** シネアンギオ装置に付属するLVG解析用ソフトウェアの一例

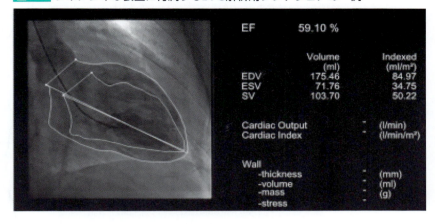

**表20** LVGにより算出される項目と正常値

| 項目 | 正常値 |
|---|---|
| LVEDVI (mL) | 70±20 |
| LVESVI (mL) | 25±10 |
| SV (mL) | 60〜130 |
| CO (L/min) | 4〜8 |
| CI (L/min/m²) | 2.5〜4 |
| EF (%) | 67±8 |

### ■僧帽弁逆流（MR：mitral regurgitation）の評価

　MRは，僧帽弁と腱索の異常が原因となるもの（僧帽弁逸脱・腱索断裂・リウマチ熱による変性）と，心筋梗塞・拡張型心筋症などにより心臓が拡大し，腱索がひっぱられる（テザリング）ことから弁の動きが悪くなることや，弁輪が拡大することで生じるものがある。

　LVGを行うと，本来大動脈へ向けてのみ流れるはずの造影剤が左房に逆流するようすが観察される（▶図145）。逆流の重症度評価はSellersの分類を用いて評価することが多い。

**図145** LVGで観察される僧帽弁逆流

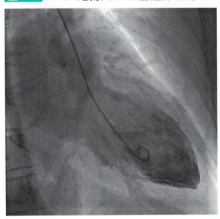
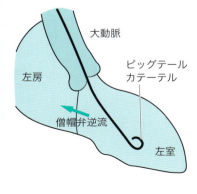

---

\ POINT!! /

心拍出量（CO）は成人でおよそ4〜8 L/分である。心臓カテーテル検査でCOを測定するおもな方法は熱希釈法とFick法［「右心カテーテル」の項（160ページ）参照］であるが，LVGによっても計算可能であり，それぞれの測定原理についても覚えておこう。

**補足**

●MRのSellers分類

I度：左房の一部のみ造影される。逆流ジェットあり。

II度：左房全体が造影されるが，左室よりは薄く染まる。逆流ジェットあり。

III度：左房全体が左室と同等に造影される。逆流ジェットなし。

IV度：左房全体が左室よりも濃く造影される。逆流ジェットなし。

## 大動脈造影（AOG：aortic angiography）

LVGと同様に，ピッグテールカテーテルを使用して大動脈より造影剤を注入する（▶図146）。大動脈弁逆流の重症度評価，大動脈解離，大動脈瘤の診断のために行われる。

**図146** 大動脈造影にて観察された大動脈弁逆流

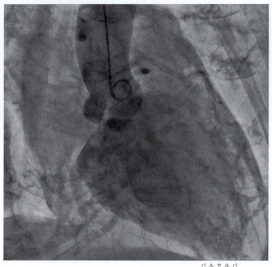
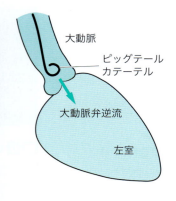

ピッグテールカテーテルを用いて上行大動脈Valsalva洞付近より造影剤を注入すると，大動脈弁をこえて左室が造影された。大動脈弁逆流Ⅲ度と判定される。

大動脈弁逆流（AR）の重症度評価もSellersの分類によって行われる。

## 左心カテーテル検査のトラブル事例・対処方法

心臓カテーテル検査の合併症として，造影剤アレルギー，腎障害，塞栓症などがあげられるが，とくにLVGにおいてはカテーテルが心筋壁に触れると発生する心室性期外収縮に注意が必要である。ほとんどの場合カテーテルの位置を調整することで対応できるが，万が一それがきっかけとなり持続性の心室性頻拍・心室細動が生じた場合は電気的除細動が必要である。また，高度心機能低下例や心尖部瘤合併例などでは，左心室内血栓による塞栓症のリスクが高いことから，可能な限り事前に心エコーでしっかりと評価を行い，左心室内血栓が疑われれば左心室内へのカテーテル挿入は控えるべきである。

### 補足

●ARのSellers分類
- Ⅰ度：左室の一部のみ造影される。
- Ⅱ度：左室全体が造影されるが，大動脈よりは薄く染まる。
- Ⅲ度：左室全体が大動脈と同等に造影される。
- Ⅳ度：左室全体が大動脈よりも濃く造影される。

● 文献
1) Omran H, Sehmidt H, Hackenbroch M, et al.: silent and apparent cerebral embolism after retrograde catheterisation of the aortic valve in valvular stenosis: a prospective, randomised study. The Lancet, 361: 1241-1246, 2003.
2) Kurisu S, Sato H, Kawagoe T, et al.: Tako-tsubo-like left ventricular dysfunction with ST-segment elevation: A novel cardiac syndrome mimicking acute myocardial infarction. American Heart Journal, 143: 448-455, 2002.

## まとめのチェック

### ■左心カテーテル

☐☐ **1** 心機能（左室収縮能）の おもな指標について述 べよ。

▶▶ **1** 左室駆出率（EF），一回拍出量（SV）・心拍出量 （CO）とその係数（SI, CI）。

☐☐ **2** 左心カテーテル検査の ための動脈穿刺部位は どこか述べよ。

▶▶ **2** 橈骨動脈，上腕動脈，大腿動脈

☐☐ **3** 拡張期の左室と左房間 の圧較差を評価する疾 患はなにか述べよ。

▶▶ **3** 僧帽弁狭窄症

☐☐ **4** 収縮期の左室と大動脈 間の圧較差を評価する 疾患はなにか述べよ。

▶▶ **4** 大動脈弁狭窄症，閉塞性肥大型心筋症

☐☐ **5** 左室造影（LVG）で評価 できるものはなにか述 べよ。

▶▶ **5** 心機能，壁運動異常，心室中隔欠損・穿孔，僧 帽弁逆流

☐☐ **6** 大動脈造影（AOG）で 評価できるものはなに か述べよ。

▶▶ **6** 大動脈弁逆流，大動脈解離，大動脈瘤

心臓カテーテル検査と治療

前田孝一・市堀泰裕・
宇留野達彦

前田孝一

# 経カテーテル的大動脈弁植込術（TAVI），経皮的僧帽弁交連切開術（PTMC），経皮的心房中隔欠損閉鎖術

## 経カテーテル的大動脈弁植込術（TAVI）

### ■大動脈弁狭窄症
#### ①大動脈弁狭窄症（AS）とは

　大動脈弁狭窄症（AS：aortic valve stenosis）は，大動脈弁組織の退行変性（▶図147），リウマチ熱による炎症性変化や先天性二尖大動脈弁によって大動脈弁構造の異常により弁開大不良・狭窄を生じる病態である。左（心）室は慢性的に圧負荷を受け求心性肥大を呈し，代償不良にて左心不全をきたす。症状が出現してからの重症ASの予後は不良であり，狭心症が出現してからの平均余命は5年，失神では3年，心不全では2年とされている[1]。また，突然死がこれらの症状のある患者に多くみられるため，有症状の重症AS患者には，可及的早期に根治的大動脈弁置換術（AVR：aortic valve replacement）（▶図148）を行うことが推奨される。一方，無症状例も重症AS（大動脈弁血流速度4.0 m/sec以上）では2年以内に心イベントを発生することが多いという報告もある。

図147 **大動脈弁尖の高度石灰化**

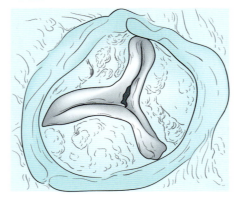

大動脈弁尖に高度石灰化を認める。

図148 **大動脈弁置換術**

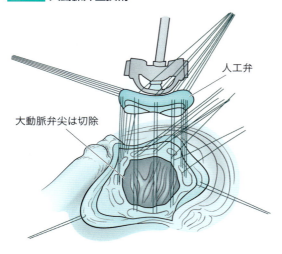

a　人工弁縫着

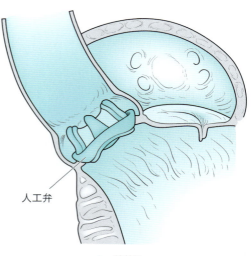

b　縫着後

### ②ASの診断

重症ASに関する基準は，「弁膜疾患の非薬物治療に関するガイドライン（2012年改訂版）[2]」および米国ならびに欧州の基準〔米国心エコー図学会（ASE：American Society of Echocardiography），欧州心エコー図学会（EAE：European Association of Echocardiography）〕に従い，弁口面積1.0 cm² 未満，または弁口面積係数 0.6 cm²/m² 未満とされる。

### ③ASの治療

近年，世界的に先進国では医療の進歩とともに人口の高齢化が進み，高齢者のASが増加し，高齢者の急性心不全・慢性心不全の成因の大きな割合を占めている。この患者群は高齢ゆえに石灰化大動脈弁が大多数を占め，併存疾患（腎障害，脳梗塞既往，心筋梗塞既往など）により周術期のリスクが増大し，もともとAVRのクラスIの適応であってもその多くが保存治療にとどまっているとされる[3]。これまで経皮的大動脈弁形成術（PTAV：percutaneous balloon aortic valvuloplasty）は1990年代に一時的な実施が進んだが，再狭窄がきわめて多いこと，脳梗塞や心破裂の合併症がまれではないことなどから，わが国ならびに海外でも重症心不全発症例に対し，外科的弁置換術につなげるための緊急避難的な橋渡しとしての適応のみクラスIIbの推奨に長く位置づけられていた。

一方，開心術不適応の重症ASを対象とした経カテーテル的大動脈弁植込術（TAVI）が報告され，詳細な診断技術と治療機器の進歩，ならびにハートチームによるアプローチで治療成績が向上しつつある。ここではTAVIについて述べる。

### ■TAVI（タビ）

2002年にCribier（クリビエ）医師が重症患者に対して経カテーテル的大動脈弁植込み術（TAVI：transcatheter aortic valve implantation）を施行して以降[4]，これまでにハイリスク大動脈弁狭窄症に対するTAVIの良好な中期成績が報告され[5, 6]，現在ではASの治療において重要な治療法の1つとして重要な役割を担っている。わが国でも2013年にバルーン拡張型のEdwards（エドワーズ）社SAPIEN XTが，さらに2016年に自己拡張型のMedtronic（メドトロニック）社CoreValve®がそれぞれ保険償還された。その後，現在ではそれぞれの次世代デバイスSAPIEN 3およびEvolut™ Rが認可され，これまで6,000例近くのTAVIが実施されている（2017年3月現在）。また，その成績は欧米より勝るとも劣らないものと報告されている。ここでは，2014年に発表されたわが国におけるTAVIのガイドラインに基づいて，TAVIの適応，手技について述べたい。

### ①適応
#### 【一般的適応評価】

2014年に発表されたわが国におけるTAVIのガイドラインによると[7]，AVRの適応と同じく，心エコーなどの評価により「重症AS」と診断され，かつ有症状の場合，手術適応となりうる。ただし，AVR時の手術リスク（Euro SCORE，STS scoreなど），予後，QOLなどの評価を要する。とくに非心臓疾患を有する患者（担がん患者など）については，専門科医師の評価によりその予後が1年以上見込まれること，また，TAVIによりADLの改善が見込まれることなどについても評価される。これらはいまだ確立された評価法はないものの，循環器内科医，心臓血管外科医，麻酔科医および医師以外の医療スタッフからなる

ハートチーム(multidisciplinary team)にて評価される。

#### ②TAVIのアプローチについて

アプローチ部位は，大腿動脈，腸骨動脈，鎖骨下動脈，上行大動脈，心尖部などがあげられる。

##### 【逆行性アプローチ(retrograde approach)】

大腿動脈，腸骨動脈など下肢からのアクセスが中心となる(▶図149a)。しかしながら，わが国では解剖学的に大腿動脈，外腸骨動脈の径が細い症例を経験することが少なくない。また，いずれも大動脈弁までは比較的距離のあるアプローチであり，アクセスルートの評価も重要である。上肢からの逆行性アプローチでは鎖骨下動脈があげられる。下行，腹部大動脈もしくは下肢血管の選択が困難な場合には考慮したいアプローチの1つである。

デバイスの進歩によりカテーテルがロープロファイル(low profile)化されてきたが，症例のなかには末梢血管からのアクセスが困難なケースが散見される。このような場合に上行大動脈アプローチは有用とされる(▶図150)。同部のアプローチに関しては通常の開心術時に送血管を入れる手技とほぼ同様であり，アプローチ部位から弁輪まで近いといったメリットも存在する。開胸に関しては，胸骨の逆L字切開や右肋間開胸などにより上行大動脈にまで到達する。しかし，わが国の患者は腕頭動脈から大動脈弁までの距離が短い(上行大動脈が短い)こと，および手技中，常に大動脈損傷に対して注意を払うことが必要である。

**図149** TAVIにおけるおもなアプローチ

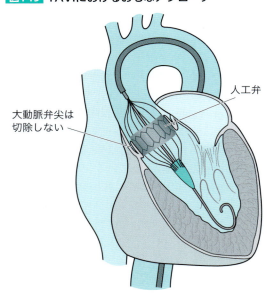
a　経大腿動脈アプローチ

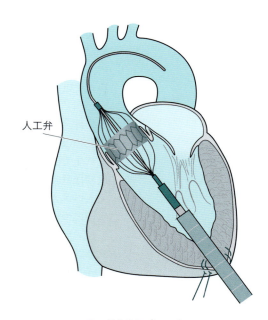
b　経心尖アプローチ

**図150** 上行大動脈アプローチ

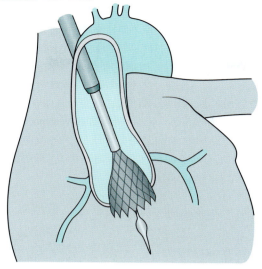

　上行大動脈アプローチは，逆行性アプローチのなかでも最も弁輪までの距離が短く，その分操作性に優れる一方で，わが国の患者の上行大動脈長に対して注意が必要である．

### 【順行性アプローチ（antegrade approach）】
　現在のところ心尖部（▶図149b）のみとされる．末梢血管からのアプローチが困難な場合，上行大動脈と同様に有用なアプローチの1つである．弁輪までの距離が最も短くハンドリングが容易であり，微調整が可能であることなどimplantation時のメリットは非常に大きい．しかし，肋間開胸が必要となるため患者にとってはTAVIのなかでも比較的侵襲的な手技であるものの，比較的小柄な患者が多いわが国では，本アプローチはなくてはならないアプローチ法の1つと考える．

　心尖部アプローチは順行性で操作性に優れる一方，開胸を要するためやや侵襲的である．わが国の患者の解剖学的制限を考慮すると不可欠なアプローチ法である．

● 文献
1) Ross J Jr, Braunwald E: Aortic stenosis. Circulation, 38(1 Suppl): 61-67, 1968.
2) 循環器病の診断と治療に関するガイドライン（2011年度合同研究班報告）．弁膜疾患の非薬物治療に関するガイドライン（2012年改訂版）．
3) Iung B, Baron G, Butchart EG, et al.: A prospective survey of patients with valvular heart disease in Europe: The Euro Heart Survey on Valvular Heart Disease. Eur Heart J, 24(13): 1231-1243, 2003.
4) Cribier A, Eltchaninoff H, Bash A, et al.: Percutaneous Transcatheter Implantation of an Aortic Valve Prosthesis for Calcific Aortic Stenosis: First Human Case Description. Circulation, 106(24): 3006-3008, 2002.
5) Kapadia SR, Leon MB, Makkar RR, et al.: 5-Year Outcomes of Transcatheter Aortic Valve Replacement Compared with Standard Treatment for Patients with Inoperable Aortic Stenosis (Partner 1): A Randomised Controlled Trial. Lancet, 385(9986): 2485-2491, 2015.
6) Mack MJ, Leon MB, Smith CR, et al.: 5-Year Outcomes of Transcatheter Aortic Valve Replacement or Surgical Aortic Valve Replacement for High Surgical Risk Patients with Aortic Stenosis (Partner 1): A Randomised Controlled Trial. Lancet, 385(9986): 2477-2484, 2015.
7) 2014年版　先天性心疾患，心臓大血管の構造的疾患（structural heart disease）に対するカテーテル治療のガイドライン Guidelines for Catheter Intervention for Congenital Heart Disease and Structural Heart Disease (JCS 2014).

市堀泰裕

## 経皮的僧帽弁交連切開術(PTMC)

### ■僧帽弁の構造と僧帽弁狭窄症

僧帽弁は左房と左室の間に位置し，左室から大動脈へ血液が駆出される際に左房に逆流するのを防ぐ役割をしている(▶図151)。僧帽弁狭窄症(MS：mitral stenosis)は，おもに子供の頃の細菌感染(リウマチ熱)により，弁尖の肥厚および石灰化，交連部の癒合，腱索・乳頭筋の肥厚・短縮，弁輪部の縮小などが生じ，開きが悪くなる疾患である。経皮的僧帽弁交連切開術(PTMC：percutaneous transvenous mitral commissurotomy)はバルーンを用いて，くっついてしまった弁に裂開を加え，狭窄を改善する治療法である。1980年代に井上寛治らによって初めて臨床応用され，現在では世界中に広がっている。

**図151** 僧帽弁の構造

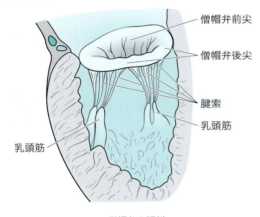

a 僧帽弁の解剖

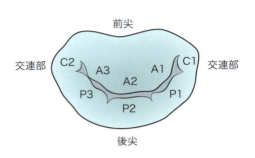

b 僧帽弁を上から見た図

### 補足

●僧帽弁狭窄症の病態生理

**図152** 僧帽弁狭窄症の病態

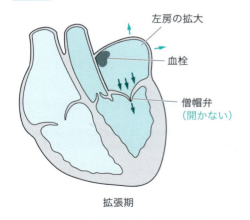

拡張期

●症状

・僧帽弁をとおれない血液が左房でうっ滞する(左房拡大)
　⇒ 肺で血液がうっ滞し，息切れを生じる(肺うっ血)。
　⇒ 全身の血液もうっ滞し，浮腫を生じる。
・左房への負担
　⇒ 心房性不整脈(心房細動)
・血液のうっ滞
　⇒ 左房内血栓
　⇒ 脳梗塞などの塞栓症状

## 医療機器の構造

### ■イノウエ・バルーン™の構造（▶図153）

バルーン部分は天然ゴムに合成繊維を介在させることにより耐圧性を保ち，3段階に拡張するように設計されている。

サイズは最大径が20〜30 mmまで2 mmごとに存在し，それぞれのサイズで希釈造影剤を調整することによりアンダーサイズによる拡張が可能である（①）。

拡張は，まずは先端側半分のみが膨張し（②），続いて砂時計型となり（③），最後は俵型（④）となる。

### 図153 イノウエ・バルーン™の構造

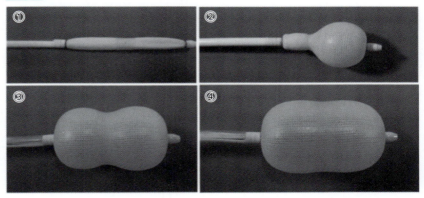

（東レ株式会社より提供）
（許可を得て掲載）

### ■経皮的僧帽弁交連切開術（PTMC）の方法（▶図154）

X線透視下，通常は局所麻酔下に行われる。大腿静脈よりアプローチし，下大静脈を経て右房に到達する。

心房中隔穿刺法を用いて，ガイドワイヤを左房に挿入し，バルーンカテーテルを左房内に進める（①）。スタイレットを用いて，さらに左室内までバルーンカテーテルを進め，僧帽弁口でバルーンを拡張することで僧帽弁に拡張・裂開を加える（②）。

拡張後，バルーンカテーテルを左房内に戻し，左房左室同時圧を記録する。

### 図154 PTMCのX線透視画像

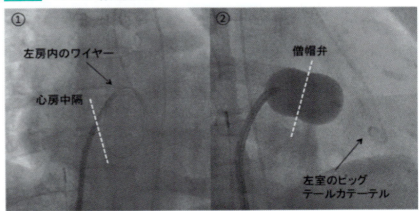

市堀泰裕

## 経皮的心房中隔欠損閉鎖術

### ■心房中隔欠損（▶図155）

心房中隔欠損症（ASD：atrial septal defect）は，左房と右房を隔てる心房中隔に生まれつき穴が空いている状態である。そのため，圧の高い左房から低い右房へ血液が直接流れ込んでしまう。先天性心疾患の約10％に認めるが，成人になって見つかることもたびたびあり，成人の先天性心疾患の40％近くを占める。

経皮的心房中隔欠損閉鎖術は，人工心肺を使用した心臓外科手術（閉鎖術）と並んで心房中隔欠損症の標準的な治療法となっている。大腿静脈より経皮的にカテーテルを挿入し，欠損孔を左房側と右房側の2枚のディスクで閉鎖する低侵襲な治療法である。

図155 心房中隔欠損症

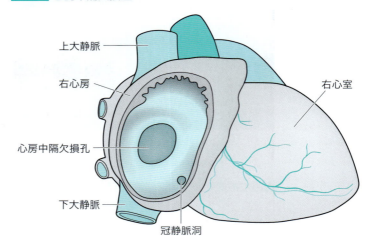

### 補足

● 心房中隔欠損症の病態生理

図156 心房中隔欠損症

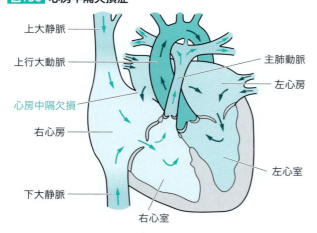

● 症状

・左房から右房へのシャント
　⇒右房，右室への容量負荷（血液で拡大する），肺血流増加
　⇒右心不全，心房細動などの不整脈，肺高血圧症
・息切れ，浮腫，動悸，脳梗塞など

■医療機器の構造
【ASO：AMPLATZER™ septal occluder】（▶図157）
　左房側ディスク，右房側ディスク，ウエスト部からなる。外部の自己拡張性ナイチノールと内部のポリエステルで構成されている。サイズはウエスト部が6〜38 mmまで存在する。6〜20 mmは1 mmごとに，それ以上は2 mmごとにサイズがある。38mmをこえる欠損孔には対応できない。
　左房側のディスクは右房側より12〜16 mm大きくなっている。

図157　アンプラッツァー・セプタルオクルーダー

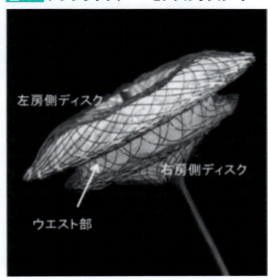

（セント・ジュード・メディカル社より提供）
（許可を得て掲載）

■経皮的心房中隔欠損閉鎖術の方法
　X線透視下，通常は全身麻酔下に経食道心エコーを挿入して行われる。大腿静脈より欠損孔までサイジングバルーンを進め，経食道心エコーとX線透視で欠損孔のサイズを計測する。至適なサイズのセプタルオクルーダーを選択する。
　欠損孔を経由して，デリバリーシースを左房まで挿入する。

デリバリーケーブルの遠位端に取り付けたセプタルオクルーダーをデリバリーシース内に挿入し（▶図158a），左房側そして右房側のディスクを展開留置する（▶図158b）。問題なければ，デリバリーケーブルを切り離して終了する。

**図158** 経皮的心房中隔欠損閉鎖術

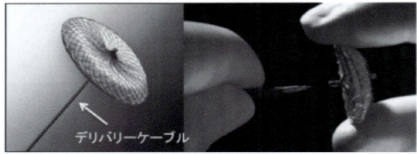

a　セプタルオクルーダーとデリバリーケーブル

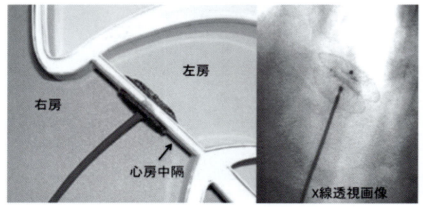

b　欠損孔の閉鎖

（セント・ジュード・メディカル社より提供）
（許可を得て掲載）

● 文献
1) 弁膜疾患の非薬物治療に関するガイドライン，2012．
2) ジョン D キャロル ほか編: SHD インターベンション コンプリートテキスト，医学書院，2013．

## まとめのチェック

### ■TAVI（経カテーテル大動脈弁植込術），PTAV（経皮的大動脈弁形成術）

☐☐ ① 大動脈弁狭窄症（AS）の病態を述べよ。

▶▶① 大動脈弁組織の退行変性，リウマチ熱による炎症性変化や先天性二尖大動脈弁によって大動脈弁構造の異常により弁開大不良・狭窄を生じる病態。

☐☐ ② 慢性的な大動脈弁狭窄症（AS）では左心室はどのように変化するか述べよ。

▶▶② 左室は慢性的に圧負荷を受け求心性肥大を呈し，左心不全をきたす。

☐☐ ③ 症状が出現してからの重症大動脈弁狭窄症（AS）の予後について述べよ。

▶▶③ 予後は不良であり，狭心症が出現してからの平均余命は5年，失神では3年，心不全では2年とされている。また，突然死がこれらの症状のある患者に多くみられる。

☐☐ ④ 大動脈弁狭窄症（AS）の治療を述べよ。

▶▶④ 開心術による大動脈弁置換術（AVR），経皮的大動脈弁形成術（PTAV），経カテーテル的大動脈弁植込術（TAVI）がある。

☐☐ ⑤ 経カテーテル的大動脈弁植込術（TAVI）の適応について述べよ。

▶▶⑤ 心エコーなどの評価により「重症AS」と診断され，かつ有症状である場合。ただし，開心術による大動脈弁置換術の手術リスク（Euro SCORE，STS scoreなど），予後，QOLなどの評価を要する。

☐☐ ⑥ 経カテーテル大動脈弁植込術（TAVI）のアプローチ部位はどのようなものがあるか述べよ。

▶▶⑥ アプローチ部位は，大腿動脈，腸骨動脈，鎖骨下動脈，上行大動脈，心尖部などがあげられる。

### ■経皮的僧帽弁交連切開術（PTMC）

☐☐ ① 僧帽弁の役割について述べよ。

▶▶① 僧帽弁は左房と左室の間に位置し，左室から大動脈へ血液が駆出される際に左房に逆流するのを防ぐ役割をしている。

☐☐ ② 僧帽弁狭窄症とはどのような疾患か述べよ。

▶▶② おもに子供の頃の細菌感染（リウマチ熱）により，弁尖の肥厚および石灰化，交連部の癒合，腱索・乳頭筋の肥厚・短縮，弁輪部の縮小などが生じ，開きが悪くなる疾患である。

心臓カテーテル検査と治療

## まとめのチェック

□□ ③ 経皮的僧帽弁交連切開術（PTMC）とはどのような治療であるか述べよ。

▶▶ ③ 経皮的僧帽弁交連切開術（PTMC）はバルーンを用いて，僧帽弁に裂開を加え，狭窄を改善する治療法である。1980年代に井上寛治らによって初めて臨床応用され，現在では世界中に広がっている。

□□ ④ 経皮的僧帽弁交連切開術（PTMC）のアプローチ部位について述べよ。また，僧帽弁までどのように到達するか述べよ。

▶▶ ④ 大腿静脈よりアプローチし，下大静脈を経て右房に到達する。その後，心房中隔穿刺法を用いて，ガイドワイヤを左房に挿入し，バルーンカーテルを左房内に進める。さらに，左室内までバルーンカテーテルを進め，僧帽弁口でバルーンを拡張する。

### ■経皮的心房中隔欠損閉鎖術（ASDO）

□□ ① 心房中隔欠損症とはどのような疾患か述べよ。

▶▶ ① 左房と右房を隔てる心房中隔に生まれつき穴が空いている状態。

□□ ② 心房中隔に障害が生じた場合どのような病態を引き起こすか述べよ。

▶▶ ② 圧の高い左房から低い右房へ血液が肺を介さず直接流れ込んでしまう。左房から右房へのシャント。右室への容量負荷，肺血流増加 → 右心不全，心房細動などの不整脈，肺高血圧症を引き起こす。

□□ ③ 心房中隔に障害が生じた場合どのような症状を引き起こすか述べよ。

▶▶ ③ 息切れ，浮腫，動悸，脳梗塞。

□□ ④ 心房中隔欠損は先天性心疾患の何％に認めるか述べよ。

▶▶ ④ 約10％に認められる。

□□ ⑤ 心房中隔欠損の治療にはどのようなものがあるか述べよ。

▶▶ ⑤ 人工心肺を使用した心臓外科的閉鎖術と経皮的にカテーテルを挿入し，2枚のディスクで閉鎖する経皮的心房中隔欠損閉鎖術がある。

□□ ⑥ 経皮的心房中隔欠損閉鎖術のアプローチ部位について述べよ。

▶▶ ⑥ 大腿静脈からアプローチし，右心房より心房中隔を治療する。

坂田憲治・祝迫周平

# 体外式ペースメーカ・除細動器・ポリグラフ

## 体外式ペースメーカ

### ■体外式ペースメーカの目的

有症候性の徐脈性不整脈に対して、心拍数・心拍出量を確保するために、心臓に対して人工的に刺激を与え心筋の興奮を誘発する。治療のために、脈圧をなくす目的で使用されることもある〔ラピッドペーシング（rapid pacing）〕。ペーシング治療の有効性確認を目的とした検査に使用する。

### POINT!!

- 電気メス使用時は心臓ペースメーカを固定にする。
- ICHDコードの**第1文字は刺激部位，第2文字はセンシング部位，第3文字は作動様式**を表す。
- 出力パルス幅は植え込み型が**0.5 ms**程度，体外式ペースメーカが**1.0 ms**程度である。
- 体外式ペースメーカの出力点検時には**500Ω**の負荷抵抗を接続する。
- 体外式ペースメーカでは**ミクロショック**の危険がある。
- 電気メスによって**雑音障害（オーバーセンシング）**を受ける。

### 補足

● テンポラリーペースメーカ

植込型ペースメーカ（permanent pacemaker）（permanent：永久）に対して体外式ペースメーカ（temporary pacemaker）（temporary：一時的）とよばれることが多い。

● 刺激伝導系（▶図159）

図159 刺激伝導系

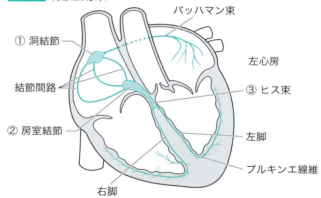

① 洞結節
結節間路
② 房室結節
バッハマン束
左心房
③ ヒス束
左脚
プルキンエ線維
右脚

### 補足

● **洞不全症候群（SSS：sick sinus syndrome）**

洞結節（▶図159①）から房室結節（▶図159②）に伝わるまでの部分が障害され，正常な洞調律を維持できず徐脈になる。

・Rubenstein分類（ルビンスタイン）
Ⅰ：洞性徐脈
Ⅱ：洞停止，洞房ブロック
Ⅲ：徐脈頻脈症候群

● **房室ブロック**

房室結節（▶図159②）やヒス束（▶図159③）以下の部分が障害され，洞結節（▶図159①）からの興奮が心室に伝えられずに徐脈となる。

・1度ブロック
・PQ時間が0.2 s以上の延長。
・2度ブロック
・Wenckebach型（ウェンケバッハ）：PQ時間が徐々に延長しQRSが脱落する。
・MobizⅡ型（モビッツ）：PQ時間は一定でQRSが突然脱落する。
・3度ブロック
・P波とQRS波が無関係

### ■体外式ペースメーカの適応

- 徐脈性不整脈
  洞不全症候群，房室ブロック
- 徐脈が予想される治療・薬剤負荷
  右冠動脈のPCI，房室ブロックが誘発される薬剤負荷（冠攣縮性狭心症誘発など）試験。
- ラピッドペーシング（急速心室ペーシング）
  TAVI（transcatheter aortic valve implantation：経カテーテル大動脈弁植え込み術），BAV（balloon aortic valvoplasty：経皮的大動脈弁拡張術），ステントグラフト留置時など脈拍がデバイスの留置時に邪魔になるのでラピッドペーシングで脈圧をなくし，デバイスの留置を容易に行う方法である。

### ■体外式ペースメーカの種類と構成

内科領域で植込む体外式ペースメーカは，経静脈的に右心室に留置するので，基本的にはモードはVVIのみである。カテーテルの種類は，大きく分けてバ

ルーンなし（▶図160a）とバルーン付き（▶図160b）がある。電極は双極（バイポーラ：▶図160c）を使用し，先端（遠位：distal）電極がマイナス極で中枢（近位：proximal）電極がプラスである。
　留置部位は**右室心尖部**で，穿刺部位は大腿静脈か内頸静脈である。

**図160** 体外式ペースメーカ

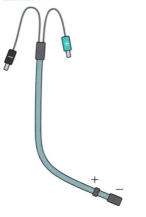
a　バルーンなしカテーテル

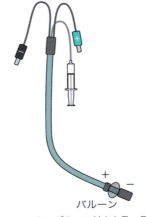
b　バルーン付きカテーテル

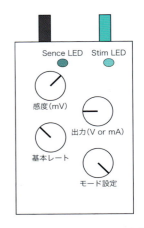
c　体外式ペースメーカ本体

### ■実際の症例

　80歳代，女性。呼吸困難を訴え当院救急外来受診。X線撮影・血液データ・心臓超音波検査では，うっ血性心不全であり，ECG（electrocardiogram：心電図）では心拍数35〜40の房室ブロックであった。緊急カテーテル検査となりカテーテル室へ移動後，CAG（coronary angiography：冠動脈造影）でとくに有意な所見なく，内頸静脈より一時ペースメーカを留置することとなった。

Dr：「体外式ペースメーカ留置します」
　　右室にカテーテルを持っていき，
Dr：「測定お願いします。」
CE：「心室波高値測定します。8 mVで**アンダーセンシング**[*46]したので心室波高値7 mVです。」
Dr：「センシングを2 mVにして，**ペーシング閾値**[*47]測定お願いします。設定レート（心拍数）60 bpmでお願いします。」
CE：「設定レート60 bpmでペーシング閾値測定します。5 Vから出力下げていきます。」
CE：「5 V**キャプチャ**[*48]，4 Vキャプチャ，3 Vキャプチャ，2 Vキャプチャ，1 Vキャプチャ，0.5 V**ペーシングフェイラー**[*49]ですのでペーシング閾値は1 Vです。」
Dr：「ありがとう。では設定は，VVIのレート60，出力5 V，センシング2 mVでお願いします。」
CE：「はい。VVIレート60，出力5 V，センシング2 mVに設定しました。」

Dr：医師　　CE：臨床工学技士

という流れで体外式ペースメーカの留置が行われる。

---

**用語アラカルト**

**＊46　アンダーセンシング**
センシング感度が鈍いため自己脈を感知できず，自己脈がでているにもかかわらずペーシングが入ってしまう状態。spike on Tの危険性がある。

**＊47　ペーシング閾値**
心筋を反応させる最小の出力のこと。2V→1V→0.5Vと徐々に出力を低下させ反応しなくなった1つ上の出力がペーシング閾値となる。

**＊48　（ペーシング）キャプチャ**
捕捉（capture）されているという意味で，ペーシングにより心筋の興奮が得られている状態。

**＊49　ペーシングフェイラー**
失敗（failure）とう意味で，ペーシングによって心筋の興奮が得られていない状態。心拍数は設定レート以下になる。

■トラブルシューティング

①ペーシングフェイラー
・設定レートより心拍数が下回る。
・閾値を測定し，閾値より高い出力(2倍以上)を設定する。
・もし閾値が許容できないくらい高ければ，透視下で再留置する。
・呼吸でカテーテルがずれることがあるので，大きく深呼吸してもらい，ペーシングフェイラーがないことを確認する。

②アンダーセンシング
・設定レートよりも心拍数が上回る。
・波高値を測定し，波高値より低い値(感度を鋭く)(1/2以下)に設定する。
・心室性期外収縮(PVC：premature ventricular contraction)などの不整脈が多い場合，不整脈をアンダーセンシングする可能性があるので，できればPVCの波高値より低い値を設定する。

③オーバーセンシング*50
・設定レートよりも心拍数が下回る。
・波高値を測定し，自己脈の波高値を確認する。
・体動などのノイズを感知している場合があるので動いてもらい，自己脈のみを感知する設定にする。

用語アラカルト
*50 オーバーセンシング
センシング感度が鋭すぎるため自己脈以外の信号(ノイズなど)を感知してしまい，自己脈がでていないのにペーシングをしない状態のこと。

④spike on T
受攻期(T波直上)での心室ペーシングはVF(心室細動)を誘発することがある。センシングフェイラーが起きているので感度を調節する(▶図161)。

図161 不応期

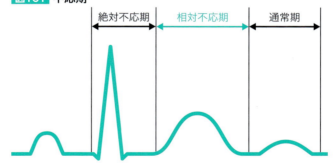

■保守管理
・オシロスコープまたは専用の解析装置を使用する。
・ペースメーカの出力端に負荷抵抗500 Ωを直接接続し，その両端の電圧を観察する。
・オシロスコープによる点検可能項目は，出力電圧・パルス幅・ペーシングレートである。
・感度の点検は，オシロスコープとパルス発生装置を使用すれば可能である。
・定電流型ペースメーカと定電圧型ペースメーカがある。

\POINT!!/

- 除細動器の通電時間は**5〜20 ms**である。
- **直流除細動**である。
- 心室性不整脈の場合**200〜360 J前後**で体外通電する
- 成人の体外通電では**50 cm$^2$程度**の電極を使用する。
- 体内通電時は**体外通電よりも低い出力**に設定する。開胸下での通電出力は**体外通電時の1/10程度**に設定する。
- AEDの出力は**二相性**である。
- 非医療従事者の**AED使用に講習などの制限はない**。AEDの使用者に関して**制限はない**。
- 手動式除細動器の日常点検として**作動点検**を行う。
- 心室細動に対する除細動ではR波の同期は必要ない。
- R波同期：心房細動，心房粗動，脈ありVT

**補足**

●「血行動態を維持できない」とは？
　頻脈により心拍出量が保てなくなり，脳血流が低下し，意識消失や痙攣などを引き起こす状態のこと。

**補足**

●R波同期
　受攻期（T波直上）でのショックはVFを誘発することがある（spike on T）（▶図161）。R波に同期してショックをすることで心臓の絶対不応期でのショックとなる。上室性不整脈が適応となる。

## 除細動器

### ■除細動器治療の目的

- 頻脈性不整脈を2つの電極間で大きな直流電流を流し不整脈を停止させ，洞調律を得る。
- 医療機関ではDC（direct current：直流）とよぶことが多い。
- 致死性不整脈の場合，迅速な除細動は心停止患者の予後に直結する。

### ■除細動の適応

①心室細動（VF：ventricular fibrillation）

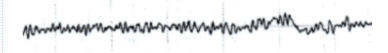

致死性不整脈であり早急な除細動が必要である。

②心室頻拍（VT：ventricular tachycardia）

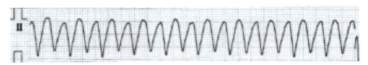

- 血行動態を維持できない（pulseless）VT
　早急な除細動が必要である。
- 血行動態を維持できるVT
　静脈麻酔下で除細動を行う。

③心房細動（AF：atrial fibrillation）
　抗凝固薬などの服用の確認や経食道超音波での左心房内の血栓の有無を確認し除細動を行う。

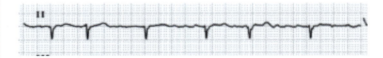

④心房粗動（AFL：atrial flutter）

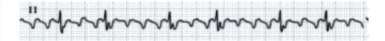

⑤心房頻拍（AT：atrial tachycardia）

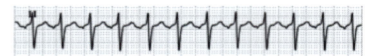

　③④⑤の不整脈では動悸や血圧低下をきたすような症状の場合，除細動の適応となる。
　静脈麻酔下でR波に同期して行う。

⑥その他の心電図
- 無脈性電気活動：除細動適応外
 （PEA：pulseless electrical activity）

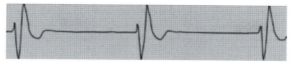

- 心静止：除細動適応外
 （asystole）

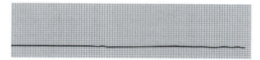

■除細動器の種類と構成
①種類
- 体外式（手動式）除細動器（▶図162a）
- 自動体外式除細動器（AED：automated external defibrillator）（▶図162b）
 （植込み型除細動器：ICDは別項目で解説）

**図162 除細動器とAED**

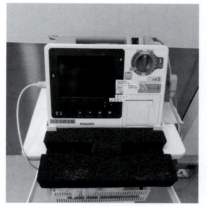
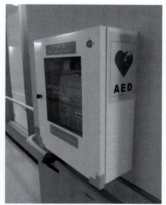

a　体外式（手動式）除細動器　　　　　　　　　b　自動体外式除細動器
（HeartStart XL＋：フィリップスエレクトロニクスジャパン）　　　（AED-9200：日本光電）

| | 体外式除細動器 ||
|---|---|---|
| | 体外式（手動式）除細動器（DC） | 自動体外式除細動器（AED） |
| 適応 | 心室細動（VF）<br>心室頻拍（VT）<br>心房細動（AF）<br>心房粗動（AFL）<br>心房頻拍（AT） | 心室細動（VF）<br>心室頻拍（VT）<br>※意識と呼吸なし |
| 設置場所 | 医療機関 | 医療機関<br>公共施設（不特定多数の人が集まる施設）<br>【例】空港，レジャー施設，学校など |
| 操作者 | 医療従事者<br>・医師<br>・看護師<br>・臨床工学技士<br>・救命救急士 | 医療従事者または非医療従事者 |

c　体外式除細動器の種類と特徴

②パドルの種類（▶図163）
・成人用体外パドル：50 cm²
・小児用体外パドル：15 cm²
・成人用体内パドル：32 cm²（開胸手術時に使用）
・小児用体内パドル：9 cm²（開胸手術時に使用）

**図163** 除細動器のパドルとパッド

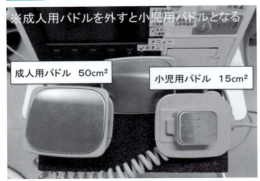

a　パドル

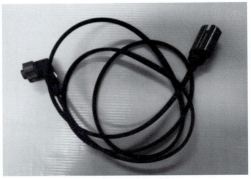

b　パッド用ケーブル

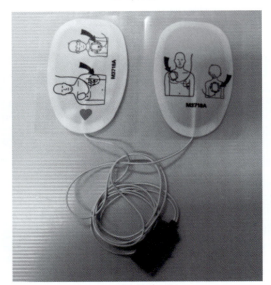

c　成人用パッド

X線不透過と透過の2つのタイプがあり，心臓カテーテル室では透過タイプを使用する。
体外ペーシングする場合もパッドを使用する。
メーカーによってAEDパッドも使用可能。
（HeartStart XL＋：フィリップスエレクトロニクスジャパン）
（X線透過除細動パッドM3718A：フィリップスエレクトロニクスジャパン）

■除細動波形と設定出力
　各施設の除細動器の種類によるため自施設の除細動器の波形などは確認が必要である。出力は適応症例によっておおよその目安はあるが，その都度医師の指示をもらう。

・**単相性（monophasic：モノフェージック）**（▶図164a）
　・体外式除細動器に使用されている。
　・最大出力エネルギーが360 Jまである。

・**二相性（biphasic：バイフェージック）**（▶図164b）
　・体外式除細動器・自動体外式除細動器（AED）・植込み型除細動器（ICD：implantable cardioverter defibrillator）に搭載されている波形。

- 体外式除細動器の場合，最大出力200Jまである。
- 二相のためピーク電圧が低く，単相性と比較してエネルギー効率がよい。

図164 単相性出力と二相性出力波形の違い

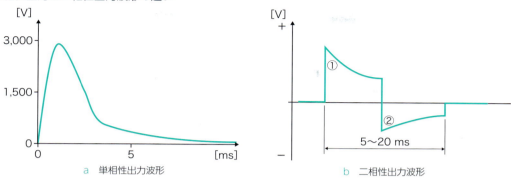

a　単相性出力波形

b　二相性出力波形

表21 AHA2010年度改訂版心肺蘇生ガイドラインに基づく通電エネルギー

|  |  |  | 非同期通電 |  | R波同期通電 |  |
|---|---|---|---|---|---|---|
|  |  |  | 心室細動・心室頻拍(無脈性) |  | 心房細動 | 心房粗動 |
|  |  |  | 体外通電 | 直接通電 |  |  |
| 成人 | 二相性出力 | 初回 | 120～200 J | 20～60 J | 120～200 J | 50～100 J |
|  |  | 2回目以降 | 200 J以上 |  | 適宜増 | 適宜増 |
|  | 単相性出力 | 初回 | 200 J |  | 200 J | 50～100 J |
|  |  | 2回目以降 | 適宜増 |  | 適宜増 | 適宜増 |
| 小児(体重25 kg以下) |  | 初回 | 体重(kg)×2～4 J | 5～20 J |  |  |
|  |  | 2回目以降 | 体重(kg)×4 J |  |  |  |

① 体外ペーシング

　除細動パッドを患者に貼ることでパッドに電流を流し，心臓をペーシングし徐脈を回避する。心電図ケーブルを接続し，心電図を除細動器に入力することが必要である。体内に直接電流を流すので痛みがある。

- デマンドモード：自己脈を感知するとペーシングを打たない。バックアップモード。
- フィックスモード：自己脈を感知しても設定された心拍数で打ち続ける。

② 除細動器の保守管理

　除細動器(AED・ICDを除く)は，医療法において，医療機器安全管理責任者が安全管理のための体制を確保しなければならない医療機器として，とくに安全使用に際して技術の熟練が必要と考えられる医療機器の1つとしてあげられている。

　日本臨床工学技士会の基本業務指針では，「日常点検と定期点検(1～2回/年)に分けて行うことが望ましい」としている。

③ 日常点検

- 消耗品の確認(中身の有無，使用期限の確認)

心臓カテーテル検査と治療

・コード・ケーブルや電源の確認
・外観点検(血液・ペーストなどの付着がないか)

#### ④定期点検
・性能点検を行う。
・出力や充電時間は各除細動器の取扱説明書や添付文書を参考にする。

---

**補足**

●除細動ペースト
　除細動ペーストには通電時の接触抵抗値が低下するように電解質(おもにNaCl)が入っている。しばしば病棟などの除細動器の点検にいくと超音波検査用のジェルが置いてあることがある。
　超音波ジェルには,もちろん電解質は入っていないので注意しよう。

---

## | ポリグラフ |
　呼吸・脈拍・血圧など複数の生理現象を電気的または物理的なシグナルとして同時に計測・記録する装置である。

### ■呼吸
　心臓カテーテル室では酸素加の評価をパルスオキシメータで行っている。

・**パルスオキシメータ**
・指先にはめるだけでよいので非侵襲かつ連続的に測定可能。
・校正は不要。
・赤色光と赤外光のそれぞれの吸光度を利用して,動脈の酸素飽和度を測定する。
・酸素加されたヘモグロビン(オキシヘモグロビン)は赤外光(900〜940 nm)をよく吸収する。
・酸素加されていないヘモグロビン(デオキシヘモグロビン)は赤色光(660 nm)をよく吸収する。
・測定に影響を及ぼす要因
　①照射した光がセンサに正しく受光されない
　　・体動
　　・センサ受光部に強い光が入る(手術など)。
　　【対策】測定している指を変える。光が入らないように布をかぶせる。
　②脈拍の減少または消失
　　・末梢循環障害(低血圧,ショック,低体温)
　　【対策】血圧を再確認し,低ければ医師に報告し,循環動態を改善させる対応が必要なこともある。
　　　　　血圧に問題なければ,測定している指を変更したりする。
　　・非観血的血圧用カフの拡張,動脈カテーテルの挿入
　　【対策】カフ・カテーテル挿入と逆側の手もしくは他部位(足・耳)で測定する。
　③吸光度に影響を及ぼす因子
　　・異常ヘモグロビン(カルボキシヘモグロビン,メトヘモグロビン)
　　・検査用色素(インドシアニンブルー,メチレンブルー,インジゴカルミン)
　　・マニキュア(青や黒系色)

---

\ **POINT!!** /

・**パルスオキシメータは,赤外線を利用**した呼吸関連計測装置である。
・パルスオキシメータによる計測に影響があるものは**低体温,緑色のマニキュア,一酸化炭素ヘモグロビン,メトヘモグロビン,メチレンブルー静注,体動,末梢循環,室内光,電気メス**などである。
・パルスオキシメータで測定しているものは,**動脈血酸素飽和度**である。
・パルスオキシメータは麻酔中のモニタとして**片肺挿管,気胸,空気塞栓**に対して有効である。
・パルスオキシメータの注意すべき障害は**熱傷**である。

## 補足

### ●自動血圧計で測定エラーになったとき

①血圧計のマンシェットを巻き直す。

②上限の圧リミットがあるので，上限圧をあげてみる。

\ POINT!! /

・観血的血圧計測において測定ラインへの血液の逆流の原因は，**血圧測定ライン接続の緩み，三方活栓の操作ミス，加圧バック圧力不足**などである。

・チューブ内に気泡が発生すると**平均血圧は変わらない**。

・血管内に留置したカテーテル内を**生理食塩水**で満たす。

・加圧バックの内圧は**収縮期より高くする**。

・ゼロ較正の基準は**右房の高さ**が使われる（腋窩中線）。

・フラッシュデバイスは**抗凝固の持続注入機能**をもつ。

・観血的血圧計の波形のひずみの原因は，**カテーテル内気泡混入，カテーテル先端での血栓形成，カテーテル先端での先当たり**，などである。

・安静立位状態では平均動脈圧は測定部位によって違う。**末梢にいくほど高くなる**。

・動脈血圧のピーク値は体の部位によって異なる。

・動脈伝搬速度は**血管壁が硬いほど大きい**。

・四肢の静脈の血圧は**拍動流**である。

・収縮期血圧は一心拍中で動脈の直径が**最大**になったときの血圧である。

---

### ■吸気・呼気

　スワンガンツカテーテルでの圧測定などで，診断のために吸気と呼気の時相が必要になることがある。このとき，心電図モニタでのインピーダンス法を用いて解析することがある。

### ・インピーダンス法

・非侵襲かつ連続的に測定可能。

・体表に設置した2つの電極（心電図電極を使用）から高周波電流を流し，呼吸による電極間の抵抗値の変化を検出する。

・高周波電流は100 $\mu$A以下，20～100 kHzであり，ミクロショックは発生しない。

・呼吸数のモニタリングに使用する。

・吸気時は胸郭に空気が入るので，抵抗値が上昇する。

### ■血圧

　血圧とは，

$$血圧＝心拍出量（循環血液量・心拍数・心筋収縮力）×　末梢血管抵抗 \\ （血管床の面積・動脈壁の弾性・血液の粘性）$$

である。そのため末梢になるほど，血管抵抗が上昇し血圧が上昇する。

### ①非観血式血圧測定：オシロメトリック法

　マンシェット内の圧力変化（振動）を検出し血圧を測定する方法。外部雑音に強い。自動血圧計に多い。

**表22** 非観血的血圧測定の誤差要因とその結果

| 誤差要因 | | 測定血圧 | |
|---|---|---|---|
| | | 最高 | 最低 |
| カフの幅 | 狭い | ↑ | ↑ |
| | 広い | ↓ | ↓ |
| カフの巻き方 | 緩い | ↑ | ↑ |
| | きつい | − | ↓ |
| 測定場所 | 心臓より高い | ↓ | ↓ |
| | 心臓より低い | ↑ | ↑ |

### ②観血的血圧測定

　カテーテルを血管や心臓に挿入し，血圧トランスデューサに接続して圧を計測する。圧トランスデューサの受圧膜に圧力が加わるとストレインゲージが歪み抵抗値が変化する。連続的にモニタリング可能で血圧波形を描出できる。

心臓カテーテル検査と治療

図165 観血的血圧測定の誤差要因と対策

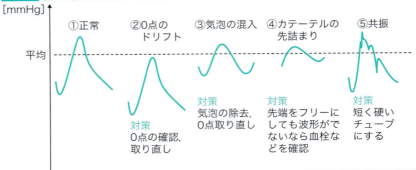

図166 当院での冠動脈造影中のポリグラフの画面

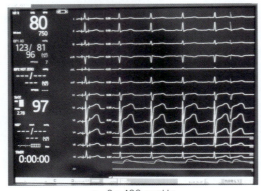

a 0〜400 mmHg

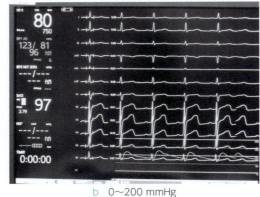

b 0〜200 mmHg

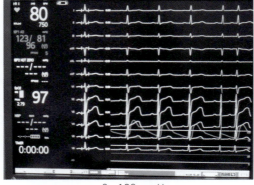

c 0〜100 mmHg

a〜cとも同じ血圧だが，圧のスケールが違うため圧波形の見え方が違う。aはかなり鈍って見える。bはやや鈍って見える。cは脈圧もしっかりと見える。患者の血圧や測定部位に合わせてしっかりと脈圧が見えるようにスケールも合わせる。

## POINT!!

- 心電図誘導電極の右手と左手を逆に装着した場合，aV_RとaV_Lの波形が入れ替わる，第II誘導と第III誘導の波形が入れ替わる，第I誘導の波形が反転する，aV_Fの波形は変化しない，胸部誘導の波形は変化しない。
- II誘導，III誘導，aV_Fは心臓の下壁の情報を反映している。
- aV_Rは，I，II，III誘導の任意の2つから算出できる。
- QRSの平均電気軸は**肢誘導**から求める。
- 単極胸部誘導は**不感電極（ウィルソンの不感電極）**を基準にした電位差を記録する。
- 心電図モニタにおいて心拍数のカウントに影響を及ぼす可能性があるものは，**体動の発生，心電図のT波の増高，電気メスの使用，ペースメーカの使用**などである。

### ■心電図

標準12誘導法は，心臓の電気的現象を記録したもので，興奮性・伝導性・自動性の判断ができ，不整脈・心室肥大・心房負荷・心筋梗塞・狭心症などの診断が可能である。

#### 表23 標準12誘導法：誘導部位および極性一覧

| 誘導記号 | | 誘導部位および極性 | |
|---|---|---|---|
| | | ＋ | － |
| 標準肢誘導 | I | 左手(L) | 右手(R) |
| | II | 左足(F) | 右手(R) |
| | III | 左足(F) | 左手(L) |
| 単極肢誘導(Goldberger) | aV_R | 右手(R) | 左手と左足の中間 |
| | aV_L | 左手(L) | 右手と左足の中間 |
| | aV_F | 左足(F) | 右手と左手の中間 |
| 単極胸部誘導 | V_1 | 第4肋間胸骨右縁(C1) | Wilsonの中心電極 |
| | V_2 | 第4肋間胸骨左縁(C2) | |
| | V_3 | C2とC4の中間(C3) | |
| | V_4 | 第5肋間鎖骨中線(C4) | |
| | V_5 | 第5肋間前腋窩線(C5) | |
| | V_6 | 第5肋間中腋窩線(C6) | |

#### 表24 心筋梗塞部位と心電図変化の関係

| 梗塞部位 | I | II | III | aV_R | aV_L | aV_F | V_1 | V_2 | V_3 | V_4 | V_5 | V_6 |
|---|---|---|---|---|---|---|---|---|---|---|---|---|
| 前壁中隔(左前下行枝) | － | － | － | － | － | － | ＋ | ＋ | ＋ | ＋ | － | － |
| 側壁(左回旋枝) | ＋ | － | － | － | ＋ | － | － | － | － | － | ＋ | ＋ |
| 下壁(右冠動脈) | － | ＋ | ＋ | － | ＋ | (＋) | (＋) | － | － | － | － | － |

### ■心電計の構成

#### ①電極

- 分極電極：金属と電解質の積極面で生じる電位差。
- 不分極電極：分極電位の小さい電極。【例】銀－塩化銀電極
- 炭素電極：X線撮影が可能な(X線透過性のある)電極。血管造影室で使用。

#### 図167 心電計の構成

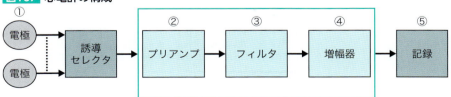

心臓カテーテル検査と治療

### ②プリアンプ

・入力インピーダンス：信号源のインピーダンス（電極・接触インピーダンス）が非常に大きいため，生体が発する電気信号は大変微弱となり，入力インピーダンスの大きな増幅器が必要となる。3 MΩ以上。

### ③フィルタ

・心電図測定に必要な周波数帯域は0.05〜100 Hz。
・低い周波数帯はST部分。高い周波数帯はQRS部分。
・低域通過フィルタ（高域遮断フィルタ）：通常100 Hz。
・高域通過フィルタ（低域遮断フィルタ）：通常0.05 Hz。時定数回路ともいわれ，0.05 Hzの場合，時定数は3.2 sである。
・ハムフィルタ：商用交流フィルタ。50 Hzまたは60 Hz。

・**インストスイッチ**

誘導選択器の切り替え時などに発生するアーチファクトなど大きな雑音が混入するのを防ぐ。増幅回路の中のコンデンサに蓄えられた荷電を放電して，出力をゼロに（リセット）する。

### ④増幅器

・生体信号には雑音混入が多いため差動増幅器が用いられる。
・差動増幅器の性能は同相信号除去比（CMRR：common mode rejection ratio）＝差動増幅利得/同相利得。
・心電図では100 dB（1,000,000倍）以上のCMRRが必要。
・入力変換雑音（内部雑音）は振幅で20 μV以下。

### ⑤記録

・**サーマルアレイ式レコーダ**

発熱抵抗体であるサーマルヘッドが1 mmに4〜12本の密度で並び，必要なヘッドのみ加熱され感熱紙に記録される。ペンの回転や移動が必要ないため時間分解能に優れ，高速な生体信号も記録できる。

・**ペン式レコーダ**

検流計（ガルバノメータ）に熱ペンやインクペンが取り付けられた記録器。時間分解能が悪い。

・**ハードディスク**

デジタル信号化されているので，取り込みや記録を保存していればいつでも取り出せる。

● 文献
1）見目恭一 編：臨床工学技士 イエロー・ノート 臨床編，メジカルビュー社，2013.
2）見目恭一 編：臨床工学技士 先手必勝！ 弱点克服完全ガイド，メジカルビュー社，2015.
3）日本生体医工学会ME技術教育委員会 監：MEの基礎知識と安全管理，南江堂，2014.

## まとめのチェック

☐☐ ① 体外式ペースメーカの性能点検に用いる負荷抵抗は何Ωか述べよ。

▶▶ ① 500 Ω

☐☐ ② R波同期の目的について述べよ。

▶▶ ② 受攻期(T波直上)でのショック(shock on T)は心室細動(VF)を誘発することがあるので，R波同期することで安全に除細動可能となる。

☐☐ ③ 自動式体外除細動器の特徴について述べよ。

▶▶ ③ 非医療従事者でも操作可能で，意識・呼吸のない心室細動(VF)・心室頻拍(VT)に対して二相性波形で除細動可能である。

☐☐ ④ 酸素飽和度が測定できない原因について述べよ。

▶▶ ④ センサ外れ，血圧の低下，非観血的血圧の測定，低体温，マニキュア

心臓カテーテル検査と治療

# 02 心臓植込み型電気的デバイス（CIEDs：cardiac implantable electronic devices）

佐生　喬・藤井英太郎・磯村健二・南口　仁・足立和正・壷井里恵子

佐生　喬・藤井英太郎

## ペースメーカ

### ペースメーカ植込み術の適応[1]

徐脈性不整脈に伴う症状がある場合，医学的にペースメーカ植込み術の適応と考えられる。一過性脳虚血による失神，眼前暗黒感，強いめまい，ふらふら感などのAdams-Stokes症候群を認める場合，長時間の徐脈による運動耐容能の低下や心不全症状を認める場合などである。

#### ■洞機能不全症候群（SSS：sick sinus syndrome）（▶図1）

##### ①Class I

失神，痙攣，眼前暗黒感，めまい，息切れ，易疲労感などの症状あるいは心不全があり，それが洞結節機能低下に基づく徐脈，洞房ブロック，洞停止あるいは運動時の心拍応答不全によることが確認された場合などである。また，それが長期間の必要不可欠な薬剤投与による場合を含む。

##### ②Class IIa

・上記の症状があり，徐脈や心室停止を認めるが，両者の関連が明確でない場合。
・徐脈頻脈症候群で，頻脈に対して必要不可欠な薬剤により徐脈をきたす場合。

> **補足**
>
> ●Class I
> ペースメーカ植込み術が有益であるという根拠があり，適応であることが一般に同意されているもの。
>
> ●Class IIa
> 有益であるという意見が多いもの。

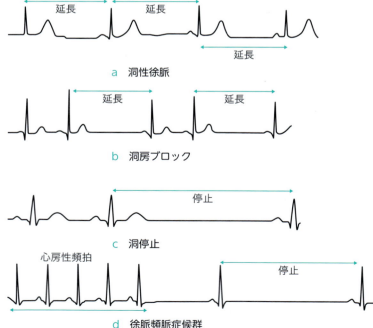

図1　洞機能不全症候群
a　洞性徐脈
b　洞房ブロック
c　洞停止
d　徐脈頻脈症候群

■房室ブロック（A-V Block：atrio ventricular block）（▶図2）

①Class I
・徐脈による明らかな臨床症状を有する第2度，高度または第3度房室ブロック。
・高度または第3度房室ブロックで次のいずれかを伴う場合。
　・投与不可欠な薬剤によるもの。
　・改善の予測が不可能な術後房室ブロック。
　・房室接合部のカテーテルアブレーション後。
　・進行性の神経筋疾患に伴う房室ブロック。
　・覚醒時に著明な徐脈や長時間の心室停止を示すもの。

②Class IIa
・症状のない持続性の第3度房室ブロック。
・症状のない第2度または高度房室ブロックで，次のいずれかを伴う場合。
　・ブロック部位がHis束内またはHis束下のもの。
　・徐脈による進行性の心拡大を伴うもの。
　・運動または硫酸アトロピン負荷で伝導が不変もしくは悪化するもの。
・徐脈によると思われる症状があり，ほかに原因のない第1度房室ブロックで，ブロック部位がHis束内またはHis束下のもの。

**図2** 房室ブロック

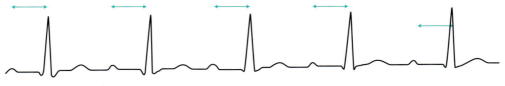

a　第1度房室ブロック

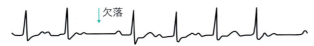

b　第2度房室ブロック：Wenckebach 1型

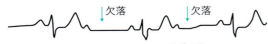

c　第2度房室ブロック：Mobitz 2型

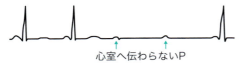

d　高度房室ブロック

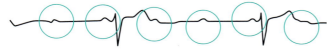

e　完全房室ブロック

■徐脈性心房細動（bradycardiac atrial fibrillation）（▶図3）

①Class I
　失神，痙攣，眼前暗黒感，めまい，息切れ，易疲労感などの症状あるいは心不全があり，それが徐脈や心室停止によるものであることが確認された場合などである。それが長期間の必要不可欠な薬剤投与による場合を含む。

②Class IIa
　上記の症状があり，徐脈や心室停止を認めるが，両者の関連が明確でない場合などである。

図3 徐脈性心房細動（bradycardiac atrial fibrillation）

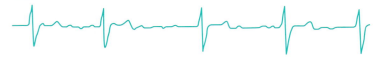

## ペースメーカの目的

　なんらかの原因で心拍数が低下した結果，心拍出量が不足することにより生命あるいは健全な生活の維持が困難な場合に，心筋に周期的な刺激を加えることで，その収縮を促して必要な心拍出量を確保することが目的である。

## ペースメーカの分類

　ペースメーカは大別して，一時的に体外においてカテーテル電極と組み合わせて使われる**体外式ペースメーカ**と心外膜あるいは心内膜電極と組み合わせて体内に植込んで使われる**植込み型ペースメーカ**とがある（▶図4）。患者の状態に合わせてペースメーカの種類を選択する。

### 補足
●心拍出量
・心臓から1分間に拍出される血液の量のことで，一回拍出量に心拍数を掛けたもの。
・単位はL/minで表す。通常は安静時，4〜8 L/minである。

### 補足
体外式ペースメーカは，テンポラリー・ペースメーカとよばれることもある。

図4 ペースメーカの分類

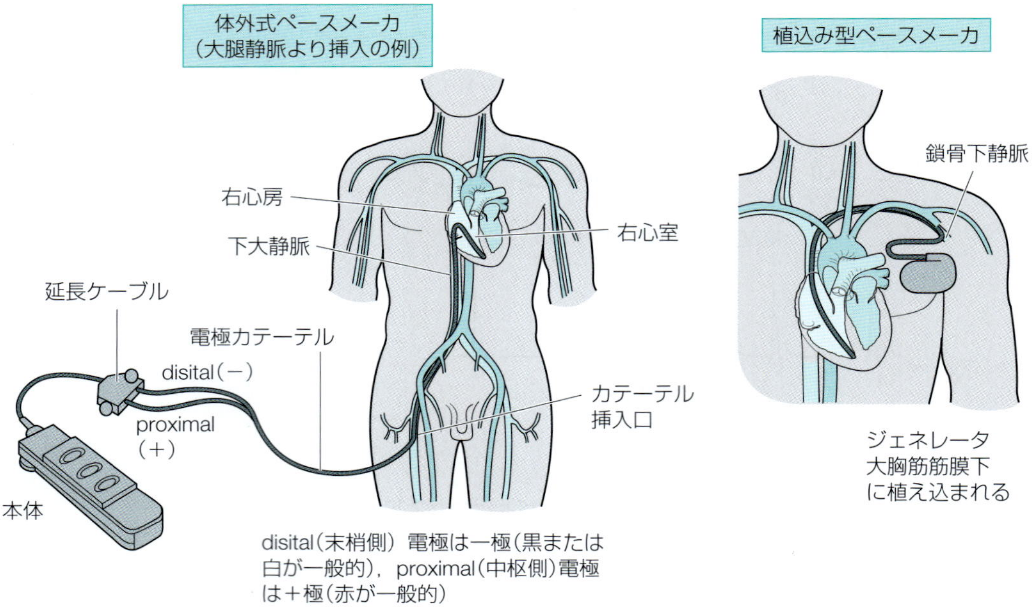

a　体外式ペースメーカ　　　　b　植込み型ペースメーカ

（加納　隆，ほか 編：ナースのためのME機器マニュアル，p.80，医学書院，2011.より引用）

\POINT!!/

① **シングルチャンバ型**：おもにVVI（心室のみペーシングを行う），AAI（心房のみペーシングを行う）

② **デュアルチャンバ型**：おもにDDD（心房と心室の両方でペーシングを行う），VDD（心室のみでペーシングを行う），DDI（心房と心室の両方でペーシングを行う），DVI（心房と心室の両方でペーシングを行う）

用語 アラカルト

*1 **センシング**
心臓の電気的活動を認識（検知・感知）すること。

*2 **ペーシング**
電気刺激により心筋を興奮させること。

このほかに，シングルチャンバ型（▶図5）とデュアルチャンバ型（▶図6）の分類もある。本項では，植込み型ペースメーカについて解説する。

■ **シングルチャンバ型とデュアルチャンバ型の違い**
・**シングルチャンバ型**
心房または心室のいずれか一方でセンシング*1およびペーシング*2を行う。

**図5** シングルチャンバ型

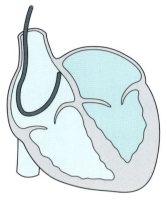

a AAI

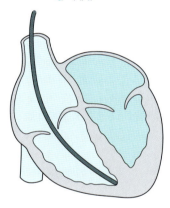

b VVI

・**デュアルチャンバ型**
心房および心室の両方で，センシングまたはペーシングを行う（▶図6）。

**図6** デュアルチャンバ型

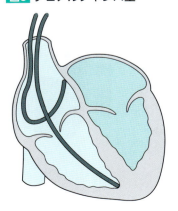

心臓植込み型電気的デバイス（CIEDs）

## ペースメーカの構造

### ■構成

ペースメーカは，通常**ジェネレータ**とよばれる電気刺激を発生する回路とそれを心筋に伝達するための導線，すなわち心臓と本体をつなぐ**ペーシングリード**[*3]から構成される（▶図7）。

**図7** ペースメーカの構成

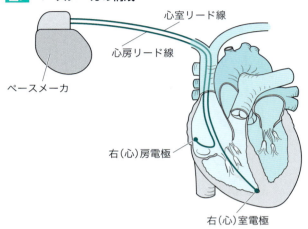

> **用語アラカルト**
> \*3 ペーシングリード
> 心筋に接する電極部分とリードで構成されており，総称してペーシングリードとよぶ。

### ■本体構造

ジェネレータ本体は，基本的に電気刺激を発生する「発振回路」と自発収縮を検出するための「増幅回路」，そしてこれらを駆動するための**ヨウ素リチウム電池**や**酸化銀バナジウムリチウム電池**，リチウム二酸化マンガン電池などで構成されている。そのほかに外部の「プログラマ」といわれる装置と交信（**テレメトリ**）するための「通信回路」，さらに装置の作動状況などを記憶する「メモリ」などが含まれて，チタニウム合金製やステンレス製の金属ケースに封入されている（▶図8）。

現在のペースメーカは，重量19〜38 g，容量7.5〜16 mLほどで，電池寿命5〜15年である。

### 図8 ペースメーカ本体の基本構造

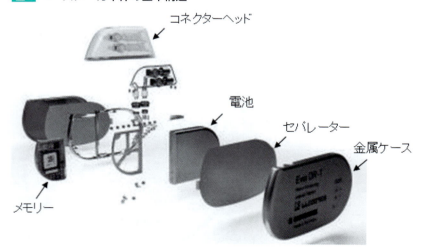

（Biotronik社提供）（許可を得て掲載）

> **POINT!!**
> ●ヨウ素リチウム電池と酸化銀バナジウムリチウム電池
> ヨウ素リチウム電池は電池消耗に伴い電池内部抵抗は上昇するが，酸化銀バナジウムリチウム電池やリチウム二酸化マンガン電池はほとんど変化しない。

### 補足

#### ●ヨウ素リチウム電池（▶図9）

リチウムとヨウ素を挟んだ単純な構造であり，その間にヨウ化リチウム個体電解質が形成される．電池の使用とともにヨウ化リチウム個体電解質の層は厚くなり，内部抵抗が上昇していく．ヨウ素リチウム電池の内部抵抗は新品でも100Ω程度である．

#### ●酸化銀バナジウム（$Ag_2V_4O_{11}$）リチウム電池（▶図10）

内部抵抗が0.2～0.4Ω程度でほとんどないため，瞬間的に大電流を取り出すことができる．そのため，ICD・CRT-Dに使用されることが多い．最近はペースメーカにも使用され，電池寿命が延長している．また，電池消費に伴う電圧の低下が2段のプラトーを示す特性を有し，電池消耗の予測が困難である．

**図9 ヨウ素リチウム電池の構造・特性**

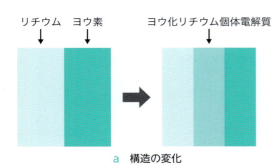
a 構造の変化

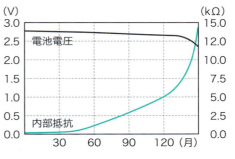
b 電池電圧と内部抵抗の関係

**図10 酸化銀バナジウム（$Ag_2V_4O_{11}$）リチウム電池の特性**

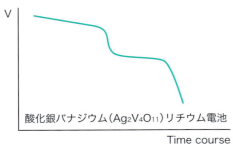

（石川利之 著：心臓ペーシングのすべて 改訂2版，p.10，中外医学社，2012．より引用）

---

\POINT!!/

●プログラマ
　プログラミングの仕方次第では心停止が起きる可能性がある．その際は，緊急スイッチを押してペースメーカを作動させる．

●チタニウム合金製，ステンレス製
　チタニウム合金製やステンレス製は，生体適合性が高いが，ごくまれに金属アレルギーを生じる．
　**スクラッチテスト**[*4]や病歴から金属アレルギーが強く疑われるときはポリテトラフロロエチレン（ゴアテックス®）により，本体を被膜してアレルギーを抑える方法がある．

■ペーシングリードの構造
①構成
　ペーシングリードは，**白金イリジウム電極**と**シリコン**または**ポリウレタン**で

**用語アラカルト**
*4 スクラッチテスト
皮膚を少し引っ掻いたうえに薬液を置いてアレルギー反応をみるテスト．

心臓植込み型電気的デバイス（CIEDs）

209

## POINT!!

● シリコン

シリコンは，ポリウレタンに比べて生体親和性が高く生体内で安定しているが，強度が比較的弱い。また，摩擦係数が高いことが特徴である。現在はシリコンのほうが主流となっている。

## 補足

● ポリウレタン

シリコンと比較して滑りがよく，適度な硬さがあるが，種類よっては絶縁不良が起こりうる。

## 用語アラカルト

*5 心筋電極

外科的手術により心外膜心筋に電極を刺入または縫着するタイプがあり，心筋電極または心外膜電極，心筋リードとよぶ。

*6 心内膜電極

経静脈的に心室内に留置させて使用する電極を心内膜電極または心内膜リードとよぶ。

*7 タインド

リードが心内膜から離脱しないようにするため，心臓の肉柱内に入り込み，引っ掛かるようにデザインされた受動固定タイプの心内膜リードのこと。

*8 スクリュー

リード植込み時，チップに取り付けられているスクリュー（ヘリックスともいう），またはその他の機構で心筋組織に能動的に固定するタイプのリードのこと。

被膜されたリードで構成されている（▶表1）。ペーシングリードは長時間連続して心筋に電気的な刺激を与え，同時に心臓自身の電位をセンシングするアンテナとして使用される。また，電極には**心筋電極**[*5]（▶図11a）と**心内膜電極**[*6]（▶図11b）がある。一般的には心内膜電極が使用されているが，小児や心臓手術後患者には心筋電極が使用されている。心外膜リードは，電極を心外膜心筋に刺入し縫合固定するタイプ（スタブインリード）（▶図12a）と，スクリュー状の電極を心外膜心筋にねじ込んで固定するタイプ（スーチャーレスリード）（▶図12b）の2種類に分類される。心内膜電極は先端の形状により受動的（**タインド**[*7]）リードと能動的（**スクリュー**[*8]）リード固定の大きく2種類に分類される（▶図13）。電極の構造には**単極（ユニポーラ）**（▶図15a）と**双極（バイポーラ）**（▶図15b）があり，それぞれ特徴がある。ユニポーラの場合，ペースメーカ本体を不関電極として用いる。バイポーラの場合は1本のリードに複数の導線を

### 表1 シリコンとポリウレタンの特徴

|  | シリコン | ポリウレタン |
| --- | --- | --- |
| 物理的強度 | 弱い | 強い |
| 化学的安定性 | 安定 | 不安定（エーテル結合） |
| 生体反応（癒着） | 強い | 弱い |
| リードの径 | 太い | 細い |
| 操作性 | 操作しづらい | 操作しやすい |

（石川利之 編：心臓ペーシングのすべて 改訂2版, p.15, 中外医学社, 2012.より引用）

### 図11 心筋電極と心内膜電極

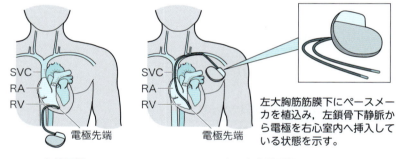

a 心筋電極　　　　　　　　b 心内膜電極

### 図12 心外膜リードの種類

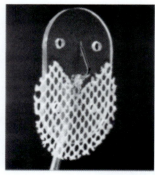
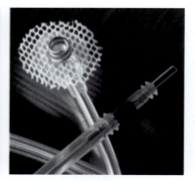

a スタブインリード　　　b スーチャーレスリード

（日本メドトロニックより資料提供）（許可を得て掲載）

組み込む必要があり，構造は複雑になるが電磁干渉[*9]に強い。

### 図13 心内膜リードの種類

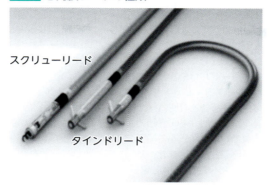

【留置部位】
・心室：心尖部
・心房：右心耳
【禁忌】
・三尖弁閉鎖不全
・心臓手術後症例
【留置部位】
・心室：限定なし
・心房：限定なし
※心筋の薄い場所はNG

(日本メドトロニックより資料提供)（許可を得て掲載）

> **用語アラカルト**
> *9 電磁干渉
> 電磁波などによるペースメーカをはじめとする電子機器の作動状態への干渉のこと。

### 補足

● **心筋電極リードによる永久ペーシング**

小児のように細い血管・成長の問題がある場合，成人においてアクセスする血管のない場合，先天性心疾患・心臓手術後などで経静脈リードが適さない場合には，リードは外科的に心外膜側心筋に装着してジェネレータは腹部（成人は皮下，小児では腹直筋後鞘前または腋下）に収納する。最近では電極装着後の局所組織の炎症を抑えて刺激閾値[*10]上昇を防ぐためにステロイド溶出型リードがおもに使用されている。心筋電極は経静脈心内膜電極リードと比べると断線や閾値上昇などによりリード寿命は短く，リードトラブルの頻度も高いため，ペースメーカチェックの頻度はこまめに実施する必要がある。

● **ステロイド溶出型リード**

このリードはチップ電極内にステロイド（リン酸デキサメタゾンナトリウムなど）が封入されており，植込み直後からステロイドを溶出し，電極周囲の炎症反応と繊維組織の形成を軽減する。その結果，急性期のペーシング閾値の上昇が抑制され，ペースメーカの出力を低く設定することが可能となる（▶図14）。

> **用語アラカルト**
> *10 刺激閾値
> 自己心筋を興奮させるのに必要な最小の刺激強度のこと。

### 図14 ステロイドによる閾値上昇の軽減

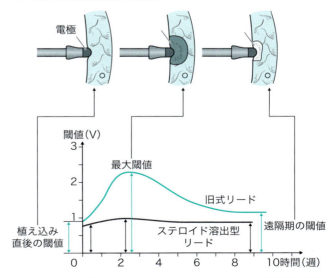

(庄田守男，ほか 訳：イラストで学ぶ心臓ペースメーカー Step by Step, p.37, 医学書院，2007.より引用)

### 補足

#### ●経静脈心内膜電極リードによる永久ペーシング

リードは鎖骨下静脈やその枝から挿入し、上大静脈を経由して右房、右室にリード先端を固定する。ジェネレータはリードと接続後、前胸部に作った皮下ポケット内に収める。心室にはまっすぐな形のリードが使われる。心房にタインドリードのまっすぐな形のリードを固定することは困難であり、通常J型のリードを右心耳に留置する。スクリューリードは心房のどこにでも留置可能であるのでJ型のリードは不要である。そのため、スクリューリードには心房リードと心室リードの区別がない場合が多く、心房に使用する場合はJ型の**スタイレット**[*11]を心室に使用する場合はストレート型のスタイレットをリードに挿入することで使い分けることが多い。

スクリューリードの長所としてリードの脱落が少なく、リード抜去が容易なことがあげられるが、短所として留置する部位によっては穿孔を起こす可能性があり、慎重に取り扱う必要がある。また、細い血管に太いリードを留置すると静脈閉塞をきたす確率が高い。将来、複数回交換が必要となるリードの留置の余地を残しておくことが推奨される。

#### ●静脈閉塞

ペースメーカに伴う合併症の1つである。上大静脈が閉塞を起こすと**上大静脈症候群**[*12]の症状を呈する。

#### ●ユニポーラとバイポーラの特徴

ユニポーラはペーシングリード先端を陰極、ジェネレータを陽極（不関電極）として、バイポーラはペーシングリード先端（チップ電極）と10 mmほど近位側（リング電極）に2つの電極があり、先端を陰極、近位側を陽極としてペーシングを行う（▶図15）。

**図15** ユニポーラとバイポーラの特徴

---

**用語アラカルト**

*11 **スタイレット**
リードを硬くしたり、操作をサポートするために使用する細いワイヤのこと。

*12 **上大静脈症候群**
一般的に肺がん、縦隔腫瘍および大動脈瘤などにより上大静脈が圧迫、閉塞されることにより生じる症候の総称。胸壁の表在静脈、上肢および頸部の静脈は怒張し、眼瞼浮腫および顔面や上肢にチアノーゼを生じる。

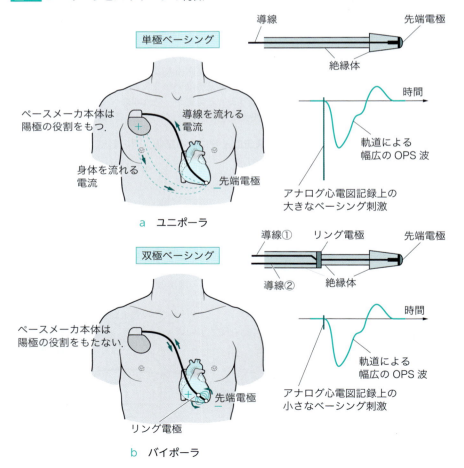

a　ユニポーラ

b　バイポーラ

212

**表2** ユニポーラとバイポーラの特徴

|  | ユニポーラ | バイポーラ |
|---|---|---|
| リード | 細い<br>（1本のリード内に導線は1極でよい） | 太い<br>（1本のリード内に陽陰極間の導線が必要） |
| 構造・耐久性 | 高い<br>（リードの構造が単純） | 低い<br>（リードの構造が複雑になるため） |
| 筋攣縮の発生 | 起こしやすい<br>（ペースメーカ本体周辺の骨格筋への刺激） | 起こしにくい<br>（通電は電極間のみ） |
| 筋電図や外部からの電気的雑音による影響 | 受けやすい<br>（陽陰極間が広い） | 受けにくい<br>（陽陰極間が狭い） |
| 心電図によるスパイクの認識 | 大きい<br>（陽陰極間が広い） | 小さい<br>（陽陰極間が狭い） |

（庄田守男，ほか 訳：イラストで学ぶ心臓ペースメーカー Step by Step, p.32，医学書院，2007.より引用）

### ②電極表面積の構造

ペーシングリードの電極表面積は，ペーシング時の無効電力の現象と電流密度を確保するために小さいほうが望ましい。また，電極表面積を小さくすることで，ペーシング抵抗を高めることができ，オームの法則（電流＝電圧／抵抗）に従って，ペースメーカからの電流を減少させる（▶図16）。

**図16** 電極表面積

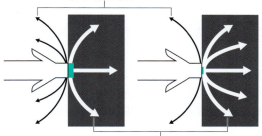

### ③ペーシングリードコネクタ[*13]

現在ペーシングリードコネクタは，ISO5481.3:1922に定義されたIS-1の共通規格が適用されている。現在販売されているペーシングリードのターミナルピン形状はIS-1である。過去には3.2 mm，2股バイポーラ，5 mmや6 mmなどがあるため，ジェネレータ交換には注意を要する（▶表3）。

**用語 アラカルト**
*13　コネクタ
リード線の一部でジェネレータ本体と接続する箇所のこと。

**表3** 代表的なコネクタ

| コネクタ | 単極 | 双極 |
|---|---|---|
| IS-1/VS-1 |  |  |
| 3.2 mm同軸（LP） |  |  |
| 5 mm/6 mm単極<br>（4.75/5.38 mm） |  |  |

（奥村　謙 編：ペースメーカ・ICD・CRTブック, p.12，メジカルビュー社，2003.より引用）

## ペーシングタイミング

### ■デマンド（demand）機能[*14]

自己心拍（R波[*15]）を優先し必要なときにだけペーシングする機能で，抑制型と同期型がある。**抑制型（inhibition）**は，設定された一定期間内に自己の心内電位が検出されたときに次の刺激をキャンセルする。**同期型（trigger）**は，感知された自己の心内電位に対して同時に刺激を与えることにより無効刺激として結果的に競合を防ぐ。抑制型では**オーバーセンシング**[*16]時に心停止の危険性があり，同期型では心停止は防げるが，電池が消耗される（▶図17）。

### 図17 心室デマンド型ペーシング（VVI）

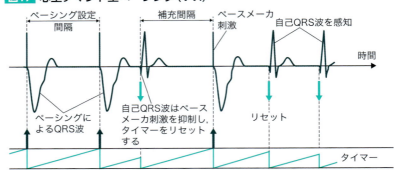

（庄田守男，ほか 訳：イラストで学ぶ心臓ペースメーカー Step by Step, p.43, 医学書院, 2007.より引用）

### \ POINT!! /

● 心室デマンド型ペーシング（VVI）

センシング，ペーシングは心室のみで実施される。自己のR波をセンシングした場合はペーシングが抑制され，センシングがなければペーシングが行われる。

### ■固定レートペーシング

自己心拍を無視して固定心拍でペーシングすること（▶図18）。ペーシングと自己心拍が融合して動悸などの不快感，**spike on T**[*17]による**心室細動誘発**の危険性がある（▶図19）。

---

**用語アラカルト**

**\*14 デマンド機能**
自己心拍（R波）を感知すると，ペースメーカが抑制される機能をデマンド型とよぶ。

**\*15 R波**
QRS波中の最初の陽性波のこと。

**\*16 オーバーセンシング**
筋電図や雑音を自己心拍と誤認識すること。

**用語アラカルト**

**\*17 spike on T**
ペーシングが自己心拍のT波[*18]の頂上付近に起こること。

**\*18 T波**
心電図において，心室筋の再分極相を捉えたもの。

\ POINT!! /

● 心室固定レートペーシング (VOO)

自己イベントが発生してもペーシングは抑制されず，プログラムされた設定レート（下限レート）で心室を非同期ペーシングする。

センシングを行わないため，自発のない疾患に用いるか，電気メスによるオーバーセンシングを避けるために用いる場合は，自発よりも速い設定レートにする。

補足

ペーシングが行われる最低レートを下限レートとよぶ。または基本レート，lower rate，ペーシングインターバル，設定レートとよぶ。

図18 心室固定レートペーシング (VOO)

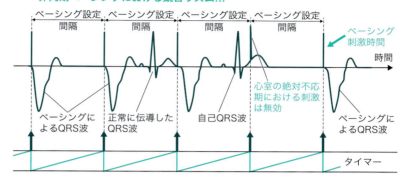

（庄田守男，ほか 訳：イラストで学ぶ心臓ペースメーカー Step by Step, p.21, 医学書院, 2007. より引用）

図19 spike on Tによる心室細動

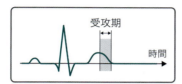

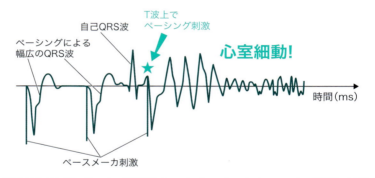

（庄田守男，ほか 訳：イラストで学ぶ心臓ペースメーカー Step by Step, p.42, 医学書院, 2007. より引用）

| ペースメーカの基本機能 |
■基本的なペーシングの設定と作動
①モード

ペースメーカの機能を表示するための統一されたコード表示は**ICHD**（inter-society commission for heart disease resources），**NBG**（NASPE/BPFG generic pacemaker-code）コードである。基本的には3文字コードが使用されている。

**1文字目**：刺激（ペーシング）する部位を示す。心房はA（Atrium），心室はV（ventricle），心房・心室両方の場合はD（dual）で表示する。

**2文字目**：同様に**感知（センシング）する部位**を示す。

**3文字目**：自己調律に対するペースメーカの**制御様式**を示しており，同期型（T：trigger type）か抑制型（I：inhibit type）か，もしくは両者をあわせもつD（D：dual）かを示している。

1，2，3文字目のOとは刺激・感知機能をもたない（none）ことを示している。

近年，心拍応答機能や植込み型除細動器を有するペースメーカが開発され，従来のICDHコードのみでは対処できないため，NBGコードが制定された（▶表3）。これにより，

**4文字目**：付加機能〔**心拍応答機能**[*19]（R：rate resonse）などの有無〕

**5文字目**：マルチサイトペーシング〔**ショック機能**（S）などの有無〕

を示している。通常，5文字目はペースメーカで使うことは少ない（▶表4）。

---

**用語 アラカルト**

**＊19 心拍応答機能（R：rate response）**
内蔵されているセンサの反応により心拍数を増加・減少することができるモードであり，心拍応答型またはレートレスポンスとよぶ。

---

**表4** NBGコード

| 部位 | 1文字目 | 2文字目 | 3文字目 | 4文字目 | 5文字目 |
|---|---|---|---|---|---|
| 項目 | 刺激（ペーシング）部位 | 感知（センシング）部位 | 制御様式 | 負荷機能 | マルチサイトペーシング |
| 文字 | O：なし<br>A：心房<br>V：心室<br>D：心房＋心室 | O：なし<br>A：心房<br>V：心室<br>D：心房＋心室 | O：なし<br>T：同期型<br>I：抑制型<br>D：同期型＋抑制型 | O：なし<br>R：心拍応答機能 | O：なし<br>B：頻拍抑制ペーシング<br>S：ショック<br>D：B＋S |

---

**＼ POINT!! ／**

心室ペーシング波形は左脚ブロック型のWide QRS波形を呈する。

---

**②各疾患に対するペーシングモード（▶図20）**

**・心房ペーシング（AAI，AAIR）**

洞不全症候群で房室ブロックを伴わず心房ペーシングのみを必要とする症例に多く使用される。房室同期性を確保しつつペーシングするため生理的なペーシングである。

### 図20 各疾患に対するペーシングモード

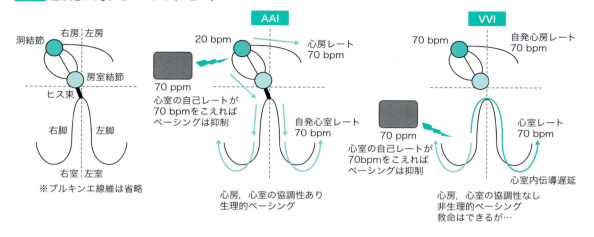

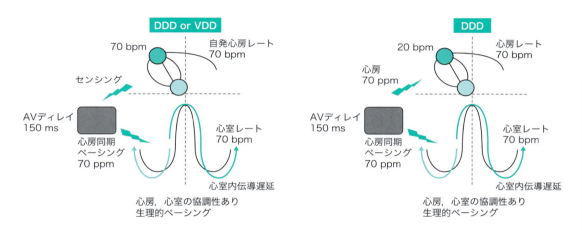

(見目恭一 編：臨床工学技士 イエロー・ノート 臨床編, p.185, メジカルビュー社, 2013.より引用)

**用語アラカルト**

*20 ペースメーカ症候群
ペースメーカによりかえって不快症状（めまい，動悸など）が起こること。

*21 房室解離
心房と心室がそれぞれ独立して興奮，収縮している状態。

*22 房室逆行性伝導
心室からの興奮が房室結節を逆行性に伝わり心房が興奮する場合，房室逆行性伝導が存在する。

*23 心房細動
心房が速いペースで不規則に興奮し，心室興奮が不規則となる状態。動悸や不快感など自覚症状が強いとQOLを傷害し，合併症として脳塞栓や心不全を生じる危険性がある。

・**心室ペーシング（VVI，VVIR）**

　徐脈性心房細動，房室ブロックや心房リードの留置不能など，心室ペーシングのみを必要とする症例に多く使用される。**VVI**では心拍数は設定されたレートで一定であるため，運動時に増加せず非生理的なペーシングとなり，**ペースメーカ症候群**[20]をきたす場合がある。これらの欠点を補うのが心拍応答型ペースメーカ（**VVIR**）であり，センサとして，体動センサ，加速度センサ，分時換気量センサ，QT時間センサ，インピーダンスと心筋収縮性の関連性をアルゴリズムとしたclosed loop stimulation（CLS）がある。

**補足**

●ペースメーカ症候群
　非生理的なペースメーカで起こることが多く，**房室解離**[21]による血行動態の変動や**房室逆行性伝導**[22]が原因となる。心房の心拍出量に対する寄与は20～30％であり，心房心室協調性のない非生理的ペースメーカではこの部分が失われ，房室逆行性伝導があるとその差はさらに大きくなる。心房負荷が高まり，**心房細動**[23]が発生しやすくなる。

- **心房（同期型）心室ペーシング（VDD, DDD, DDDR）**

  房室ブロックで心房同期心室ペーシングを必要とし，心房ペーシングを必要としない症例はVDD，房室ブロックで心房同期心室ペーシングを必要とする症例はDDD，洞不全症候群を合併するものはDDDRが使用される。房室同期性を確保しつつペーシングするため生理的なペーシングである。

### ③ペーシングモードとペースメーカ心電図

- **AAI**

  ペーシングとセンシングを心房で行う。

  P波がない場合，心房ペーシングする。ペーシングインターバル（基本レート60 ppm[*24]の場合1,000 ms）でペーシングされ，自己心拍がなければペーシングを継続する。ペーシングインターバルが終了するまでに自己心拍をセンシングした場合，心房ペーシングが抑制され，ペーシングインターバルがリセットされる（▶図21）。

**図21 AAI（洞不全症候群）**

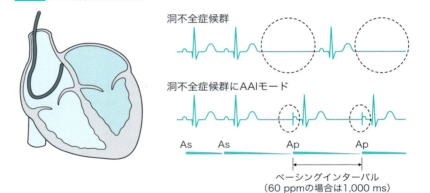

- **VVI**

  ペーシングとセンシングを心室で行う。

  R波がない場合，心室ペーシングする。ペーシングインターバル（基本レート60 ppmの場合1,000 ms）でペーシングされ，自己心拍がなければペーシングを継続する。ペーシングインターバルが終了するまでに自己心拍をセンシングした場合，心室ペーシングが抑制され，ペーシングインターバルがリセットされる（▶図22）。

**図22 VVI（房室ブロック）**

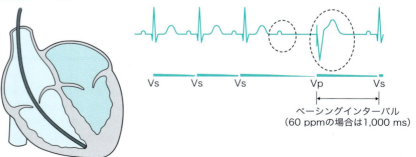

---

**用語アラカルト**

*24 ppm (pulse per minute)

自己心拍数の1分当たりの拍動数の単位でありともにbpm (beats pre minute)はペーシングレートの単位として使われる。
RR間隔より次の式でも求められる。

$$60{,}000 \div RR\text{間隔 (ms)} = ppm$$

**補足**

心電図に重ねてイベントマーカーの作動マーカーを利用することで複雑なペースメーカの動作解析が行える。
【例】
AP：atrium pace（心房ペース）
AS：atrium sense（心房センス）
VP：ventricular pace（心室ペース）
VS：ventricular sense（心室センス）

**補足**

●エスケープインターバル

センシングされた自己心拍から開始されるペーシングインターバルのことをエスケープインターバルとよぶこともある。シングルチャンバペーシングの場合，ペーシングインターバルとエスケープインターバルは通常同じ長さである。

・VOO

ペーシングインターバル（基本レート60 ppmの場合1,000 ms）で常にペーシングされ，センシングはしない（▶図23）。

図23 VOO

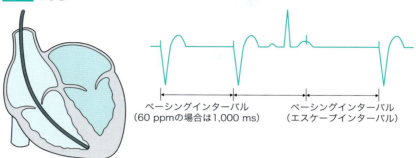

・DDD

ペーシングとセンシングを心房および心室で行い，基本的な作動は4通りの組み合わせとなる。心房のセンシングまたはペーシング後にAV delay[*25]の間に心室の自発があれば心室ペーシングは抑制し，なければ心室ペーシングを行う（▶図24）。

図24 DDD（自己心拍）

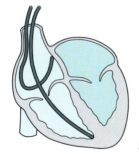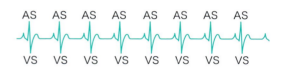

心房および心室ペーシングは抑制される。

P波[*26]が出現しない場合は，▶図25のような心電図になる。洞不全症候群の症例でこのようになることが多い。

図25 DDD（洞不全症候群）

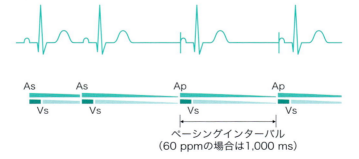

用語アラカルト
*25 AV delay
心房センシングあるいは心房ペーシングに始まり，心室ペーシングまでの時間間隔のこと。AVインターバルともよぶ。

用語アラカルト
*26 P波
心房筋の電気的興奮のこと。P波は幅0.10秒以下，高さ0.25 mV以下が正常である。

P波の出現後，R波が出現しない場合は，▶図26のような心電図になる。房室ブロックの症例でこのようになることが多い。

**図26** DDD（房室ブロック）

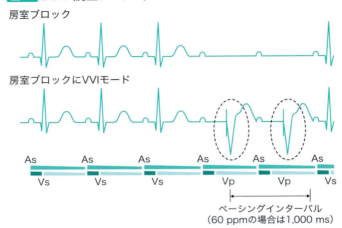

　P波もR波が出現しない場合は，▶図27のような心電図になる。洞不全症候群＋房室ブロックの症例でこのようになることが多い。

**図27** DDD（洞不全症候群＋房室ブロック）

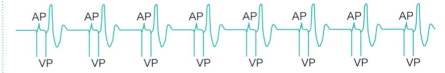

■心拍応答機能（レートレスポンス）

　生理的なペースメーカでは心房収縮に心室収縮が追従するため，洞機能が正常であれば生理的な心拍増加が得られる。しかし，その他のモードでは設定された心拍数でしかペーシングされない。したがって，身体活動，呼吸数などに反応して心拍数が増加する機能を有したペースメーカである（▶図28）。現在センサとして，体動感知型センサ，分時換気量感知型センサ，デュアルセンサ（体動感知型センサ＋分時換気量感知型センサ），閉鎖回路センサ（closed loop sensor）がある。

### 図28 心拍応答機能

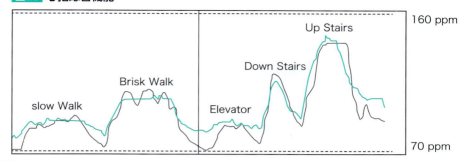

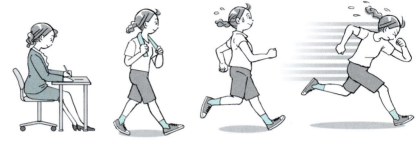

(Boston社提供資料を改変)(許可を得て掲載)

**補足**

安静時には，生理的ペースメーカは非生理的ペースメーカよりも心拍出量は高く，肺動脈楔入圧は低下する。

● **上限センサレート**

ペースメーカのレート応答機能を設定したときのセンサによってペーシングされる上限レートを上限センサレートとよぶ。

① **体動感知型センサ（▶図29）**

体動をペースメーカ内部に置かれた加速度センサによって検出し，それに応じて設定レートを増減する。

【利点】
・特殊なリードを必要としない。
・心房心室両方で利用可能である。
・センサ構造とアルゴリズムが単純で，運動に対する反応が敏感でレート応答性が速い。

【欠点】
・心拍数の変化が非生理的である。
・精神的ストレスに反応しない。
・心拍が体動のみにより決定される。

### 図29 体動感知型のセンサ

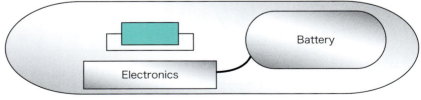

かかる質量は一定で，一貫したレート応答ができる。

(Boston社提供)(許可を得て掲載)

心臓植込み型電気的デバイス（CIEDs）

②分時換気量感知型センサ(▶図30)
　ペーシング電極とペースメーカ本体間に微弱な高周波電流を流し，そのインピーダンス変化によって換気量を推定し，それに応じて設定レートを増減する。

【利点】
・特殊なリードを必要としない。
・心房心室両方で利用可能である。
・心拍数の変化が生理的である。
・精神的ストレスに反応する。

【欠点】
・運動初期時の心拍数上昇反応が鈍感で，レート応答性が遅い。

図30 分時換気量感知型センサ

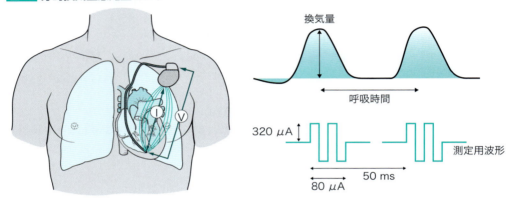

(Boston社提供)(許可を得て掲載)

③閉鎖回路センサ(closed loop sensor)(▶図31, 32)
　心室電極とペースメーカ本体の間のインピーダンス変化が心収縮性により変化する。これを測定し，心拍ごとに比較(引き算をして体積を求める)することで設定レートを調整する。

図31 心内インピーダンス測定

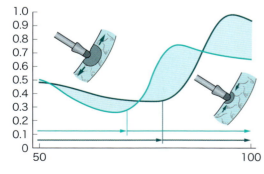

(Biotronik社)

図32 インピーダンスが描く面積をレートに反映

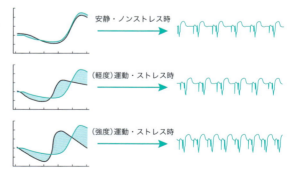

緑色の面積を積分し，その値をレート演算回路へフィードバックすることで設定レートに反映。面積が大きいほど，設定レートを上げる。

(Biotronik社)

> **補足**
>
> 運動による心拍数上昇と心房心室協調性が心拍出量に与える影響をみると，運動レベルが低いときは心房心室協調性が重要であり，運動レベルが高くなると心拍数上昇が重要となる（▶図33）。心拍数は運動により200〜300％増加するが，1回拍出量の増加は60％程度である（▶図34）。したがって，最大運動耐容能は，心房心室協調性（生理的ペースメーカ）より心拍応答性（心拍応答機能）により決定される。しかし，最大運動耐容能付近での運動は日常生活ではまれで，QOL（quality of life）には心房心室協調性が重要である。

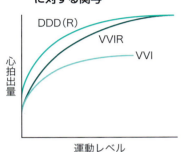

**図33** 心房心室協調性と心拍数増加の運動量増加に伴う心拍出量に対する関与

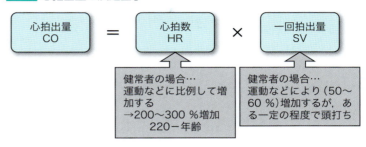

**図34** 心拍出量の決定因子

（石川利之：心臓ペーシングのすべて　改訂2版，p.44，中外医学社，2012.より引用）

**\ POINT!! /**

最大運動耐容能は心拍数増加により規定される。また，心機能低下例では，より低い心拍数で心拍出量が増加しなくなり，さらに心拍数が増加すると心拍出量はむしろ減少する。そのため，ペーシングの上限値の設定は重要である。

しかし，誤作動を起こした場合，上限値でペーシングされる危険性がある。

**用語 アラカルト**

*27 **バンドパスフィルタ**
特定の周波数領帯のみをとおすフィルタのこと。

*28 **スルーレート**
留置されたリードの電極から誘導された電位の立ち上がりの速さのこと。

*29 **センシング**
リードから入ってきた心内電位をペースメーカが感知すること。

■センシング閾値・感度

ペースメーカが自己心拍を認識するうえで必要とされる最低の心内電位の高さを**センシング閾値**という。実際には，心房・心室波を認識し，T波や筋電位や雑音と区別するために，波高だけでなく，**バンドパスフィルタ**[*27]や**スルーレート**[*28]が設定されている。**センシング**[*29]感度を心内電位波高に応じて設定し，それをこえるものを感知し，自己心拍があると認識する（▶図35）。感度設定が高すぎると自己心拍が認識できない危険（アンダーセンシング）があり，低すぎると筋電位，雑音を自己心拍と誤認識の危険性（オーバーセンシング）がある（▶図36）。センシング閾値は，体位や運動などにより変化するので，センシング感度は，通常，安全域を確保してセンシング閾値の**1/2以下**に設定する。

**図35** センシング閾値・感度

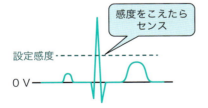

**図36** センシング不全（オーバーセンシング・アンダーセンス）

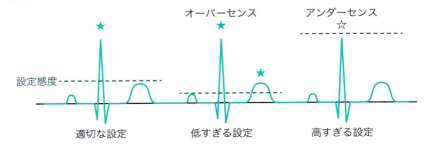

## POINT!!

- 感度設定が高すぎることを感度が鈍すぎる，低すぎることを感度が鋭すぎるともいう。
- センシング不全[*30]を避けるために植込み時測定される心内電位には，P波2.0 mV以上，R波5 mV以上が望ましい。

**用語 アラカルト**

*30 **センシング不全**
ペースメーカが自己心拍を正確に認識できない状態のこと。

*31 **パルス幅**
刺激パルスの持続時間のこと。単位はmsで表される。電圧とパルス幅で形成される面積が刺激のエネルギーとなる。

## POINT!!

基準として，パルス幅0.5 msのとき，刺激閾値1.0 V以下が望ましい。

### ■ペーシング刺激閾値・出力

心筋を収縮させるのに必要な最小の刺激の強さを**ペーシング刺激閾値**という（▶図37）。植込み型ペースメーカのペーシング出力は，**パルス幅**[*31]と電圧によって規定されている定電圧方式がとられている（▶図38）。**ペーシング不全**を避けるために植込み時には刺激閾値の低い部位を探し，ペーシング出力設定は，ペーシング閾値の**2～3倍以上**の安全域をおく必要がある（▶図39）。

### 図37 ペーシング刺激閾値

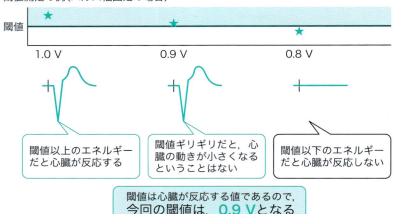

### 図38 ペースメーカの出力刺激

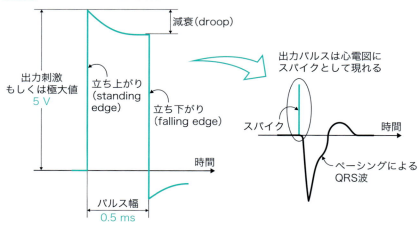

（庄田守男，ほか 訳：イラストで学ぶ心臓ペースメーカー Step by Step, p.23, 医学書院, 2007. より引用）

ペーシング閾値は常に電圧とパルス幅の両方で表される。ペーシング出力閾値は，パルス幅を一定に保ちながら心拍を補足する最小の出力値で表現できる（▶図39）。

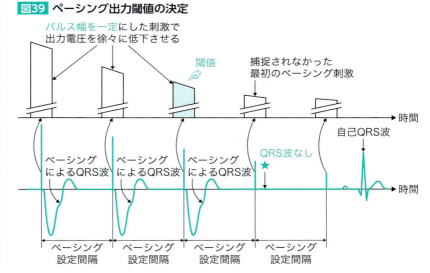

図39 ペーシング出力閾値の決定

（庄田守男，ほか：イラストで学ぶ心臓ペースメーカー Step by Step, p.23, 医学書院, 2007.より引用）

### 補足

●出力とパルス幅の関係（▶図40）
　刺激時間を延長していくと電圧は低下していくが，その効果は徐々に減弱し，刺激時間を延長しても電圧は低下しなくなる。刺激時間を短くしすぎると電圧閾値が上昇し，刺激時間を長くしすぎると電圧閾値は低下しないので消費電力は大きくなる。刺激閾値が基電流の2倍となる点で効率が最もよく，刺激時間は0.5 ms付近が最も効率がよいことになる。

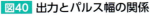

図40 出力とパルス幅の関係

（庄田守男，ほか 訳：イラストで学ぶ心臓ペースメーカー Step by Step, p.29, 医学書院, 2007.より引用）

●ペーシング不全（▶図41）
　ペーシングされたにもかかわらず心筋の電気的興奮が起こらない状態をペーシング不全という。原因として，リードの離脱，心外膜側への穿通，またはペーシング部位における心筋の変性，電解質異常，抗不整脈薬などがあげられる。

### 補足

●ペーシングスパイク
　ペーシングした際に心電図で記録される鋭い振れをペーシングスパイクとよぶ。

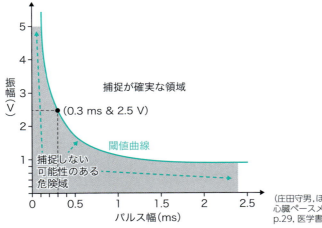

図41 ペーシング不全

（奥村 謙 編：ペースメーカ・ICD・CRTブック, p.127, メジカルビュー社, 2008.より引用）

■ ヒステリシス機能（▶図42）

自己心拍ができるだけでるように設定されたペーシングインターバルより「一定期間だけペーシングを待つ機能」である。自己心拍を感知した次は「ペーシングインターバル＋ヒステリシスレート」の期間はペーシングしない。しかし、それでも自己心拍がなかった場合、ペーシングが起こり、その次から設定どおりのペーシングインターバルでペーシングされる。

**図42** ヒステリシス機能

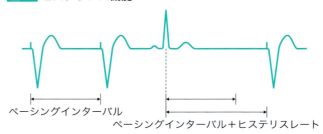

■ AV delay（▶図43, 44）

心房センシングまたは心房ペーシングから心室ペーシングまでの待機時間のことである。心房心室協調性を維持するDDD，VDDの場合はAV delayの設定が必要となる。AV delay内で自己心拍を感知した場合はペーシングを抑制する。AV delayには、センスAV delay[32]とペースAV delayの2種類があり、ペースAV delayは30〜50 msほど長くするのが一般的である。AV delayは固定の場合や自動で延長・短縮する機能もある。

心室ペーシング抑止機能として一定期間ごとにAV delayを延長して自己房室伝導の有無を確認し、確認された場合はAV delayの延長を保持し、自己房室伝導で心室興奮を行うようにする。自己房室伝導が消失した際は延長されたAV delayで心室ペーシングし、AV delayを延長前の設定に戻す。不必要なペーシングを行わず、電池寿命が延長するという利点もある。

**図43** センスAV delay　　**図44** ペースAV delay

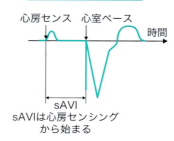

（庄田守男，ほか 訳：イラストで学ぶ心臓ペースメーカー Step by Step, p.123, 医学書院，2007.より引用）

用語アラカルト
*32 センスAV delay
心房センシングから心室ペーシングまでの待機時間のこと。

補足
センスAV delayの場合は心臓興奮過程をセンシングした後の時間となるが、ペースAV delayは心房ペーシングし、心房興奮が開始した時間となるため、ペースAV delayは30〜50 msほど長くする。

## 用語 アラカルト

**＊33 クロストーク**
心房ペーシング電位を心室側または心室ペーシング電位を心房側で感知すること。

**＊34 FFRW オーバーセンシング**
心房で心室の興奮を感知する現象をFFRWオーバーセンシングとよぶ。

**＊35 逆伝導**
心室刺激時または自発の心室リズム時に正常の房室伝導路または副伝導路を介して心室から心房に興奮が伝わること。

**＊36 PMT**
DDDまたはVDDにおいてPVARP後の逆伝導P波を感知し、それに同期して心室ペーシングを生じ、そのペーシングの逆伝導P波を再度感知し心室ペーシングを繰り返したペースメーカによる頻拍作動のこと。

**＊37 RNRVAS**
反復性非リエントリー性室房同期のこと。

**＊38 PVARP**
心室センシングまたはペーシング後に発生する心房での不応期のこと。

**＊39 ブランキングピリオド**
ペーシングイベントおよびセンシングイベントの後から発生する不応期で、心筋興奮および電気信号を全く認識しない期間のこと。

**＊40 リフラクトリーピリオド**
ペーシングイベントおよびセンシングイベントの後から発生する不応期で、心筋興奮および電気信号を全く認識しているが、ペースメーカ動作に影響しない期間のこと。

**＊41 最大トラッキングレート**
デュアルチャンバペースメーカにおいて、心房センシングイベント後に設定したセンスAV delayで心室ペーシングが可能な上限レートのこと。

## ■不応期

ペースメーカには、心房・心室それぞれに一定時間の不応期が設定されている。これは**クロストーク**＊33や**far field R wave（FFRW）オーバーセンシング**＊34を除外するための安全対策である。室房伝導を有し**逆伝導**＊35のある例では、**pacemaker mediated tachycardia（PMT）**＊36や**repetitive non-reentrant ventriculoatrial synchrony（RNRVAS）**＊37などを防止するために、心室ペーシングおよび心室センシング後心房不応期（**PVARP**＊38：post ventricular atrial refractory period）を延長し、逆行性心房波をセンシングしないように設定することが可能となる。また、不応期を延長させることにより、外部ノイズやオーバーセンシングを予防することが可能となる。しかし一方で、不応期中の心電波形がセンスされないことで不整脈の検出率が劣ることも危惧される。したがって、不応期の設定には逆伝導の有無などを考慮のうえで行う。

### 補足

ペーシング、センシングの後の不応期は**ブランキングピリオド**＊39と**リフラクトリーピリオド**＊40が設けられている。リフラクトリーピリオド内で一定期間以内の早期信号を感知した場合、原則的にすべてノイズとして認識される。

## ｜特殊機能・拡張機能｜

### ■オートモードスイッチ機能（心房頻拍時モード変更機能）

DDD（R）/VDD（R）モードの場合、心房頻脈性不整脈（心房細動など）が発生すると心房イベントに追従して**最大トラッキングレート**＊41による心室ペーシングが行われてしまう。

これを回避するためにオートモードスイッチ機能がある。心房頻脈性不整脈の判断基準を設定し、基準を満たすとDDD（R）/VDD（R）からDDI（R）/VDI（R）にモードが変更される。そのため、房室非同期になり不必要な最大トラッキングレートによる心室ペーシングを回避する。心房頻脈性不整脈が終了するとDDI（R）/VDI（R）からDDD（R）/VDD（R）へモードが変更され、房室同期が再開される。

### ■スリープ機能

夜間、患者はアクティビティが低下し、心拍数が下がる生理的な反応をペースメーカに設定できる。ペースメーカに夜間の就寝する時間の基準を設定し、基準を満たすと基本レートより低いレートで作動する。

### ■心室ペーシング防止機能

不必要な心室ペーシングを減少させ、自己房室伝導を優先する機能である。1つが通常AAIモードで自己房室伝導を優先させ、房室ブロック発生時にはDDDモードに切り替わり心室ペーシングをするAAI⇔DDDモード変換タイプとDDDモードのままでAV delayを延長し、自己房室伝導を優先させ、房室ブロック発生時は設定AV delayで心室ペーシングするAV delayヒステリシス機能を改良したタイプがある。

### ■条件つきMRI対応ペースメーカ

　ペースメーカを植込まれた患者におけるMRI撮像は原則禁忌とされてきた。その理由として，MRI撮像時に発生する**静磁場**[*42]，**傾斜磁場**[*43]，**RF磁場**[*44]がペースメーカに対してさまざまな悪影響を及ぼすためである（▶図45）。そのなかで最も注意しなければならないことはリードの発熱である。また，導電性のリードを用いているため，RFパルスによって発生する熱が心筋に接している電極に伝わり，心筋を損傷させ，閾値上昇に伴うペーシング不全を引き起こす可能性がある（▶図46）。2012年10月より国内でも条件つきMRI対応ペースメーカが認可され，メーカーおよび機種によりMRI撮像することが可能となっている。これは，メーカー各社が静磁場，傾斜磁場，RF磁場による悪影響を一定の条件下では最小限にとどめているからである。決して無条件でMRIの撮像が可能なわけではない。撮影可能な施設は関連学会（日本医学放射線学会，日本磁気共鳴医学会，日本不整脈心電学会）により認定された「デバイス患者に対するMRI検査の施設基準」によって厳しく規定されており，安全にMRI検査を施行するには慎重さが求められる。

> **用語 アラカルト**
>
> **\*42　静磁場**
> 超電導磁石で発生させた1.5～3T（テスラ）くらいの強力な磁場のこと（1テスラ＝10,000ガウス）。超電導磁石には常に電流が流れているため，検査が終わっても強力な磁場が発生している。水素の原子核を整列させたり，くるくる回転させたりする。
>
> **\*43　傾斜磁場**
> 原子核に位置情報を与えるための磁場のこと。短い時間で強い傾斜に達することができるほど（スルーレートが大きいほど），撮像を高速に行える。同じ時間内でスライス数を増やすこともできる。
>
> **\*44　RF磁場**
> 静磁場と傾斜磁場で決まる原子核の回転の周波数（共鳴周波数）と同じ周波数の磁場を作って，原子核にエネルギーを与え，MR信号を発生させる磁場のこと。

**図45　MRI装置の断面図**

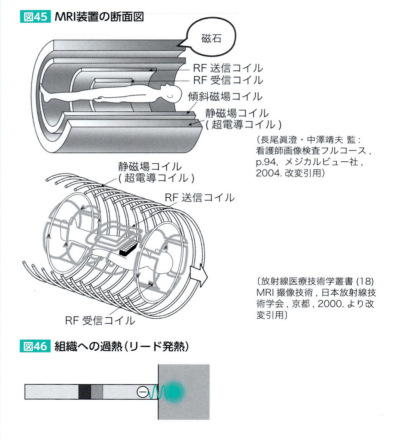

（長尾眞澄・中澤靖夫 監：看護師画像検査フルコース，p.94，メジカルビュー社，2004.改変引用）

〔放射線医療技術学叢書(18) MRI撮像技術，日本放射線技術学会，京都，2000.より改変引用〕

**図46　組織への過熱（リード発熱）**

　リードは，アンテナの役割を果たすため，RFにより電極が熱を発生し，心筋組織に熱を与えることで，組織損傷が発生する。
　RFによる誘導電流は，心筋組織の抵抗によりチップ電極付近で熱を発生する。チップ電極での熱の発生は心筋組織を損傷させ，ペーシング閾値を上昇させる可能性がある。

### ｜植込み～MRI検査の流れ｜

　新規植え込みおよびリード留置から6週間後以内はMRI検査ができない。た

## 用語アラカルト

**＊45　マグネットレスポンス**
ペースメーカ上に専用マグネットを載せたときにデバイスがバッテリーテストを行うこと。

**＊46　デバイスリセット**
ペースメーカが特定の環境に曝されると一時的な電池電圧の低下を引き起こし、ペースメーカがリセットされること。

### 補足

●MRI撮像がペースメーカシステムに与える影響（▶図47）

**①リードの発熱**
- 電極の発熱により心臓組織を損傷する可能性がある。
- 閾値上昇，ペーシング不全。

**②意図しない心刺激**
- 電圧誘導に伴い，心臓に直接刺激を与える可能性がある。

**③デバイスのオーバーセンスやそれに伴う刺激抑制**
- 電磁場の影響下ではペースメーカに電流を誘導する可能性がある。
- 誘導された電流を誤検知し，オーバーセンスが発生する。

**④マグネットレスポンス＊45，マグネットによるリセット**
- 強磁場の影響によりマグネットレスポンスが働いたり，強磁場によりデバイスリセット＊46がかかる可能性がある。

図47　MRI撮像がペースメーカシステムに与える影響

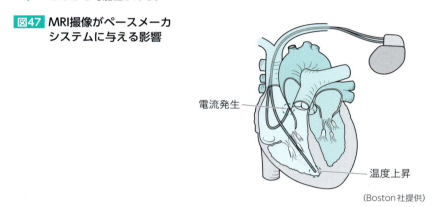

（Boston社提供）

だし，ペースメーカ本体交換後1週間後であればMRI検査は実施できる。MRI検査の流れに関しては次のワークフローに従い，チェックリストを用いて行う。

図48　MRI検査のワークフロー

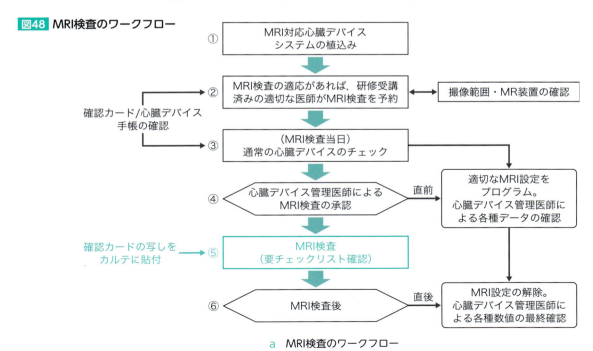

a　MRI検査のワークフロー

（Biotonik社提供）（許可を得て掲載）

### 図49 MRIに関する表示

**MR環境に対する安全性（MR適合性）を示すシンボルマーク**

MR Safe
すべてのMR環境において危険を伴わないもの

MR Conditional
特定の条件およびMR環境において危険を伴わないもの

← 条件付MRI対応ペースメーカはここに分類

MR UnSafe
すべてのMR環境において危険を伴うもの

（Boston社提供）（許可を得て掲載）

### 図50 MRI確認カードと手帳

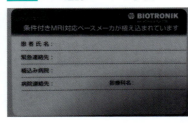
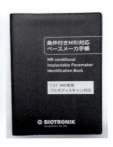

### 電磁干渉（EMI）

EMI (electromagnetic compatibility)[*47]により、心臓が動いていると誤認識し、デマンド機能が働いて実際には心臓は動いていないのにペーシングを止めてしまったり、プログラムがリセットされたりなどの問題が生じる。ペースメーカに影響を及ぼす可能性があるものを▶表5に示す。

### 表5 ペースメーカに影響を及ぼす可能性があるおもなもの

| | |
|---|---|
| 近づいてはいけない | 発電設備，誘導溶解炉，電波発信機器，高圧送電線，高電圧設備，大型モータ，漏電している不良電気器具，電気風呂など |
| 近づくと影響がある | 電磁（IH）調理器，携帯電話，電子商品監視機器，スマートキーシステム，非接触ICカード読取機，アーク溶接，スポット溶接，磁気治療器，電気工具，金属探知機など |
| 使用してもいい | 電子レンジ，電気毛布，電気敷布，電気こたつ，電気掃除機，電気洗濯機，電気冷蔵庫，電気カミソリ，ヘアードライヤー，テレビ，ラジオ，コンピュータ，補聴器，電車，自動車など |
| 医療機関における検査・治療機器の禁忌 | MRI（条件付きペースメーカは可），低周波治療器，ハイパーサーミア，ジアテルミ電気治療器など<br>※電気メス，除細動器は使用できるが注意が必要である |

### 植込み手術

■手術前に考慮・準備すべきこと

①手術場所

理想的には清潔環境の整ったハイブリット手術室での植込みがベストであるが、通常は血管造影室かポータブルの透視装置を用いた手術室での植込みが多

---

**用語 アラカルト**

**\*47 EMI**
電磁波などによるペースメーカをはじめとする電子機器の作動状態への干渉のこと。

**補足**

透視は血管造影室のほうが見やすいが、清潔面では手術室での植込みが有利である。

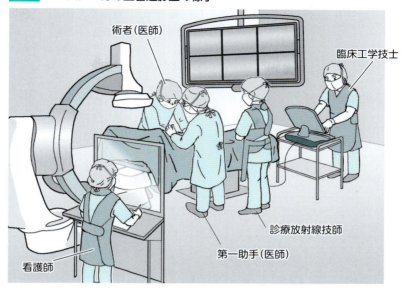

図51 ペースメーカの血管造影室の様子

い（▶図51）。

### ②植込みをするのは左側か右側か？

ペースメーカの場合，右側でも左側でもよい。一般的には利き腕と反対側から植込むことが多いため，左側からの植込みが多い。

> **補足**
>
> 手術前に末梢血管造影検査にて血管の位置・走行を確認し，静脈閉塞や左上大静脈遺残の有無をチェックする（▶図52）。透析患者の場合はシャントと反対側がよい。

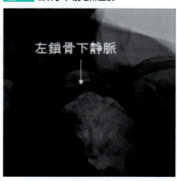

図52 鎖骨下静脈造影

> **補足**
>
> - イソジンは乾燥するときに最も殺菌力が強くなる。
> - 局所麻酔薬（キシロカイン）やイソジン，造影剤などの薬剤でアナフィラキシーショックを起こす可能性がある。
>
> ●アナフィラキシーショック
>
> 突然，急激に進む全身に起こるアレルギー反応であり，血圧が低下して意識が混濁し，脱力するようなショック状態に陥る場合をアナフィラキシーショックとよぶ。

### ③抗生物質の点滴

術中に抗菌作用が最大限になるように，抗菌薬の点滴は執刀直前から開始する。

## ■消毒・局所麻酔・皮膚切開，ポケット作成

### ①消毒

施設ごとによるが，イソジンで前胸部，頸部，腋窩に至る広範囲を消毒する。

### ②麻酔

ペースメーカの植込みは局所麻酔で行う。

231

### ③皮膚切開・ポケット作成

鎖骨の1横指ないし1.5横指下方に切開を入れる。外側は三角筋大胸筋間溝まで切開したほうがよい。ペースメーカの大きさに見合った範囲の切開が必要である。

次にポケットを作成する。ポケットは脂肪層と大胸筋筋膜を剝離し、大胸筋筋膜下に作成する（▶図53）。

図53 皮膚切開，ポケット作成位置

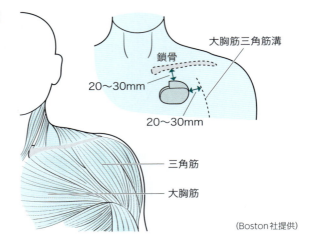

（Boston社提供）

**補足**
ポケットはやや大きめに作成した方がペースメーカによる皮膚の圧迫壊死を防ぐことができる。

■リードの位置
### ①リード挿入

静脈のcut down法（橈側腕頭皮静脈を使用）と穿刺法がある。鎖骨下静脈穿刺法は容易に行えるためよく使われるが、鎖骨と第一肋骨の間が狭いためリードに大きなストレスがかかり、断線などのトラブルが多い（▶図53）。胸郭外穿刺法は、腋窩静脈にリードを挿入するもので、リードトラブルは鎖骨下静脈穿刺より少ないが、固定は不安定で注意を要する。

**補足**

●鎖骨下クラッシュ症候群（▶図54）
鎖骨下静脈穿刺法により挿入されたリードに発生する。第1肋間と鎖骨によるリードへの圧力により、リード断線や絶縁体損傷へ発展する。穿刺が鎖骨に近位すぎる場合に起こるため、胸郭外鎖骨下静脈穿刺や橈側皮静脈を使用することにより予防できる。

図54 鎖骨下クラッシュ症候群

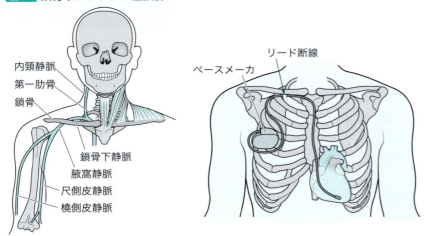

（庄田守男，ほか 訳：イラストで学ぶ心臓ペースメーカー Step by Step, p.192, 医学書院, 2007.より引用）

### POINT!!
透視により2方向から留置位置の確認を行う。

### ②リードの留置

　心室リードは，三尖弁を通過させて右室心尖部または右室中隔に留置する（▶図55）。心房リードは右心耳や心房中隔に留意する（▶図56）。リード位置はそのたびに電極の状態をチェックし，電極の抵抗値が適切で刺激閾値が低く感度も適切で固定のよいリード位置が理想となる。また，最大出力をかけて横隔膜への刺激や筋攣縮がないこと，逆行性伝導がないことや房室伝導を確認する。条件が悪ければ場所を変えて固定し，再度チェックして最も条件のよい場所を選択する。現実的には選べる場所が少ない場合もあり得る。

**図55** 右室心尖部に留置した心室リード

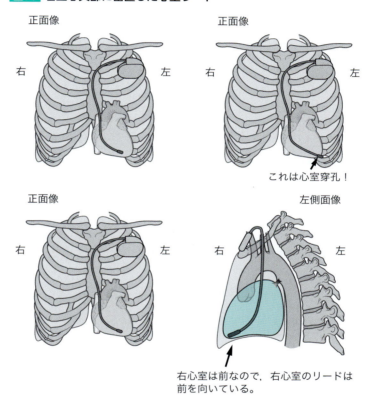

**図56** 右心耳に留置した心房リード

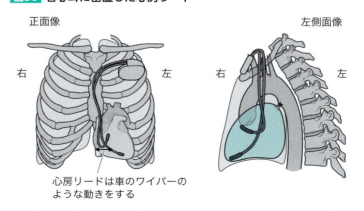

（庄田守男，ほか 訳：イラストで学ぶ心臓ペースメーカー Step by Step, p.176, 医学書院, 2007. より引用）

心臓植込み型電気的デバイス（CIEDs）

\ POINT!! /

鰐口コードは赤黒などの色がついているので，先端電極を黒などと決めておくとよい。

補足

深呼吸や咳嗽をさせて刺激閾値付近で刺激を行い，リードの位置が不安定でないことを確認する。刺激閾値が不安定な場合，電極の再固定や留置場所の変更を検討することがある。

### ■リード条件の測定

リードとPSA（pacing system analyzer）を鰐口コードなどで接続する。各項目を測定する。バイポーラリードの場合は先端を関電極，近位端を不関電極とする。ユニポーラリードの場合は，リードを関電極，不関電極は電極板をポケットに挿入するか，皮下組織に鰐口コードを直接噛んで使用する。PSAとの接続は関電極を**マイナス**に不関電極を**プラス**に接続する。

### ①心内電位の測定（センシング閾値）

- **心室**：自己心拍の心内R波高値は通常**10 mV**前後であるが，器質的心疾患を有する場合，低値になることがある。最低**5 mV**以上あればよいが，それ以下の場合は他の部位を探す必要がある。
- **心房**：心房は心室よりも起電力が低いので1 mV以上あればよいが，できるだけ高い場所を探すべきである。

### ②刺激閾値の測定（ペーシング閾値）

パルス幅は通常**0.5 ms**で測定する。心室も心房も1 V以下を目安に適切な場所を探す必要がある。

補足

パルス幅を一定にして電圧を変えながら測定する電圧閾値と，電圧を一定にしてパルス幅を変えながら測定するパルス幅閾値があるが，一般的に，電圧閾値を測定する。例えば0.5 msのパルス幅で5 Vの電圧で出力設定してペーシングを開始する。基本レートは自己心拍より10～20/min多めに設定する。

一般的に，心室に比べ心房の閾値は少し高い傾向があるが，それほど問題とならない。

また，タインドリードに比べスクリューリードや心筋リードは刺激閾値が高い傾向がある。スクリューリードの場合，スクリュー直後は心筋の障害電流があるため刺激閾値が高い傾向となるが，15分程度で閾値が低下することが多い。

### ③リード抵抗値の測定（リードインピーダンス）

PSAで5 V電圧ペーシング時の電流値を測定し，オームの法則から算出する。リード抵抗値はリードのタイプによって異なるが，300～1,000 Ω程度の範囲となり，500 Ω前後である。リードモデルによるばらつきもあるので，使用するリード特性を把握する必要がある。しかし，リードのタイプにかかわらず，200 Ω以下の場合は被膜損傷などのリークや異常短絡の存在が，2,000 Ω以上の場合は断線が考えられる。

### ④横隔膜刺激の有無

心房電極，心室電極での横隔膜刺激による横隔膜攣縮の有無を10 Vの最大刺激で深呼吸させて確認する。横隔膜攣縮がみられた場合，基本的には留置部位を変更することになるが，変更が困難な場合には横隔膜刺激閾値を測定し，安全域を考慮した出力設定とする。しかし，横隔膜攣縮の有無は，深呼吸や体位によって変化することを考慮して経過観察すべきである（▶図57，58）。

心室では，横隔膜に近い心尖部へ電極を留置するため横隔膜攣縮が発生しやすい（▶図57）。

\ POINT!! /

右室電極による低い出力で横隔膜攣縮が確認された場合，リード穿孔の可能性を疑う必要がある。

### 図57 右室心尖部ペーシングによる横隔膜刺激

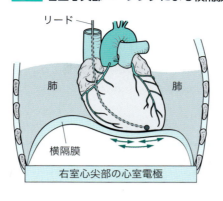

（庄田守男 ほか, 訳: イラストで学ぶ心臓ペースメーカー Step by Step, p.194, 医学書院, 2007.より引用）

　心房では，側壁への電極留置によって右横隔神経を刺激したりするため横隔膜攣縮が発生しやすい（▶図58）。

### 図58 右房側壁部ペーシングによる横隔膜刺激

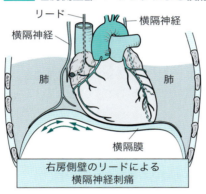

（庄田守男, ほか 訳: イラストで学ぶ心臓ペースメーカー Step by Step, p.194, 医学書院, 2007.より引用）

\ POINT!! /
少なくとも2つ以上の異なったレートで心室を刺激した際，心房心内電位が心室刺激から常に一定の間隔で出現していれば逆行性伝導を疑う必要がある。

#### ⑤逆行性伝導の有無
　デュアルチャンバペースメーカの植込みの際に逆行性伝導の有無を確認しておくことはPMTの防止に有用である。逆行性伝導時間が確認された場合，ペースメーカのPVARPを逆行性伝導時間より長く設定しておくことでPMTを防止できる。

#### ⑥房室伝導の確認
　洞不全症候群や一過性の房室ブロック症例におけるデュアルチャンバペースメーカ植込みの際にPSAを使用して房室伝導機能を確認することは，ペースメーカの設定（AV delayなど）に有用である。

### ■ペースメーカとリードの接続
　リードのコネクタ部位はヘパリン生食ガーゼで血液などをよく拭き取った後に，乾いたガーゼで拭いておく。ペースメーカにリードを接続する際にはトルクレンチをねじ穴に挿入した状態で接続すると，中の空気が抜け接続しやすい。ネジを締める際には，リードの遠位の電極が十分な深さまで接続されていることを確認する。接続後は軽くリードを引っ張り，抜けないことを確認する。最後に透視で十分な深さまで接続されていることを確認する。

### ■閉創

閉創前にポケット内の止血を確認する。次にポケット内を生理食塩水で十分に洗浄する。リードは屈曲しないように緩やかに巻き，リードがペースメーカ本体の裏側になるようにポケット内に留置する。ペースメーカは必ずスーチャーホールに糸を掛けて大胸筋に固定する。皮下組織を吸収系で縫合し，皮膚は吸収系で埋没縫合する。創部安静のため，バストバンドなどを用いた固定が必要である。

### 補足

帰室後もリードの断線リスクはある。術後2～3カ月するとリード先端は心臓組織にしっかり癒着し，抜けにくくなる。しかし，リードが脱落（離脱）することもあるため，モニタでの観察は重要である。

### ■ペースメーカ設定・チェック

最後に設定（ペーシングモード・ペーシング下限と上限心拍数・AV delay・不応期の設定）を行う。ペーシングモードは電極の数，疾患の種類，ペーシングの目的によって異なる。刺激部位・感知部位・反応様式を決める。出力設定は閾値の2倍以上の安全域を確保して設定する。ただし，auto capture機能[*48]が使用できる場合は，電池寿命の延長が期待できる。感度は安全域を確保してセンシング閾値の1/2以下に設定する。

### ■合併症（術後早期・遠隔期）

おもな合併症の一覧を▶表6に示す。

**表6 ペースメーカ植込みのおもな合併症**

| | |
|---|---|
| 術後早期合併症 | 出血，皮下出血，感染，気胸，血胸，リード位置移動，血栓，血腫，心房・心室穿孔（心タンポナーデ），ペーシングおよびセンシング閾値変化 |
| 術後遠隔期合併症 | 感染，皮膚圧迫壊死，創部縫合不全・離開，リード断線，リード被膜感染，横隔膜刺激，ペーシングおよびセンシング閾値変化 |

### ■ペースメーカフォローアップ

受診頻度は植込み後1週間・1カ月に急性期のチェック，その後は経静脈リードでは3～6カ月ごと，心筋電極では3～4カ月ごとが適当である。電池交換時期がちかい場合やペーシング閾値やリード抵抗に変化のある場合には，受診間隔を適宜短くする。フォローアップにおいては，ペースメーカ本体やリードの状態，現在の設定が患者の状態に適しているか，合併症は発生していないかなどを定期的に確認する必要がある（▶図59）。患者の状態に合わせて設定の変更などを検討し，ペースメーカ作動の最適化を図る必要がある。

---

**用語アラカルト**

**\*48 auto capture機能**
自動でペーシング閾値を測定し，閾値ぎりぎりのところで出力を増減する機能のこと。

| 用語 アラカルト |
|---|

*49 テレメトリ
ペースメーカと外部機器（プログラマ）が交信すること。

*50 ERI
選択的交換指標とよばれ、ペースメーカの交換予定を立てる指標であり、ERIまたはERT (elective replacement time)とよぶ。

*51 EOL
寿命末期を示し、ペースメーカ機能が作動不可能あるいは限定される状態のこと。対義語として、ペースメーカの寿命初期をBOL (beginning of life)とよぶ。

①チェック項目

・電池残量（▶図60）

テレメトリ*49によって電池電圧、電池抵抗などの情報が得られ、これによって交換の時期を予測する。ペースメーカの交換指標の1つとしてERI (elective replacement indicator：選択的交換指標)*50があり、ERIに達するとペースメーカの設定が自動的に切り替わったり、設定変更などに制限がかかったりする機種もあるので、ERIに達する前にペースメーカを交換する。標準的な出力では、ERI後3カ月後程度でEOL (end of life：寿命末期)*51となる。

図59 デバイス設定

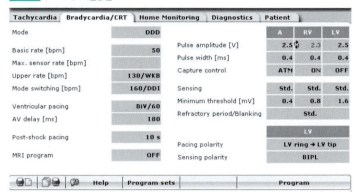

図60 電池残量テスト

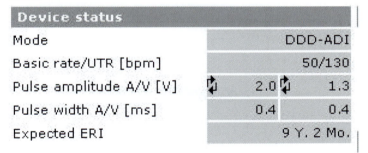

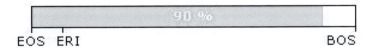

・刺激閾値（ペーシング閾値）（▶図61）

自動的または手動により刺激閾値を測定する。刺激閾値は一定でなく、植込み直後の急性期、慢性期、患者の日常生活や心筋の状態、電解質濃度、薬剤の副作用などにより変動する。このため、出力設定は刺激閾値に対して2〜3倍の安全域をおく必要がある。適切な出力設定を行うためにも、フォローアップ時の刺激閾値測定が重要となる。

## 補足

### ●フォローアップで確認すべき事項

測定されたリード抵抗値が正常範囲内に収まっていることに加えて，リードの植込み時から経時的にみたときのリード抵抗値の変化である。例えば，前回に比べて大幅な上昇がみられた場合，リードが断線しかかっていることが予測でき，逆に大幅な減少では，部分的な被膜損傷などが考えられる。どちらの場合も**拝みテスト**[*52]や患者の体位を変えたときの変化，胸部X線による目視確認，リード極性を変更しての測定などでリード状態を確認する必要がある。

### 用語アラカルト

**＊52　拝みテスト**
左右の手掌を体の前で合わせて，お互いに押すように数秒間力を加えて，筋電位干渉の有無を確認する試験のこと。

### 用語アラカルト

**＊53　アンダーセンシング**
ペースメーカが自己心拍をセンシング（感知）できないこと。

**＊54　オーバーセンシング**
ペースメーカが，筋電位，P波，T波，電磁干渉，絶縁不良によるシグナルなど，本来感知すべき心臓興奮以外のシグナルをイベントとしてセンシング（感知）すること。

### 図61　ペーシング閾値テスト

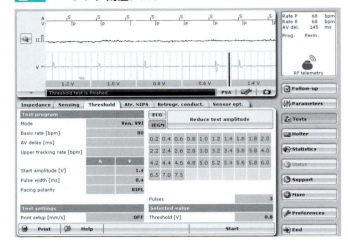

### ・リード抵抗値（リードインピーダンス）（▶図62）

リード抵抗値はリード状態を把握する1つの指標である。正常なリード抵抗は300～1,000 Ωとされ，500 Ω程度を呈することが多い。異常な低下は電流の漏洩を示し，不完全断線，リード被覆の損傷，電極逸脱などを考える。逆にリード抵抗の異常な上昇はリード断線や電極・コネクタの接触不良などを考える。

### 図62　リード抵抗値テスト

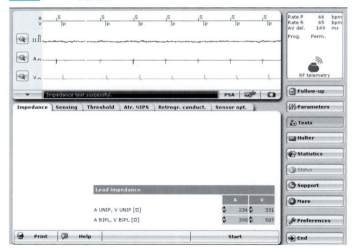

### ・心内電位（センシング閾値）（▶図63）

患者に自己心拍が認められれば，自動的または手動によりセンシング閾値を測定する。センシング不全（**アンダーセンシング**[*53]，**オーバーセンシング**[*54]）を避けるため，植込み時測定される心内電位はP波1.0 mV以上・R波5 mV以上が望ましく，安全域として，感度設定は心内電位波高の1/2～1/3以下にする。このセンシング閾値も患者の状態や日内変動などで変化する。デマンド型ペースメーカはこの自己心拍の有無に応じてペーシング刺激の判断をしている。アンダーセンシングやオーバーセンシングを防ぐためにも，フォローアップ時のセンシング閾値測定が重要となる。

### 図63 センシング閾値テスト

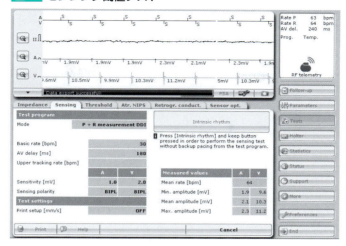

**補足**

臨床で起こりうるのは筋電位やT波のオーバーセンシングである。この場合，筋電位やT波を自己心拍と誤認識し，ペーシングが抑制されて設定心拍以下の徐脈や心停止が引き起こされる可能性がある。また，心房同期心室ペーシングにおいて心房ノイズをオーバーセンスすると心室がトラッキングで頻拍となる。これらを防ぐため，感度設定には筋電位を回路に混入させてオーバーセンシングのチェック目的に拝みテストなども参考にする。

・ペーシング率，不整脈イベントなどの心内心電図記録（▶図64）

　ペーシング率は心房・心室それぞれの自己心拍とペーシングによる心拍の割合をカウントしている。完全房室ブロックの場合の心室ペーシングの率はほぼ100％になる。洞機能が正常なら心房センス心室ペーシングが生理的で望ましい。また，VVIでのバックアップペーシングの場合は設定心拍数によってペーシング率は変わる。また，機種によっては心内心電図のホルター機能をもち，不整脈イベントの回数・持続時間・発生日時・心内心電図記録を記憶しており，テレメトリによって情報を出すことが可能である。

### 図64 ペーシング率，不整脈イベントなどの心内心電図記録

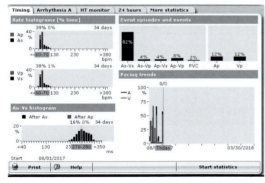
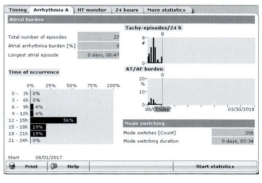
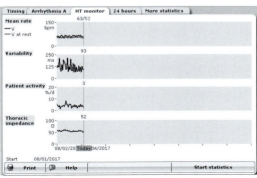
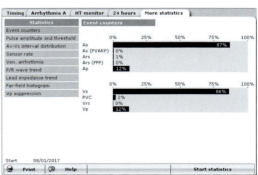

心臓植込み型電気的デバイス（CIEDs）

②遠隔モニタリング（▶図65）

ペースメーカのデータが，患者の自宅に設置された中継機器から電話やインターネット回線を通じて集められた情報が，主治医などあらかじめ登録された人にメールにて伝えられる。現在のデバイスは，電池情報や閾値測定などの測定を自動的に行え，遠隔モニタリングにより外来受診しなくともペースメーカのチェックを行うことが可能である。遠隔モニタリングで，定期的な対面診療の直近のペースメーカデータを前もって閲覧しておくことにより，対面診療の効率化が行える。遠隔モニタリングでのデータ送信は，患者が手動で行うこともできるが，指定した間隔で自動的にデータの取得を行うことが可能である。また，電池寿命やリード状態，不整脈の発生などのアラート条件に合致するデータを自動的にデータ送信する設定も可能である。この際，医療従事者にはアラートメールとして送信されるので，緊急時には患者に連絡をとって来院してもらい，適切な対処をすることもできる。ただし，医療従事者の業務負担を増す懸念もあり，効率的なシステムを構築する必要がある。

図65 遠隔モニタリングとアラート管理

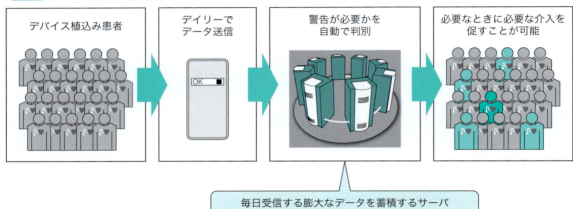

(Biotronik社提供)(許可を得て掲載)

● 文献
1) Guidelines for Non-pharmacotherapy of Cardiac Arrhythmias（JCS 2011）- Digest Version -. Circ J, 77(1): 249-274, 2013.
2) 加納　隆，ほか 編：ナースのためのME機器マニュアル，医学書院，2011.
3) 石川利之 著：心臓ペーシングのすべて　改訂2版，中外医学社，2012.
4) 庄田守男，ほか 訳：イラストで学ぶ心臓ペースメーカー　Step by Step, 医学書院，2007.
5) 奥村　謙 編：ペースメーカ・ICD・CRTブック，メジカルビュー社，2008.
6) 見目恭一 編：臨床工学技士 イエロー・ノート 臨床編，メジカルビュー社，2013.

## まとめのチェック

### ■ペースメーカ

□□ ① ペースメーカの目的について述べよ。

▶▶ ① 心臓に対して人工的に電気刺激を与え，心筋の興奮を誘発し，必要な心拍数ならびに心拍出量を維持すること。

□□ ② ペースメーカ植込み術の適応について述べよ。

▶▶ ② 徐脈性不整脈に伴う症状がある場合，医学的にペースメーカ植込み術の適応と考えられる。一過性脳虚血による失神，眼前暗黒感，強いめまい，ふらふら感などのAdams-Stokes症候群を認める場合，長時間の徐脈による運動耐容能の低下や心不全症状を認める場合。

□□ ③ ペースメーカの種類について述べよ。

▶▶ ③ 一時的に体外においてカテーテル電極と組み合わせて使われる「体外式ペースメーカ」と心外膜あるいは心内膜電極と組み合わせて体内に植込んで使われる「植込み型ペースメーカ」がある。

□□ ④ シングルチャンバ型，デュアルペーシング型ペースメーカについて述べよ。

▶▶ ④ 心房または心室のいずれか一方でセンシングおよびペーシングを行う「シングルチャンバ型」と心房および心室の両方で，センシングまたはペーシングを行う「デュアルペーシング型」がある。

□□ ⑤ ペースメーカの構成について述べよ。

▶▶ ⑤ ペースメーカはジェネレータ本体と電気刺激を発生する回路およびヨウ素リチウム電池，酸化銀バナジウムリチウム電池と，それを心筋に伝達するための導線すなわち心臓と本体をつなぐペーシングリードから構成される。

□□ ⑥ ペーシングリードの構成について述べよ。

▶▶ ⑥ 白金イリジウム電極とシリコンまたはポリウレタンで被膜されたリードで構成されている。

□□ ⑦ 心筋電極と心内膜電極について述べよ。

▶▶ ⑦ 一般的には心内膜電極が使用されているが，小児や心臓手術後患者には心外膜電極が使用されている。心筋電極は，スタブインリードとスーチャーレスリードがあり，心内膜電極にはタインドリードとスクリューリードがある。

心臓植込み型電気的デバイス（CIEDs）

## まとめのチェック

| | | |
|---|---|---|
| □□ 8 | リード電極の構造について述べよ。 | ▶▶ 8 電極の構造には単極（ユニポーラ）と双極（バイポーラ）がある。ユニポーラはペーシングリード先端をマイナス，ジェネレータをプラスとして，バイポーラはペーシングリード先端をマイナス，近位側をプラスとしてペーシングを行う。 |
| □□ 9 | デマンド機能について述べよ。 | ▶▶ 9 自己心拍（A波あるいはR波）を優先し，必要なときだけペーシングする機能をデマンド機能とよぶ。設定された一定期間内に自己の心内電位が検出されたときに次の刺激をキャンセルする抑制型と，感知された自己の心内電位に対して同時に刺激を与えることにより無効刺激として結果的に競合を防ぐ同期型がある。 |
| □□ 10 | NBGコードについて述べよ。 | ▶▶ 10 1文字目は刺激する部位，2文字目は感知する部位を示す。3文字目は自己調律に対するペースメーカの制御様式（抑制か同期）を示す。4文字目は付加機能を示す。5文字目はマルチサイトペーシングを示している。 |
| □□ 11 | VOOについて述べよ。 | ▶▶ 11 自己心拍を無視して固定心拍で非同期にペーシングする。ペーシングと自己心拍が融合して動悸などの不快感，spike on Tによる心室細動誘発の危険性がある。 |
| □□ 12 | VVIについて述べよ。 | ▶▶ 12 徐脈性心房細動，房室ブロックや心房リードの留置不能などで使用され，心室でのみペーシングとセンシングを行う。非生理的なペースメーカでありペースメーカ症候群が起こりやすい。 |
| □□ 13 | DDDについて述べよ。 | ▶▶ 13 房室ブロックで心房同期心室ペーシングを必要とする症例に使用され，心房のセンシングまたはペーシング後にAV delayの間に心室の自発があれば心室ペーシングは抑制し，なければ心室ペーシングを行う。房室同期性を確保しつつペーシングするため，生理的なペーシングである。 |
| □□ 14 | 心拍応答機能について述べよ。 | ▶▶ 14 身体活動，呼吸数などに反応して心拍数を増加させる機能であり，体動感知型センサ，分時換気量感知型センサ，デュアルセンサ（体動感知型センサ＋分時換気量感知型センサ），閉鎖回路センサ（closed loop sensor）がある。 |

| | | | |
|---|---|---|---|
| ☐☐ | 15 | センシング閾値・感度について述べよ。 | ▶▶ 15 ペースメーカが自己心拍を認識するうえで必要とされる最低の心内電位の高さをセンシング閾値という。センシング感度は，通常安全域を確保してセンシング閾値の1/2以下に設定する。 |
| ☐☐ | 16 | ペーシング刺激閾値・出力について述べよ。 | ▶▶ 16 心筋を収縮させるのに必要な最小の刺激の強さをペーシング刺激閾値という。植込み型ペースメーカのペーシング出力は，定電圧方式がとられ，刺激時間は0.5 ms付近である。ペーシング出力設定は，ペーシング閾値の2～3倍以上の安全域をおく必要がある。 |
| ☐☐ | 17 | センシング不全について述べよ。 | ▶▶ 17 ペースメーカが自己心拍を正確に認識できない状態をセンシング不全という。感度設定が高すぎると自己心拍が認識できないアンダーセンシング，低すぎると筋電位，雑音を自己心拍と誤認識するオーバーセンシングが発生する。 |
| ☐☐ | 18 | ペーシング不全について述べよ。 | ▶▶ 18 ペーシングされたにもかかわらず心筋の電気的興奮が起こらない状態をペーシング不全という。原因として，リードの離脱，心外膜側への穿通，またはペーシング部位における心筋の変性，電解質異常，抗不整脈薬などがあげられる。 |
| ☐☐ | 19 | MRIがペースメーカに与える影響について述べよ。 | ▶▶ 19 MRI撮影時に発生する静磁場，傾斜磁場，RF磁場がペースメーカに対してさまざまな悪影響を及ぼす。リードの発熱，意図しない心刺激，オーバーセンスやそれに伴う刺激抑制，マグネットによるリセットがある。 |
| ☐☐ | 20 | ペースメーカ・リードの留置部位について述べよ。 | ▶▶ 20 ペースメーカ本体の留置部位は，右鎖骨下部皮下でも左鎖骨下部皮下でもどちらでもよい。一般的には利き腕と反対側に留置することが多い。心室リードは三尖弁を通過させて右室心尖部または右室中隔に留置する。心房リードは右心耳または心房中隔に留置する。 |
| ☐☐ | 21 | 横隔膜刺激について述べよ。 | ▶▶ 21 心室では，横隔膜に近い心尖部へ電極を留置するため横隔膜収縮が発生しやすい。また，心房では側壁への電極留置によって右横隔神経を刺激することがあるため横隔膜収縮が発生しやすい。 |

心臓植込み型電気的デバイス（CIEDs）

## まとめのチェック

☐☐ 22 **術後早期の合併症について述べよ。**

▶▶ 22 出血，皮下出血，感染，気胸，血胸，リード位置移動，血栓，血腫，心房・心室穿孔（心タンポナーデ），ペーシングおよびセンシング閾値変化。

☐☐ 23 **ペースメーカフォローアップについて述べよ。**

▶▶ 23 受診頻度は植込み後1週間・1カ月に急性期のチェック，その後は経静脈リードでは3〜6カ月ごと，心筋電極では3〜4カ月ごとに行う。

☐☐ 24 **遠隔モニタリングについて述べよ。**

▶▶ 24 ペースメーカのデータが患者の自宅に設置された中継機器から電話やインターネット回線を通じて集められ，主治医などあらかじめ登録された人がWebを介してその情報を閲覧したり，メールにて伝えられるシステムのこと。

磯村健二・南口　仁

# 植込み型除細動器（ICD：implantable cardioverter defibrillator）

## 突然死とは

突然死とは，医学的には「症状が出現してから24時間以内の予期しない内因死」と定義されている。わが国では年間約10万人の突然死があり，このうち約6万人は心臓が原因とされる心臓突然死である[1-4]。心臓突然死は心臓病が原因であるが，心臓が停止する直接の原因は致死性不整脈〔心室頻拍（VT：ventricular tachycardia）／心室細動（VF：ventricular fibrillation）〕が大部分を占めている（▶図66）。

**図66** 致死性不整脈の種類

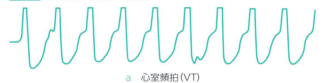

a　心室頻拍（VT）

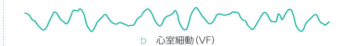

b　心室細動（VF）

## ICDとは

ICDとは，implantable cardioverter defibrillator の略で，植込み型除細動器と訳され，心臓突然死のリスクが高い致死性不整脈（VT/VF）の治療に用いられる。ICDは抗不整脈薬による薬物療法と比べ，高い生命予後改善効果が示されている[5,6]。

現在のICDは，ペースメーカ植込みとほぼ同様の手技で生体内への植込みが可能である（▶図67）。

**図67** 経静脈的ICDシステム

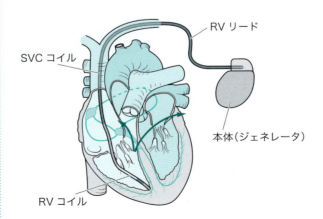

ICD植込みに関する注意点としては，ICDが小型軽量化したもののペースメーカと比べると電池本体が大きいので，ポケット作成に関しては十分なスペースを確保する必要がある。

### 補足

①心室頻拍（VT）：3拍以上連続して出現する不整脈であり，通常のレートは100/分以上でQRS波は幅広い（0.12秒以上）。

②心室細動（VF）：QRS波とT波が識別されずに，150〜300/分の不規則で異常な心室波を示し，大きさや形も変動する不整脈である。

### 補足

初期のICDは重さが200〜300 gほどもあり，腹部に植込まれ，リードや電気ショック用の電極も開胸手術により植込まれていた。現在では重さが90 g程度となり，経静脈的にペースメーカ同様の植込みが行われている。

心臓植込み型電気的デバイス（CIEDs）

また、近年では、静脈にリードを留置しない完全皮下植込み型除細動器（S-ICD：subcutaneous ICD）も使用可能である（▶図68）。

### 図68 S-ICD（subcutaneous ICD）

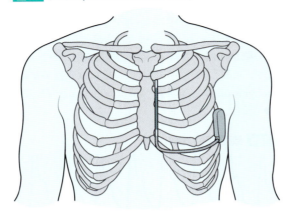

**補足**

●S-ICD
S-ICDは除細動治療のみで、現在のS-ICDは徐脈に対するペーシング機能はもちあわせていない。

## ICDシステム

### ■バッテリー（電池）

ICDシステムは、本体とリードを接続するためのコネクタヘッド、徐脈/頻脈をセンシングするセンシング回路、バッテリー、必要なエネルギーを蓄えるコンデンサ（キャパシタ）、ショック通電を行う高電圧出力回路から構成されている。

### 図69 ICDシステム

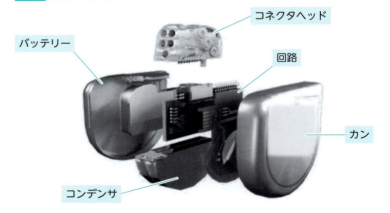

**補足**

●キャパシタリフォメーション
バッテリーやコンデンサの充電状態を維持するため、ICDが定期的にコンデンサに充電を行うこと。

ICDで使用するバッテリーは、ショック通電の際に高電流が流せるように内部抵抗を低くする必要があり、一般的には陰極にリチウム（Li）、陽極には銀酸化バナジウム（SVO：silver vanadium oxide）あるいは二酸化マンガン（$MnO_2$）が用いられている。

初期電圧はおおよそ3.2 Vであり、Li/SVOバッテリーでは、電圧が2.6 V付近まで緩やかに低下し、その後プラトー期をしばらく維持したあと選択的交換指標（ERI：elective replacement indicator）となる（▶図70）。

> **補足**
>
> チャージタイム（充電時間）は中間期から終末期になだらかに延長している。

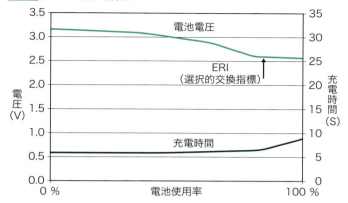

図70 ICDの電池的特性

■リード

　ICDリードには，ショックコイルが1つでRVのみにあるシングルコイル，RVとSVCに2つあるデュアルコイルに分けられる（▶図71）。

図71 シングルコイルとデュアルコイル

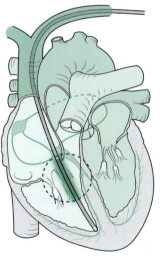

a　シングルコイル

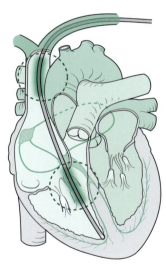

b　デュアルコイル

　シングルコイルは本体とRVコイル間で除細動が行われ，デュアルコイルは本体とRV/SVC間で除細動が行われる。

　ICDリードと本体をつなぐリードコネクタは，シングルコイルの場合は，ペーシング/センシング用IS-1コネクタとDF-1の二股コネクタ構造となっており，デュアルコイルの場合は，ペーシング/センシング用IS-1コネクタとRVコイル/

SVCコイル用にDF-1コネクタが2本の三股構造となっていた(▶図72)。

**図72** DF-1/IS-1 Lead Body

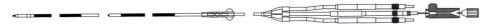

現在では，DF-4とよばれる4極のインラインコネクタ化にすることで，コネクタヘッド部分の容積低減や誤接続を防止することが可能となっている(▶図73)。

**図73** DF-4 Lead Body

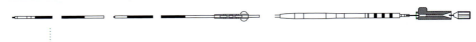

■ショック波形

ICDで出力されるショック波形には，単相性波形(monophasic)と二相性波形(biphasic)がある。現在では，除細動効果が高い**二相性波形**が用いられている(▶図74)。

**図74** 単相性波形と二相性波形

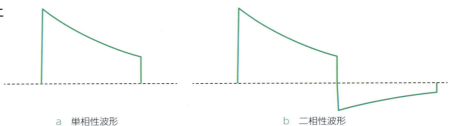

a　単相性波形　　　　b　二相性波形

| ICDの機能 |

ICDは頻脈を検出すると，検出された頻脈に対する治療が必要であるかないかを識別する。治療が必要と判断した場合は，検出された頻脈の速さや種類により，**抗頻拍ペーシング(ATP：anti tachycardia pacing)，カルディオバージョン(CV：cardioversion)，除細動(DC：direct current)** などの段階的な治療が行われる。

■センシング機能について(▶図75)

VFでの心内電位(f波)は振幅が低く，また変化率も大きいためペースメーカのような固定感度を用いるとf波をアンダーセンシングし，治療が遅れてしまう。

そのため，ICDのセンシングは**自動感度調節**を用いて，R波高をセンシングすると設定値まで感度を徐々に鋭くしていく。

**図75** 固定感度と自動感度調節

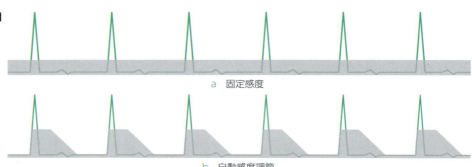

a　固定感度

b　自動感度調節

■検出・治療について

VT/VFの検出は，R-R間隔が各VT/VFの検出レートをこえてからカウントを開始する。プログラムされた検出回数に達するとVT/VFとみなし，治療を行う（▶図76）。

**図76** ICDのVT/VF治療

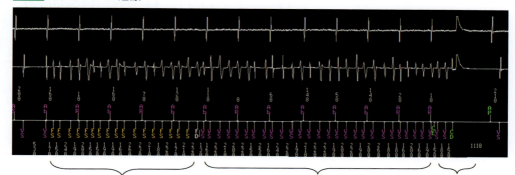

検出　　　充電　　　治療

> **補足**
> ICDの基本作動は，頻脈を検出，充電，治療（ATPやCV/DC），再検出となる。VTに対する治療は，ATPやCV/DCにて頻脈の停止を行う。VFに対する治療は，DCにて頻脈の停止を行う。

■抗頻拍ペーシング（ATP：anti-tachy-cardia pacing）（▶図77）

ペースメーカと同程度の電気パルスをVTよりも速いレートで打ち頻脈を停止させる。

**図77** 抗頻拍ペーシング治療

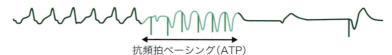

抗頻拍ペーシング（ATP）

ATP治療は一定のサイクルでペーシングを行うバーストペーシング（burst pacing）（▶図78）とパルスごとにインターバルを短くするランプペーシング

**図78** バーストペーシング

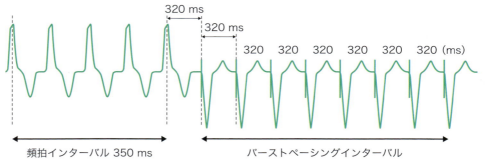

バーストペーシング：設定91 %

320 ms / 320 ms / 320 320 320 320 320 320 (ms)

頻拍インターバル 350 ms　　バーストペーシングインターバル

頻拍インターバル350 msのVTが起きると，350 ms×91 %＝320 msで設定回数ペーシングが行われる。

心臓植込み型電気的デバイス（CIEDs）

249

**図79** ランプペーシング　　　　　　　　　　　　　　　　　　　　　ランプペーシング：設定 91 %

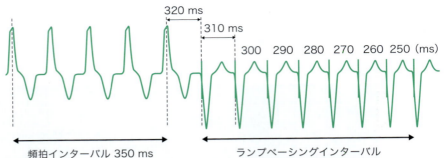

頻拍インターバル350 msのVTが起きると，350 ms×91 %＝320 msでペーシングが開始され，1拍ごとに10msずつ短縮される。

（ramp pacing）（▶図79）に分けられる。

■ カルディオバージョン（CV）（▶図80）

心電図のR波に同期して直流通電を行い，頻脈を停止させる。抗頻拍ペーシングが有効でない場合，安全なタイミングで電気ショックを放出する。まず低出力で治療を行い，それが無効であった場合により高出力で治療を行う。

**図80** カルディオバージョン治療

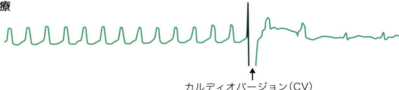

カルディオバージョン（CV）

■ 除細動治療（DC）（▶図81）

VFのような非常に危険な不整脈が起こったときには，即座に停止させる必要があるため，最初から高出力の電気ショックを放出し，正常な心臓のリズムに戻す。この治療の際には，カルディオバージョンのとき以上の強い衝撃がある。また，VFによって意識を失うこともある。

**図81** 除細動治療

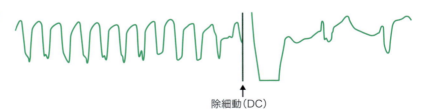

除細動（DC）

● 文 献
1) 心臓突然死の予知と予防法のガイドライン（2010年改訂版）．
2) 小西正光：予防疫学に関する研究．平成6年度厚生科学 研究補助金成人病対策総合研究事業「突然死に関する研究」，国立循環器病センター，233-245，1995．
3) 杉本恒明 監：新不整脈学，南江堂，2003．
4) 消防庁：平成5-14年版 救急救助の現況，1993-2002．
5) The Antiarrhythmics versus Implantable Defibrillators（AVID）Investigators.
A comparison of antiarrhythmic-drug therapy with implantable defibrillators in patients resusciated from near-fatal ventricular arrhythmias. N Engl J Med, 337: 1576-1583, 1997.
6) Moss AJ, et al.: Improved survival with an implanted defibrillator in patients with coronary disease at high risk for ventricular arrhythmia. N Engl J Med, 335: 1933-1940, 1996

## まとめのチェック

☐☐ 1 突然死の定義を述べよ。
▶▶ 1 病状が出現してから24時間以内の予期しない内因死のこと。

☐☐ 2 ICDの役割を述べよ。
▶▶ 2 心室頻拍（VT）や心室細動（VF）による突然死を予防する。VT/VFを認識して抗頻拍ペーシング（ATP），カルディオバージョン（CV），除細動（DC）を施行し，心臓の動きを回復させる。

☐☐ 3 ICDで用いられているバッテリーを述べよ。
▶▶ 3 陰極にリチウム（Li），陽極に銀酸化バナジウム（SVO）あるいは二酸化マンガン（$MnO_2$）が用いられる。

☐☐ 4 ICDで出力されるショック波形を述べよ。
▶▶ 4 単相性波形と二相性波形があり，一般的に除細動効果が高い二相性波形が用いられる。

☐☐ 5 心室頻拍（VT）に対する治療を述べよ。
▶▶ 5 抗頻拍ペーシング（ATP）やカルディオバージョン（CV），除細動（DC）が用いられる。

☐☐ 6 抗頻拍ペーシング（ATP）の代表であるバーストペーシングとランプペーシングについて述べよ。
▶▶ 6 ・バーストペーシングはある一定サイクルでペーシングを行う。
・ランプペーシングはパルスごとにインターバルを短かくしてペーシングを行う。

☐☐ 7 心室細動（VF）に対する治療を述べよ。
▶▶ 7 除細動（DC）が用いられる。

心臓植込み型電気的デバイス（CIEDs）

足立和正・壷井里恵子

# CRT-P/CRT-D（心臓再同期療法）

## ■心臓再同期療法とは

　慢性心不全症例では心電図のQRS幅が広くなり，左脚ブロック型の心室内伝導障害を認めることが多い．左右の心室や左心室の中隔側と側壁側が同時に収縮しないため，血液が効率よく送り出せなくなり，息切れや疲労感，動悸，手足のむくみなどの症状がでる．心臓再同期療法（CRT：cardiac resynchronization therapy）はこの心室壁の収縮のズレ（**dyssynchrony**[*55]）の原因となっている，遅れて収縮する心室壁（多くは側壁，後側壁）を早期にペーシングすることにより心収縮全体のタイミングを改善し，心臓のポンプ機能を取り戻す心不全治療の1つである．

### 図82　CRT植込み前後の胸部X線写真

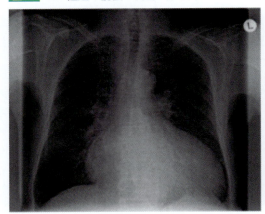 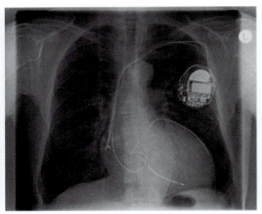

a　植込み前（CTR[*56] 71 %）　　　　　　　　b　植込み後（CTR 58 %）

**用語 アラカルト**

[*55] **dyssynchrony**
左右の心室間や左心室の中隔側と側壁側で収縮のタイミングがずれた同期不全の状態のこと．

[*56] **CTR（cardio thoracic ratio：心胸郭比）**
胸部X線写真で計測した際に，胸郭の最も幅の広い部分の長さと，心陰影（心臓）の最も幅の広い部分の長さの比のことで，50 %以上で心拡大とされる．

心胸郭比[%]＝心陰影最大幅[cm]÷胸郭最大幅[cm]×100

## ■CRT-PとCRT-D

　CRT-Pとは，左右心室をペーシングすることで同時に収縮させる機能をもつペースメーカで，「P」はPacemakerのことである．CRT-Dとは，このCRT機能に除細動機能をあわせもった除細動機能付き両室ペースメーカで，「D」はdefibrillatorのことである．

　CRTが必要な低心機能の状態では，突然死の原因となる致死性不整脈（心室細動や心室頻拍）が起こりやすいため，CRT-Dを選択することが多いが，▶図83に示すように，CRT-Dは本体が大きくなるため，体格が小さいなどの理由からCRT-Pを選択することもある．

### 図83 CRT-PとCRT-D大きさの比較

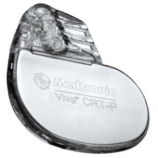

a　CRT-P
縦×横×厚さ＝56.6×59×6.2[mm]
容積＝15.3[cc]

b　CRT-D
縦×横×厚さ＝73×51×13[mm]
容積＝35[cc]

(Medtronic社ホームページより引用)(許可を得て掲載)

■ CRT-PとCRT-Dの適応

　CRTはすべての心不全症例に有効ではなく，薬物抵抗性のNYHAクラスIII, IV度(▶表7)でQRS幅が120 ms以上，かつ左室駆出率[*57]（LVEF：LV ejection fraction）が35 %未満の心不全症例がCRTの適応とされている。CRT-Dの適応はこれに加え，植込み型除細動器（ICD：implantable cardioverter defibrillator）の適応を満たすものとなっている。

### 表7　NYHA (New York Heart Association)分類

| 軽　度 | | 中等度 | 重　度 |
|---|---|---|---|
| Ⅰ度 | Ⅱ度 | Ⅲ度 | Ⅳ度 |
| 心疾患はあるが身体活動に制限はない<br>日常的な身体活動では著しい疲労，動悸，呼吸困難あるいは狭心痛を生じない | 軽度の身体活動の制限がある<br>日常的な身体活動で疲労，動悸，呼吸困難あるいは狭心痛を生じる | 高度な身体活動の制限がある。安静時には無症状<br>日常的な身体活動以下で疲労，動悸，呼吸困難あるいは狭心痛を生じる | 心疾患のためいかなる身体活動も制限される<br>心不全症状や狭心痛が安静時にも存在する。わずかな労作でこれらの症状は増悪する |

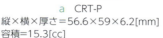

### ▼ One Point Advice

心臓再同期療法の適応疾患は，拡張型心筋症(DCM：dilated cardiomyopathy)，肥大型心筋症(HCM：hypertrophic cardiomyopathy)，虚血性心筋症(ICM：ischemic cardiomyopathy)などがある。

### 用語アラカルト

*57　左室駆出率
左室収縮機能の指標。左室から拍出する一回の血液量〔左室一回拍出量(SV：stroke volume)〕を左室が最も拡張するときの容積〔左室拡張末期容積(LVEDV：left ventricular end-diastolic volume)〕で割った値のこと。

> LVEF＝(左室拡張末期容積－左室収縮末期容積)÷左室拡張末期容積×100

エコー検査や心臓カテーテルの左室造影などから測定される。

心臓植込み型電気的デバイス(CIEDs)

> **補足**
>
> ●冠静脈
>
> 　冠動脈から心筋へ供給された血液は冠静脈をとおり，右心房にある冠静脈洞へ注がれる。冠静脈は左心房と左心室の間をとおり，心臓の後壁で右心房に合流する(▶図85)。

■心臓再同期療法の方法

　ペースメーカは右心房と右心室にリードを留置するが，CRTではこれに加え，左心室をペーシングするためのリードを冠静脈洞から冠静脈の分枝に留置する(▶図84，85)。左心室の側壁−後側壁に位置する冠静脈の分枝に留置することで，右心室のリードと左心室を挟み込むかたちとなり，もっともCRTの効果が期待できる。CRT-Dでは右心室に留置するリードは除細動リードを使用する。

図84 CRT-Dのリード位置

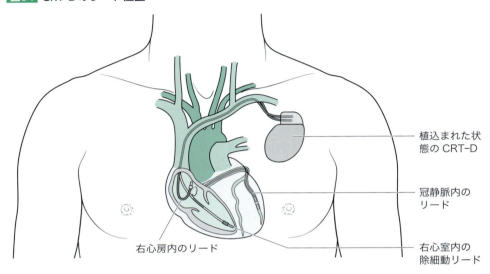

植込まれた状態の CRT-D
冠静脈内のリード
右心房内のリード
右心室内の除細動リード

図85 冠静脈の走行

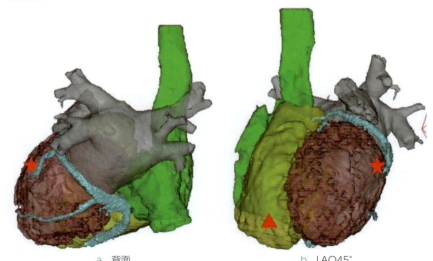

a 背面　　　　　　　　　　　　　　b LAO45°
緑：上・下大静脈と右心房　黄：右心室　灰：左心房　ピンク：左心室　水色：冠静脈
冠静脈の分枝★に左心室リードを留置できると，右心室リードは▲の心内膜側に留置されるため，両リードで左心室を挟み込むかたちとなり，同時にペーシングすることでCRTの効果が期待できる。

### ■CRT-P，CRT-Dの植込み手術（▶図86）

　CRT-P，CRT-D本体の植込み部位となる左前胸部（右前胸部の場合もある）へ局所麻酔を行い，その部位を数センチ切開し，本体を植込むためのポケットを作成する。作成したポケット近くの鎖骨下静脈を穿刺し，鎖骨下静脈 → 上大静脈 → 右心房へリードを挿入し，右心房，右心室，左心室の後側壁に位置する冠静脈の分枝にそれぞれリードを留置する。臨床工学技士は留置されたリードの閾値(いきち)，波高値，リード抵抗値をPSA（pacing system analyzer）を用いて測定し，医師とともに留置位置が適切か判断する。とくに，冠静脈に留置した左心室リードは心臓の外側であり，留置した近くに横隔神経が走行しているとペーシング刺激により横隔神経も刺激され，しゃっくりのような症状が起こる。設定出力（閾値の2倍）で横隔神経刺激が起こるような位置にはリードは留置できないため，位置を変更する必要がある。

　リードが留置されたら本体と接続し，本体をポケットに収納する。CRT-Dでは心室細動を誘発して除細動閾値テストを行うこともある。その後は，閉創して手術は終了する。

　CRT-P，CRT-D本体の各種設定はプログラマーを用いて，臨床工学技士が行っている。

**図86** CRT-P，CRT-Dの植込みの様子

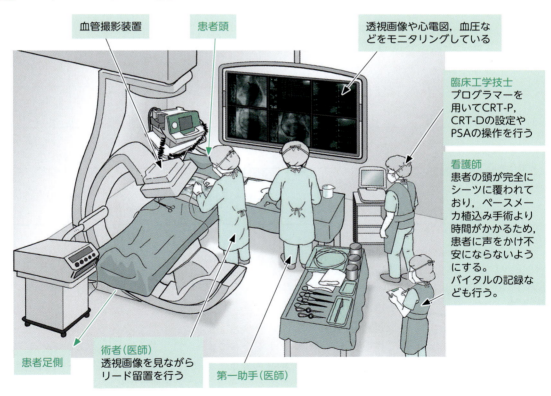

心臓植込み型電気的デバイス（CIEDs）

> 補足
>
> ●房室伝導時間
>
> 自己の房室伝導時間とは洞結節からはじまる電気興奮が心房筋を興奮させ，房室結節，ヒス束を伝わり，心室に伝わるまでの時間のことで，体表心電図のPQ間隔のことである。
>
> ペーシングの房室伝導時間とは，心房をペーシングした後，心室をペーシングするまでの時間のことで，AV delayのことである。
>
> 自己のPQ間隔はペースメーカではAV delayにあたる。
>
> PQ間隔の正常範囲＝120～200 ms

### ■CRTの設定，最適化

#### ①最適なタイミング（▶図87）

心機能が低下した症例では，心機能を維持するための至適房室伝導時間は健常者に比べて短縮していることが多く（100～140 ms），房室伝導時間の延長は僧帽弁逆流により心拍出量の低下，肺動脈楔入圧の上昇など，さらなる心血行動態の悪化をきたす。そのため，至適房室伝導時間（AV delay）の設定は心エコー検査などを用いて設定することがある。

また，心不全症例では心室間の伝導遅延が大きく左心室の興奮が遅れるため，左心室をペーシングした後に右心室をペーシングすることで左右心室を同時に収縮させる。この至適心室間遅延時間（VV delay）の設定も心エコー検査で左右心室の収縮のズレ（dyssynchrony）が最も少なくなるように，また心電図でQRS幅が最も狭くなるように設定される。

最近では，自己房室伝導時間やP波とQRS幅を自動的に定期的に測定し，自己の房室伝導時間が正常であれば右心室に同期して左心室のみをペーシング，自己の房室伝導時間が長ければ測定したP波，QRS幅から至適なAV delayとVV delayを決定してくれる機能を有するデバイスも存在する。

**図87** プログラマーに表示される心内心電図

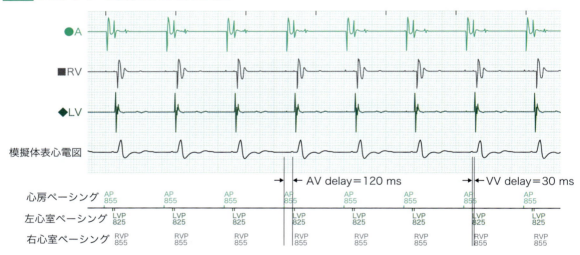

心房ペーシングの後，120 ms（AV delay）後に左心室ペーシングを行い，その30 ms（VV delay）後に右心室をペーシングしている。

> 補足
>
> ●心室間遅延時間（VV delay）
>
> 左脚ブロック型の心室内伝導障害の症例では，左心室をペーシングした後，右心室をペーシングする。この左心室をペーシングした後，右心室をペーシングするまでの時間のことで，通常0～50 msで設定される。

#### ②最適な部位

左心室をペーシングするためのリードは，左心室の心尖部ではなく，側壁-後側壁に位置する冠静脈の分枝に留置する。最近の左心室リードは電極が4極あり（▶図88），プログラマーの設定により使用する電極を選択することができるため，最も左心室を挟める電極を選択する。留置した部位でペーシング閾値が高い，または横隔神経刺激がある場合でも，電極の設定変更のみで横隔神経刺激がなく，ペーシング閾値も良好な部位を選択できる（electrical repositioning）ことが多くなった。また，術中臥位の状態では横隔神経刺激がなくても術後座位の状態で出現することや，急性期にはなかったものが慢性期に出現することもあり，その場合も設定変更のみで対応可能になった。

図88 左心室リード（4極）

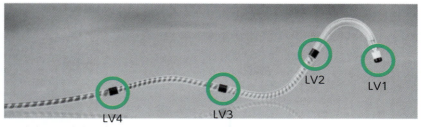

LV1（－）－LV2（＋）のバイポーラやLV3（－）－LV1（＋）のバイポーラ，LV3（－）－本体（＋）のユニポーラなど10～17種類のなかから選択できる。

（Biotronik社より提供）
（許可を得て掲載）

■フォローアップ（▶図89，90）

ペースメーカと同様に，定期的にデバイス外来でCRT-P，CRT-Dのチェックをプログラマーによって行う。不整脈イベントを確認し，電池寿命，心房，右心室，左心室それぞれのリード抵抗値，自己の波高値，ペーシング閾値を測定する。測定値をもとに設定が適切であるか確認し，必要であれば変更する。とくに，左心室のペーシング閾値を測定する際には，設定出力で横隔神経刺激がないことを確認する。

CRTはペースメーカと違いペーシングすることで心室間および心室内同期を得るため，左心室のペーシング率が98％以上であることを確認し，それ以下の場合は98％以上になるように設定を変更することもある。また，心エコーを用いて最適なAV delayやVV delayを設定することもある。

CRT-P，CRT-Dも遠隔モニタリングシステムを利用して管理する。不整脈イベントなどが発生し，設定変更が必要な場合やリードの不具合，電池の早期消耗が発生した場合などは，病院に受診するよう連絡でき，早期に対処できる。

図89 定期外来時のCRT-Dチェックのようす

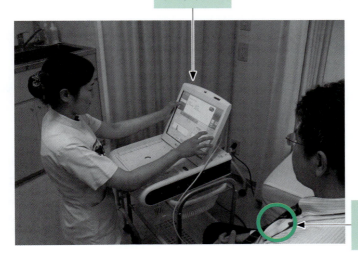

プログラマー

ワンド
（患者の前胸部に植込まれたCRT-D本体の上にのせる）

心臓植込み型電気的デバイス（CIEDs）

**図90** CRT-D手帳とフォローアップ記録

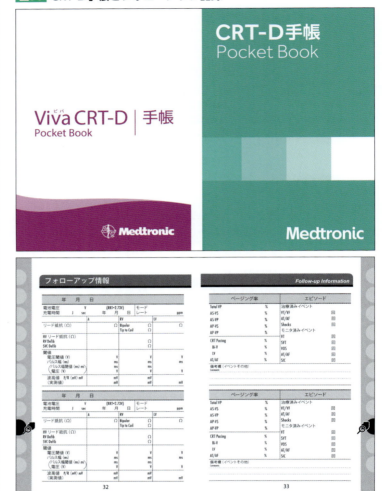

(Medtronic社より提供)(許可を得て掲載)

## ■CRTにおけるおもなトラブルと対処方法

### ①術中，臥位の状態では横隔神経刺激がなく，術後に座位の状態で横隔神経刺激が出現

【症状】
　術後の安静臥床時間が終了し，座位となったときに横隔神経刺激が出現。常にしゃっくりがでているような状態となった。患者はなにが起こったかわからずに汗をかいて我慢していた。担当看護師が発見し，主治医と臨床工学技士に連絡。左心室リードのペーシングにおける左横隔神経刺激であった。

【対処方法】
　左心室リードのペーシング電極をプログラマーで変更してトラブルを回避した。患者には体位変換により横隔神経刺激が起こりうることについて早期に説明しておく必要がある。

## ②左心室リード挿入のためのガイディングシースで冠静脈に解離が出現

### 【対処方法】

　左心室リードの挿入のため，冠静脈にガイディングシースを挿入するが，その際にガイディングシース先端で冠静脈に解離が発生することがまれに起こりうる。この際はまず，心タンポナーデとならないか十分に気をつける必要がある。解離が発生したとしてもヘパリンを使用せずに手術を行っていることから，タンポナーデにまでなることはごくまれである。しばらく時間をおいて，タンポナーデになっていれば心嚢穿刺にて対応する。タンポナーデにならなければ手技を続行する。解離が冠静脈の遠位部のみで，近位部に良好な枝があればそちらに左心室リードを留置する。解離が近位部からあり，左心室リードの挿入が困難な場合はそこで手技を終了し，1〜2週間後に再植込みを試みれば，解離は自然に修復されていることがほとんどである。

## ③手術中の急激なペーシング閾値上昇

### 【症状】

　慢性腎不全患者のCRT植込み術中に，リード位置にまったく変化がないにもかかわらず，ペーシング不全が出現した。ペーシング閾値が上昇し，最大刺激でも反応がなかった。リードの留置位置を変更させてもまったくペーシング不可能であった。採血にて血清カリウム値の上昇（7.7 mEg/L）を認め，高カリウム血症をきたしていた。

### 【対処方法】

　緊急透析を施行し，血清カリウム値を改善（4.4 mEg/L）することにより，ペーシング可能となった。

---

### ▼ One Point Advice

● ペーシング閾値上昇の原因
① ペーシングシステムの異常
・リードの断線，離脱
・ルーズピン（デバイスとリードの接続不良）
② 患者の状態の異常
・高カリウム血症などの電解質異常
・心筋梗塞や心筋症などによる心筋障害
・抗不整脈薬の点滴，内服

---

### ● 文献

1) 延吉正晴，木村　剛 監，安藤献児 編: 両室ペースメーカー植え込み手技のTips & Tricks 第2版，三輪書店，2010.
2) 奥山裕司 編: 難治性不整脈診療　エキスパートのアプローチ，p.294-319, 中外医学社，2016.
3) 石川利之，中島　博 編: 心臓デバイス植込み手技，p.37, 南江堂，2011.
4) 池田隆徳，山根禎一 編: 1冊でわかる不整脈のカテーテル・デバイス治療－手技の基本から最新治療まで，p.245-274, 南江堂，2010.
5) 不整脈治療関連認定委員会 編: 不整脈治療関連指定講習会・応用編テキスト，p.12-23, 日本臨床工学技士会，2013.
6) CRT-Dのしおり，セント・ジュード・メディカル株式会社.
7) 心不全と心臓再同期療法について，日本メドトロニック株式会社.

## まとめのチェック

### ■CRT-P/CRT-D（心臓再同期療法）

☐☐ 1 心臓再同期療法はどのような状態の心臓を治療するものか述べよ。また，どのように治療するのかについても述べよ。

▶▶ 1 左右心室間および左心室内の中隔と側壁が同時に収縮しない同期不全の状態の心不全を治療するもので，心室壁の収縮のズレ（dyssynchrony）の原因となっている遅れて収縮する心室壁（多くは側壁，後側壁）を早期にペーシングすることにより心収縮全体のタイミングを改善し，心臓のポンプ機能を取り戻す心不全治療の1つである。

☐☐ 2 通常，心臓再同期療法ではリードを心臓のどこに留置するか述べよ。

▶▶ 2 右心房，右心室，冠静脈分枝（側壁枝，後側壁枝）

☐☐ 3 CRT-PとCRT-Dの適応について述べよ。

▶▶ 3 薬物抵抗性のNYHAクラスⅢ，Ⅳ度でQRS幅が120 ms以上，かつ左室駆出率（LVEF：LV ejection fraction）が35 ％未満の心不全症例がCRTの適応とされている。CRT-Dの適応はこれに加え，植込み型除細動器（ICD：implantable cardioverter defibrillator）の適応を満たすものである。

☐☐ 4 CRT-PとCRT-Dの遠隔モニタリングシステムを利用して早期に対処できることについて述べよ。

▶▶ 4 不整脈イベント，リードの不具合，電池の早期消耗など。

# 03 カテーテル心筋アブレーション治療

内藤滋人・中嶋　勉・永島道雄・伊藤朋晃・白山武司・小倉敬士

内藤滋人・中嶋　勉

## アブレーションシステム

心臓カテーテルアブレーションを行う際に必要な装置は,

- ・心臓血管撮影装置(シネアンギオ装置)
- ・高周波発生装置(アブレーション装置)
- ・心電図・心内電位記録解析装置(Labシステム)
- ・心臓電気刺激装置(カーディアックスティムレータ)
- ・各種電極カテーテル
- ・3次元マッピング装置
- ・除細動器および救急蘇生に必要な用具
- ・輸液・シリンジポンプ

などが必要となる。

本項では心電図・心内電位記録装置(Labシステム),心臓電気刺激装置(スティムレータ),高周波発生装置(アブレーション装置)について解説する。

### 心電図・心内電位記録解析装置(Labシステム)

#### ■Labシステム

心臓カテーテルアブレーションとは,不整脈の原因となる回路や起源(発生箇所)に熱エネルギーを与え不整脈を治療する方法のことである。不整脈の原因をつきとめるためには心臓の電気の流れを詳細に調べる必要がある。心臓の電気の流れは**体表心電図**と**心内電位**を用いて解析する。

Labシステムは体表心電図に加え,心腔内に配置された電極が複数個付いている電極カテーテル(▶図1)から得られる電位を増幅して記録・解析する装置である。記録できるチャンネル数は体表心電図も合わせて100チャンネル程度である。システムの構成は,

- ①ジャンクションボックス(ピンボックス)
- ②アンプ(増幅器)
- ③ワークステーション(PC)
- ④ディスプレイ

からなる(▶図2)。基本構成に加えて,**安定化電源**や**無停電電源装置**などにも使用されることがある。

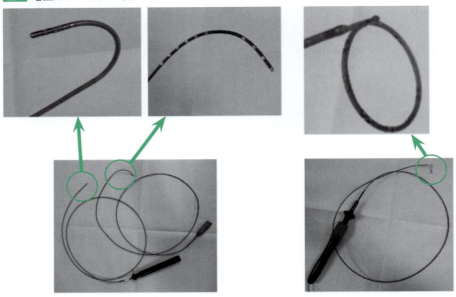

図1 電極カテーテルの例

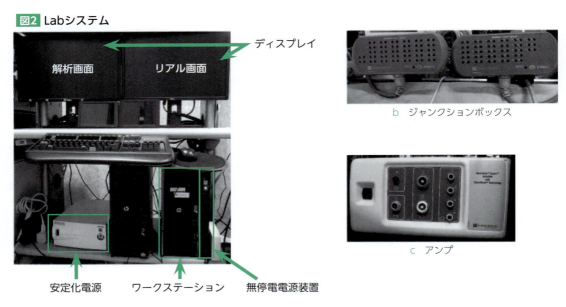

図2 Labシステム

a Labシステムの構成
b ジャンクションボックス
c アンプ

　　電源電圧が不安定であると，装置の動作が不安定になったり，ノイズ発生の原因になるため安定化電源を使用する。
　　ワークステーションはPCであり，瞬停（ごく短い停電）にも弱いので，無停電電源装置を備えるとよい。

### ①ジャンクションボックス

　　心腔内に挿入されたカテーテルからアンプに電位を入力するためのピンボックス。機種により異なるが，ピンは30～120本程度接続することが可能である。
　　電極カテーテルには1本に4～20極程度の電極が付いている。疾患によって使用するカテーテルの種類や本数は異なる。

②アンプ

　体表心電図および，ジャンクションボックスから入力された電位にフィルタをかけて増幅する装置である．**A/D変換**して記録を行い，変換時のサンプリング周波数は1～4 kHz，ダイナミックレンジ(解像度)は12～32 bitである．
　フィルタや倍率の設定はワークステーションで行う．

③ワークステーション

　通常のコンピュータ(PC)が用いられており，Windows(OS)をプラットホームとして専用の解析ソフトがプログラミングされている．操作にはキーボードとマウスを用いる．アンプの設定，電位の記録・保存，ディスプレイ表示の構成を行う．100チャンネルをこえる多チャンネルの記録を保存するため，大きなRAM(random access memory)容量が搭載されている．

④ディスプレイ

　ディスプレイは通常，2画面を使用する．1画面はリアルタイムの電位を表示し，もう1画面は記録した電位を解析する際に用いる．アンプの設定画面(▶図3)と症例の解析画面(▶図4)を示す．

　体表心電図を記録する場合には25 mm/secであるが，心内心電図を解析する際は分解能をあげる必要がある．掃引速度は最大500 mm/secまで設定することができる．通常は100～200 mm/secに設定する．

**図3** Labの設定画面

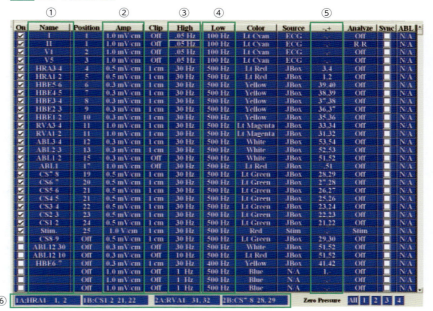

①画面に表示させる誘導
②倍率
③high pass filter (low cut filter)
④low pass filter (high cut filter)
⑤ジャンクションボックスの番号．ピンを刺す場所．
⑥スティムポート．スティムレータからの刺激を入力する場所．
【例】[1B:CS1-2]であればCSカテーテル1-2からペーシングを行う．

**図4** Labの画面

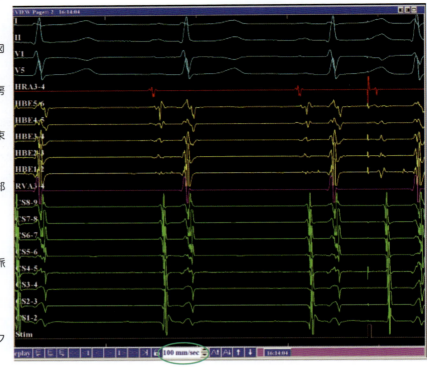

ABLでは数msec〜数十msecの単位で興奮の速さを計測するので時間軸を拡大している。

### ■心電図と心内電位

　体表心電図と心内電位を，肉眼と望遠鏡の観察に例えてみよう。夜空を見上げると肉眼の観察では月やたくさんの星が目に入ってくる。そして，望遠鏡を用いて観察することができるのは肉眼で見えたものの一部であるが，肉眼では見えない詳細な情報を得ることができる（【例】月であれば肉眼では観察できないクレーターがはっきりと観察できる）。

　体表心電図は心臓全体の電気の流れをみているが，心内電位は心腔内に配置された小さな電極から得られる電位情報をみている。すなわち，電極が触れているごく小さなエリアの電位を観察していることになる。小さなエリアであるため電気現象は一瞬であり，触れている心筋量も少ないので得られる電位も小さい。

　望遠鏡はレンズで倍率を変えて小さなものを大きくして観察する。同様に，心内電位も電位情報を増幅してみている。そのため，体表心電図よりも高倍率で増幅し，掃引速度を速くすることで分解能を上げ，一瞬にして消える小さな電位をみやすくしているのである。

### ■心内電位とフィルタ

　心内電位を記録する際，**筋電位やT波，交流雑音**など解析に必要ない電位も記録される。それらを排除し，必要な電位を得るためにフィルタを使用する。フィルタは体表心電図とは異なる。**体表心電図は0.05〜100 Hz，心内電位は双極誘導（バイポーラ）で30〜500 Hz（300 Hz以上）に単極誘導（ユニポーラ）**

**図5** フィルタと電位の見え方

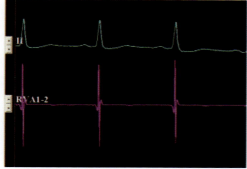

a　RVAバンドパスフィルタ：30〜500 Hz（適切）

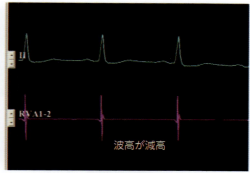

b　RVAバンドパスフィルタ：100〜500 Hz

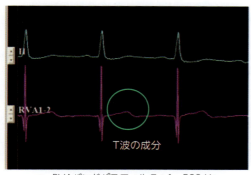

c　RVAバンドパスフィルタ：1〜500 Hz

で0.05〜100 Hzに設定する。フィルタの違いで電位の見え方が異なる（▶図5）。
　バンドパスフィルタの範囲を100〜500 Hzと狭くすると30〜500 HzのときよりもRVA（right ventricular apex：右室心尖部）の波高（心室の興奮波）は小さくなる。RVAの成分には100 Hz以下の信号が含まれているが，cut（除去）されたので小さな波高となって現れている。反対に，範囲を1〜500 Hzに広げると波高値は変わらないが，鋭い波形の後ろに小さな山（T波の成分）がみられるようになる。
　**フィルタの設定を誤ると必要とする電位がみられなくなったり，必要のない電位がみえてしまうことがある。**

■ ユニポーラとバイポーラ

　体表心電図に単極誘導と双極誘導があるように，心内電位にも単極誘導（ユニポーラ）と双極誘導（バイポーラ）がある。
　**単極誘導記録法**は，心筋の上に1個の電極を置き，心臓の電気現象が生じない部位（下大静脈など）に置いた電極を**不関電極**として用いて電位を記録する。不関電極は体表面心電図のWilson電極（ウィルソン）を使用することも可能である。focal（フォーカル）パターンの不整脈起源同定に有効である。
　**双極誘導記録法**は，2個の電極間の電位差を記録する。電極間を通過する速度が速ければ記録される電位の幅は狭く，通過する速度が遅ければ電位の幅は広くなる。また，電極間隔も影響しており，電極の間隔が長ければ2極間に挟まれる心筋量は多くなるため広範囲の電位を記録できるが，分解能は低くなる。反対に距離が短いと分解能は上がるが，全体の興奮の流れがつかみにくくなる

ため，多点での記録が必要となる。▶図6に冠状静脈に配置したカテーテルの電位を示す。

### 図6 冠状静脈に配置したカテーテルの電位

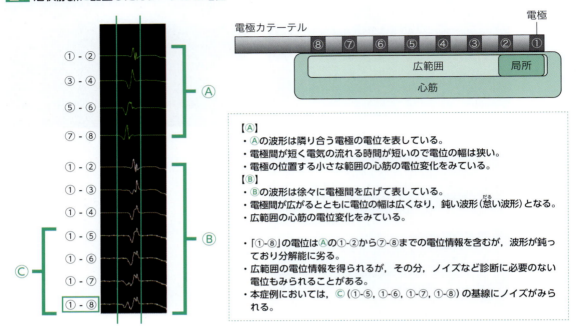

- 【Ⓐ】
- ・Ⓐの波形は隣り合う電極の電位を表している。
- ・電極間が短く電気の流れる時間が短いので電位の幅は狭い。
- ・電極の位置する小さな範囲の心筋の電位変化をみている。
- 【Ⓑ】
- ・Ⓑの波形は徐々に電極間を広げて表している。
- ・電極間が広がるとともに電位の幅は広くなり，鈍い波形（怠い波形）となる。
- ・広範囲の心筋の電位変化をみている。

- ・「①-⑧」の電位はⒶの①-②から⑦-⑧までの電位情報を含むが，波形が鈍っており分解能に劣る。
- ・広範囲の電位情報を得られるが，その分，ノイズなど診断に必要のない電位もみられることがある。
- ・本症例においては，Ⓒ（①-⑤，①-⑥，①-⑦，①-⑧）の基線にノイズがみられる。

### 補足

#### ●怠い波形（dull）

臨床の現場では幅が広く鈍った波形を「怠い波形」という。反対に鋭い波形は「スパイキーな波形」という。

### ■ノイズ対策

「計測はノイズとの戦いである」と言っても過言ではないくらい，アブレーションにおける電位記録についてもノイズ対策は非常に重要である。アブレーションを行う環境は，血管撮影装置，高周波発生装置，3次元マッピング装置をはじめとしてたくさんの医療機器が使用されている。それらの機器は，ノイズの発生源となりうることを念頭に置く必要がある。

電界と磁界はノイズの原因となるが，電界はシールドにより防ぐことができるが，磁界のシールドは困難である。

ノイズ対策として，

①電源は3Pのものを使用する
②等電位接地で接地電位の電位差をなくす
③シールド（遮蔽）する
④ケーブル類はループを作らない

などがある。

ノイズ対策は施設ごとに環境を考慮し，ノイズの原因を探し，対策を立てることが大切である。

Labシステムのフィルタで低減できるノイズにハムノイズがある。ハムノイ

ズは**ノッチフィルタ**によって効果的に除去できる。しかし，ノッチフィルタを使用することで50 Hz（60 Hz）帯の電圧成分が失われる。また，リンギング現象という波形を乱す現象が生じることがあるので，注意が必要である。

### 心臓電気刺激装置（カーディアックスティムレータ）

スティムレータは，心腔内に配置されている電極カテーテルに電気を送る装置であり，「さまざまなパターンで刺激することができるペースメーカ」と言い換えることができる。刺激に対する反応をみて，

- 心筋や房室結節の不応期の計測
- 頻拍の誘発や停止（再現性）
- リエントリー回路の証明
- アブレーション後のブロックラインの確認
- エンドポイントの決定

に役立てる。

刺激パターンは，連続刺激，プログラム刺激，期外刺激がよく用いられる。

#### ■刺激装置の構成

刺激装置本体と刺激を出力するボックスからなる（▶図7）。

**図7** カーディアックスティムレータの構成

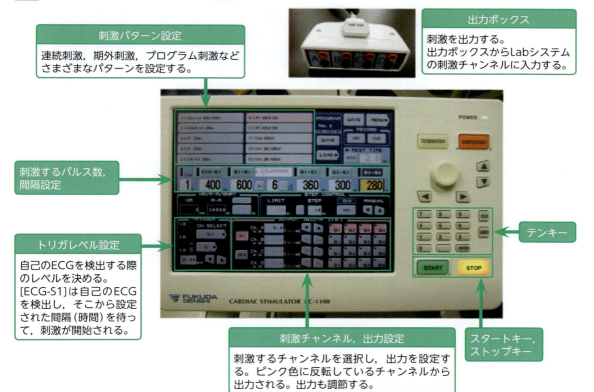

■心臓刺激の実際
①センシングの確認 ：ペーシングするチャンネルの心内波高を確認し，トリガレベルを設定する。ペースメーカの設定でいうところのsensitivityの設定である。
②刺激閾値の測定 ：自己レートより速いレートで刺激し，刺激出力を徐々に下げ，刺激閾値を測定する。
③刺激パターンを選択：ペーシングのパターンを選択する。よく使用されるのは連続刺激，プログラム刺激，期外刺激である。
④刺激数・間隔設定 ：刺激するパルスの数，刺激の間隔を設定する。
⑤出力設定：出力は刺激閾値の2倍程度に設定する。高出力であれば捕捉するが，広範囲の心筋を捕捉してしまうことで，正しい診断ができなくなるおそれがある。
⑥スタートボタンを押して刺激を開始する。

プログラム刺激の例を▶図8に示す。

> **補足**
>
> 例外として高い出力が必要なときがある。パラヒシアンペーシングやガングリオンペーシングなどである。また，心筋症や陳旧性心筋梗塞後といった器質的心疾患をもった症例では，高い出力が必要となることがある。詳しくは専門書を参照されたい。

**図8** プログラム刺激

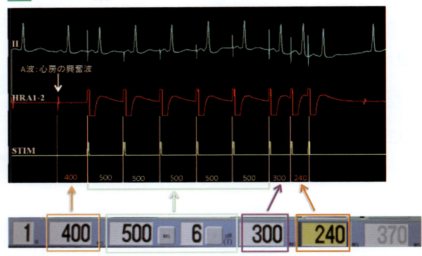

心房の興奮波をトリガして400 msec後に500 msecの刺激を6発行ったのちに300 msec，240 msecの刺激が行われている。

■単位に注意
　心臓刺激装置は刺激間隔（ms）と心拍数（ppm），刺激数（N）と刺激の持続時間（S）の切り替えができる（▶図9）。どちらを使うのかは施設によって異なるが，単位を誤らないように注意する。

**図9** 単位切り替え

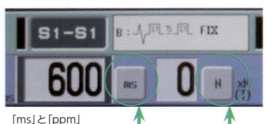

「ms」と「ppm」の切り替えができる　　「N」と「S」の切り替えができる

もし，100 ppmでペーシングすべきところを誤って100 msecでペーシングしてしまったらどうだろうか。とても危険であることがわかる。

> **補足**
>
> ● HR（心拍数）と時間（間隔）の変換
> 不整脈分野では心拍数と時間（間隔）の変換が素早くできると非常に便利である。
> 覚え方は簡単!!
>
> 1 min = 60 sec = 60,000 msec
> HR = 60,000/間隔

### 高周波発生装置

アブレーションとは，**物理化学的なエネルギーを用いて，病的組織を変性させて機能を失わせる治療法である**。エネルギー源として，高周波，マイクロ波，冷凍凝固，レーザ，超音波などがあるが，わが国で用いられているものは**高周波，冷凍凝固**である。冷凍凝固の適応は発作性心房細動と房室結節回帰性頻拍に限られており，高周波はすべての不整脈治療に用いることができる。本項では高周波カテーテルアブレーションについて解説する。

#### ■アブレータの構成

装置の構成は高周波発生装置，対極板，アブレーションカテーテルである。心腔内に留置したアブレーションカテーテルの先端より高周波を流し，対極板で回収する。**周波数は500 kHz前後の高周波が用いられている**。機種によるが**最大出力は50 ～100 Wの装置がある**。

#### ■アブレーションカテーテル

アブレーションカテーテルは，電位を記録する電極カテーテルの機能に加え，先端電極から高周波電流を出力する重要な機能を有する。電極の大きさは4～10 mm（▶図10）と電位を記録する電極よりも大きい。電極の先端には温度センサが組み込まれており，通電中の温度をモニタリングする。温度センサには**サーミスタやサーモカプラ**が使用される。

> **補足**
>
> ● なぜ低周波ではだめなの？
> 低周波を用いると心筋が脱分極（興奮）する危険性があるため使用しない。

> **補足**
>
> 電位を記録することを目的とする電極の大きさは1～2 mmである。

図10 アブレーションカテーテルの先端

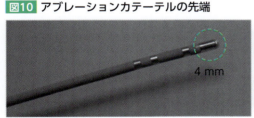
a  4 mm

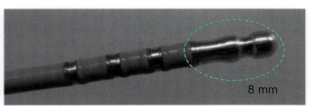
b  8 mm

#### ■出力のコントロール方法

パワーコントロールと温度コントロールがある。

① **パワーコントロール**：操作者が直接出力を調節する。
② **温度コントロール**　：目標温度を決めておくと設定した出力の範囲で目標温度を目指して自動的に出力を上げ，目標温度に達すると温度を維持するように出力を自動調整する。

■加熱の原理

心筋細胞の中には荷電粒子が存在する。高周波を流すと荷電粒子の極性が交互に入れ替わる。アブレーションカテーテルの先端に近接している心筋は，カテーテル先から出力される高周波電流によって，陽性，陰性が頻繁に入れ替わる。それによって，細胞内の荷電粒子が撹拌されて**摩擦熱**を発生する（▶図11）。

つまり，電極自体が発熱するのではなく，電極に接触している心筋に通電することで心筋自体が発熱するのである。

> **補足**
>
> ●高周波通電における熱作用
>
> 熱の発生量を$Q$，組織の抵抗を$R$，電流を$I$，時間を$t$とする。
> 「熱量＝電力×時間」であるから
>
> $Q = R \cdot I^2 \cdot t$
>
> となる。
> 電流は組織の局所に流れるので電流を電流密度$J$とすると
>
> $Q = R \cdot J^2 \cdot t$
>
> 熱量は電極から組織までの距離（$d$）の2乗に反比例して減衰するので
>
> $Q = R \cdot J^2 \cdot \dfrac{t}{d^2}$
>
> となる。熱量は抵抗（$R$）に比例するので高周波通電によって生じる熱を抵抗熱という。

**図11 加熱の原理**

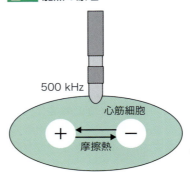

高い頻度で電荷の陽性，陰性が入れ替わることによって摩擦熱が発生する。

■熱の広がり方とクーリング効果

高周波による加熱過程は2段階ある。第1段階は，**抵抗加熱（熱抵抗）**でアブレーションカテーテルの先端電極が直接接触した組織で起こり，通電開始から数秒で最大値を迎える。第2段階は伝導加熱であり，電極周囲の組織に熱が伝わる。熱作用を考えるとき，加熱過程に加えて，心腔内の血流や組織内の血管によるクーリング効果も考慮する必要がある。

すなわち，「**抵抗加熱 ＋ 伝導加熱 － クーリング効果 ＝ 高周波アブレーションにおける熱作用**」となる（▶図12）。

**図12 カテーテル先端の温度と組織の加熱**

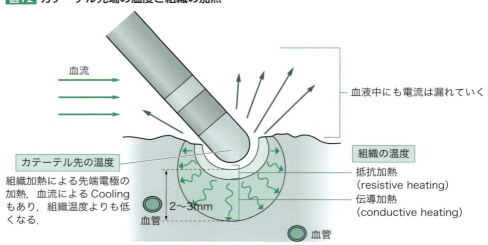

(Wilber, DJ, et al.: Radiofrequency Catheter Ablation of Cardiac Arrhythmias, Futura Publishing, 1-4051-3117-9, 2000. より引用改変)

### ■組織に対する熱作用

高周波カテーテルアブレーションはカテーテル先端から高周波を出力し，対極板で回収する方式であり，モノポーラの電気メスに類似している。高周波アブレーションは高周波心筋焼灼術ともいわれることから，心筋が黒焦げになるまで通電，焼灼すると思われるが，実際はそこまで通電することはない。**アブレーションでは組織温を50～70℃程度に加熱する程度にとどまる**。通電時間は30～90秒程度である。

組織の熱に対する反応は，**機能を喪失するのが43℃以上**とされているが，**48℃程度であれば可逆的**であり一過性に障害を与える。しかし，熱が冷めると再び機能を取り戻すことがある。そうなると不整脈が再発してしまう。**不可逆性の変化は50℃以上で生じる**。アブレーションを完成させるには組織温を50℃以上にする必要がある。**アブレーションされる組織の大きさは半径約2～3 mmである**（▶図12）。

### ■アブレータのモニタリング

アブレータのモニタリングでは出力のほか，温度，インピーダンス（抵抗），通電時間をモニタリングしている（▶図13）。これらをモニタリングすることで焼灼効果の目安としたり，危険な状態での通電をしないようにすることができる。

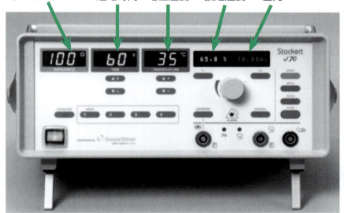

**図13** 高周波発生装置

温度コントロールモードの場合

> **補足**
>
> 抵抗値は何の指標になるか。例をあげる。
> - **抵抗値が高い**：アブレーションカテーテルの先端が組織にはまり込んでいる。
>   アブレーションカテーテルの先端に血栓が付着している。
> - **通電中に抵抗値が下がる**：組織が焼けている（焼灼効果がある）。電極が心筋に触れてない。

### ■カテーテル先端温度と組織温は異なる

アブレータに表示される温度はアブレーションカテーテルの先端電極の温度である。温度センサはサーミスタもしくはサーモカプラ（熱電対）が用いられている。**温度はカテーテル先端の温度であり，加熱されている組織温ではない**（▶図12参照）。通常，組織温はカテーテル先端温度よりも高くなる。なぜならば，カテーテル先端温度は組織温が上昇していても血流によってクーリング

されるからである．また，カテーテル先端に組み込まれている温度計の位置によっても測定温度が異なってくる．

■アブレーション中の電位の変化

通電を開始し，有効な通電である場合，アブレーションカテーテルの先端電位が減高する．通電効果の指標には温度，通電時間，インピーダンス低下などあるが，電位の減高は焼灼効果の大切な指標である（▶図14）．

**図14 焼灼による波高の減高**

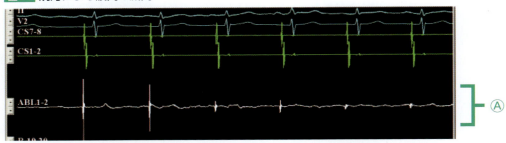

Ⓐの電位は，アブレーションカテーテル先端の電極からの電位．1心拍ごとに波高が小さくなっており，高い焼灼効果が得られていることがわかる．

■アブレーションの合併症

高周波電流によるアブレーションの合併症として，**血栓形成・炭化**と**ポップ現象**がある（▶図15）．

カテーテル先端温度が70℃以上になると血栓が形成される．この血栓が血流と共に脳に到達すると脳梗塞を引き起こす．ポップ現象は組織温が100℃以上になったとき組織内の水分が沸騰して水蒸気（スチームポップ）となり，組織を大きく破壊する．場合によっては心破裂し，心タンポナーデを引き起こすこともある．

**図15 合併症の模式図**

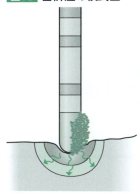

a 血栓（thrombus / clot）
血漿タンパク質の変性・凝固

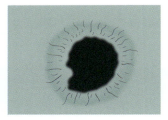

b 炭化（charring）
組織の電極接触面における心内膜の破壊．組織表面温度が80℃に達すると形成される．

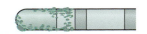

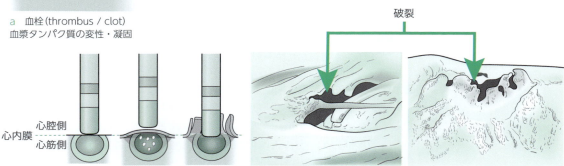

c ポップ現象
心内膜面より心筋内が急速に加熱され，心筋内部に発生した気泡が急激に膨張して破裂したときにみられる現象．

> **補足**
>
> ノンイリゲーションカテーテルに比べてイリゲーションカテーテル先端温度は低く通電中でも体温（血液温）より低い。通電を停止する温度リミッターは42℃程度に設定される。

### ■イリゲーションカテーテル（▶図16）

従来のアブレーションカテーテル（ノンイリゲーションカテーテル）の問題点に血栓形成や血流の少ない部位での出力制限がある。この問題を解決するカテーテルがイリゲーションカテーテルである。

イリゲーションカテーテルは，カテーテル先端からヘパリン加生理食塩水を放出しながら焼灼するオープンイリゲーションカテーテルと，閉鎖回路として生理食塩水をカテーテル内に還流させるクローズドイリゲーションカテーテルがある。ここではオープンイリゲーションカテーテルについて解説する。

オープンイリゲーションカテーテルは，アブレーションカテーテルの通電電極からヘパリン加生理食塩水を放出しながら通電することができる。これにより，**血栓形成のリスクを低減させる**。また，血流が不足しクーリング効果が得られず，出力不足となる状況であっても生理食塩水で冷却することにより過不足なく出力可能となり，高い焼灼効果を得られる。しかし，**冷却効果が高いため，出力を出しすぎるとポップ現象の発生率が高まる**ので注意が必要である。

冷却する生理食塩水の量は使用するアブレーション装置や通電出力によって変わるが，8〜30 mL/minである。通電回数が増えるとボリュームによる心負荷となり，心不全を助長させる報告もある。低心機能症例では注意が必要である。

### ■コンタクトフォース（CF：contact force，▶図17）

コンタクトフォースはアブレーションカテーテルの先端に組み込まれた圧力センサを用いて，組織に接触している圧力（コンタクトフォース：CF）をモニタリングする。

アブレーションにおいてカテーテル先端と組織の接触不良があると，組織に十分な高周波エネルギーが伝わらず焼灼効果が得られない。またカテーテルが強い圧力で組織に接触すると血栓形成やポップの発生，機械的な組織損傷が生じる可能性がある。

コンタクトフォースは**接触不良なく過度の力が組織にかからないようにカテーテルを操作するためよい指標**となる。**適切な接触圧力は15〜20（30）g**といわれている。

コンタクトフォース機能はイリゲーションカテーテルの一部の製品に組み込まれており，イリゲーションとコンタクトフォース機能を使うことによって焼灼効果，安全性の高いアブレーションが可能になった。

図16 イリゲーションカテーテル

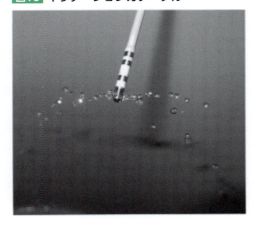

図17 コンタクトフォース機能付きイリゲーションカテーテルの先端構造

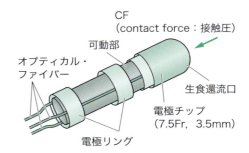

## クライオアブレーション

カテーテルによるアブレーションは，高周波電流（RF：radio frequency）を用いたものが主流であったが，近年，カテーテルによる冷凍凝固を使用しクライオアブレーションも用いられるようになった。

クライオアブレーションは，バルーンを用いるクライオバルーンとカテーテル先端を冷却するクライオカテーテルに分かれる（▶図18）。クライオバルーン，クライオカテーテルともに，コンソールは同じものを使用する。

### 図18 クライオバルーン，クライオコンソール，クライオカテーテル

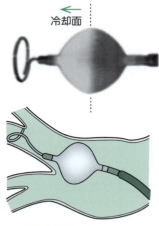

a　クライオバルーン
全面の1/2が冷却される。

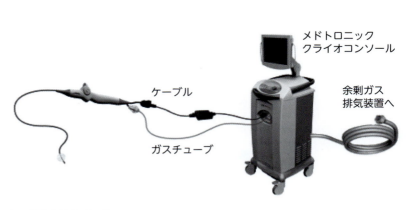

b　クライオコンソール
（Arctic Front Advence ZAF28X：メドトロニック）（許可を得て掲載）

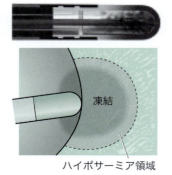

c　クライオカテーテル
先端電極が冷却される。

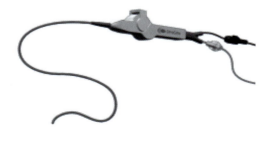

（Freezor MAX 239F5：メドトロニック）（許可を得て掲載）

冷却の原理は，冷凍手術装置の**常温高圧型**と同じく**ジュール・トムソン効果**（Joule-Thomson effect）を利用している。気体は**亜酸化窒素**（$N_2O$）を用いている。**冷却温度はバルーンで－40〜－60 ℃，カテーテルで－80 ℃である**。亜酸化窒素を使用するため，麻酔器と同様に余剰ガスを排気する設備が必要となる。

クライオアブレーションは，細胞内外を凍結させることで組織を壊死させ不整脈を治療する。凍結した組織の周囲には**ハイポサーミア**の領域ができる。ハイポサーミアは32〜0 ℃で生じ，脱分極速度の低下，活動電位の振幅低下，活動電位時間延長，再分極時間延長，電動速度の低下がみられる。ハイポサーミア領域では組織の変性は可逆的である。

クライオアブレーションと高周波カテーテルアブレーションの焼灼層の比較を▶図19に示す。クライオアブレーションは焼灼表層部の血栓が少なく，瘢痕部(はんこんぶ)と正常組織の境界が明瞭である。

**図19　クライオアブレーションと高周波カテーテルアブレーションの焼灼巣**

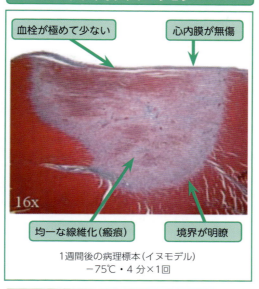

クライオアブレーション
- 血栓が極めて少ない
- 心内膜が無傷
- 均一な線維化（瘢痕）
- 境界が明瞭

1週間後の病理標本（イヌモデル）
−75℃・4分×1回

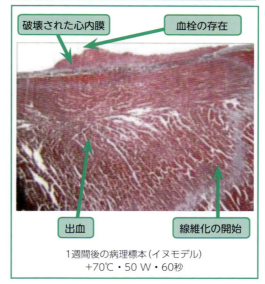

高周波カテーテルアブレーション
- 破壊された心内膜
- 血栓の存在
- 出血
- 線維化の開始

1週間後の病理標本（イヌモデル）
＋70℃・50 W・60秒

（メドトロニック）
（許可を得て掲載）

クライオバルーンは，発作性心房細動のアブレーション治療である肺静脈隔離術に使用される。

また，クライオカテーテルはクライオバルーンで隔離できなかった部位に対して追加のアブレーション，房室結節リエントリー頻拍のアブレーションに用いる。

### ホットバルーンアブレーション

ホットバルーンは日本で開発された装置である。開発者の名称をとりSATAKEバルーンともよばれる。装置の構成を▶図20に示す。

図20 ホットバルーンアブレーションシステム

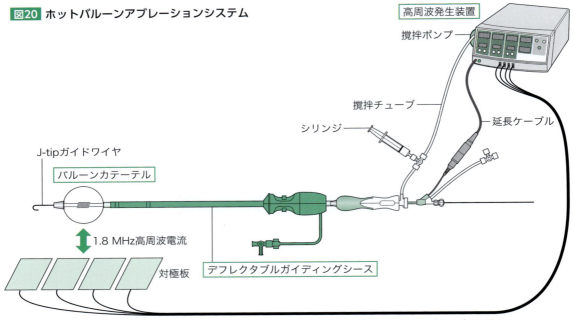

(SHB-SAT-C：東レメディカル)

ホットバルーンはバルーン内に満たされている液体を加温し，バルーンに接触している組織を焼灼する。造影剤で満たされたバルーン内部にある電極から高周波電流を流し，バルーン内部の液体（造影剤）を加熱する。そして，バルーン表面からの熱伝導で心筋組織を加熱する。**高周波発生装置の出力は最大150 W，周波数は1.8 MHzである**。出力が高いため電流を回収する対極板は4枚を背部に貼付する。バルーンの温度センサはバルーン内部にある。そのため，血流による冷却効果を受けにくく深部組織が過度に加熱されることがないので，スチームポップのリスクが少ない。バルーン表面の熱伝導については▶図21に示す。

図21 ホットバルーンの熱作用

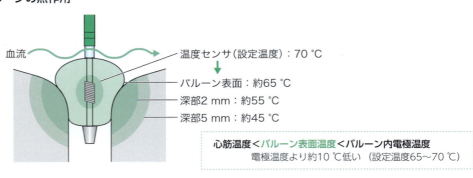

クライオバルーンではバルーンの大きさは決まっているが，ホットバルーンはバルーンを満たす溶液量を変化させることでバルーンの大きさを26 mm（溶液量10 mL）〜33 mm（溶液量20 mL）の範囲で変えることができる（▶図22）。また，軟かい素材でできているため，形状も自在に変形できる。
　ホットバルーンは，発作性心房細動の治療である肺静脈隔離術に使用される。

**図22 大きさ，形状を変えられるバルーン**

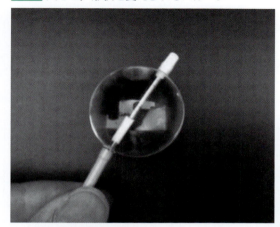
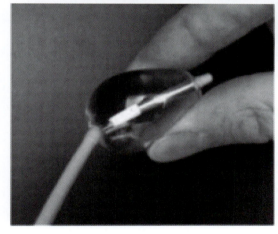
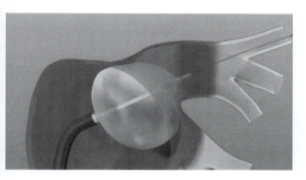

(SHB-SAT-C：東レメディカル)（許可を得て掲載）

● 文献
1) 土谷　健 ほか著：不整脈プロフェッショナル　イオンチャネルからアブレーション治療まで，南江堂，2010．
2) 小林義典 ほか著：心内局所電位　アブレーションに役立つ特殊電位観察法，南江堂，2014．
3) 高橋　淳 編：格段にうまくいく　カテーテルアブレーションの基本とコツ，羊土社，2015．
4) カテーテルアブレーションの適応と手技に関するガイドライン，2012．

## まとめのチェック

□□ **1** 心内電位を記録する際のフィルタ設定について述べよ。

▶▶ **1** 双極誘導（バイポーラ）では30～500 Hz（300 Hz以上）のバンドパスフィルタを用いる。単極誘導（モノポーラ）では0.05～100 Hzのバンドパスフィルタを用いる。

□□ **2** カーディアックスティムレータの役割について述べよ。

▶▶ **2** 刺激に対する刺激伝導系や心筋の反応をみて「心筋や房室結節の不応期の計測」「頻拍の誘発や停止（再現性）」「リエントリー回路の証明」「アブレーション後のブロックラインの確認」「エンドポイントの確認」などに役立てる。

□□ **3** 1心拍の周期長が400 msec（0.4秒）のとき，心拍数はいくらか述べよ。

▶▶ **3** 1分＝60秒＝60,000 msec
心拍数＝60,000÷周期長（間隔）
心拍数＝60,000÷400＝150 回/分

□□ **4** 高周波カテーテルアブレーションの熱作用について述べよ。

▶▶ **4** 「熱作用＝抵抗加熱＋伝導加熱－クーリング効果」となる。組織の不可逆的変性をもたらすには組織温を50℃以上に加熱する。43 ℃以上になると機能を喪失するが，可逆的であり再び機能を取り戻すことがある。そうなると不整脈が再発する。焼灼巣の大きさは半径約2～3 mm程度である。

□□ **5** カテーテルアブレーションに用いる高周波発生装置の周波数はいくらか。また最大出力はいくらか述べよ。

▶▶ **5** 周波数は500 kHz前後。最大出力は50～100 W。補足：ホットバルーンの高周波発生装置の周波数は1.8 MHz，最大出力は150 Wである。

□□ **6** クライオアブレーションの冷却の原理，冷却温度，効果について述べよ。

▶▶ **6** 原理はジュールトムソン効果（Joule-Thomson effect）を利用している。冷却温度はクライオバルーンが－60～－40 ℃，クライオカテーテルが－80 ℃。効果は細胞内外を凍結させ組織を壊死させる。凍結させた組織の周囲にはハイポサーミアの領域ができる。凍結させた組織は不可逆的変性。ハイポサーミア領域の組織は可逆的変性である。

永島道雄・伊藤朋晃

## 各疾患に対する検査と治療

不整脈とは、正常調律（▶図23）ではない心電図を包括した総称であり、無症状のものから、その不整脈が生じるだけでQOL（quality of life：生活の質）が低下し心不全を合併するようなものから、死に至る致死的不整脈まで臨床像は多彩でその種類も多い。徐脈性不整脈に対するペースメーカ治療は「2 心臓植込み型電気的デバイス（CIEDs）」（204ページ）を参考にし、本項では、カテーテルアブレーションの適応となる頻脈性不整脈（以下、頻脈）（▶図24）について学ぶ。

### 図23 刺激伝導系からみた正常調律

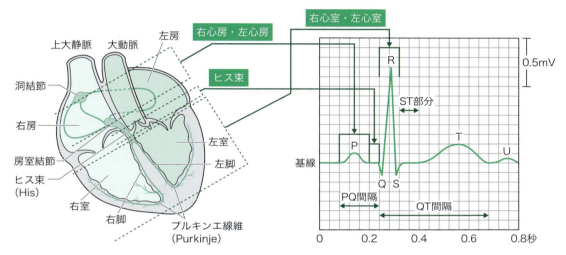

（見目恭一 編：臨床工学技士　ブルー・ノート　基礎編, p.150, メジカルビュー社, 2013./髙橋典彦・加藤伸彦 編：人体のメカニズムから学ぶ臨床工学　手術治療学, p.32, メジカルビュー社, 2016.より引用）

### 図24 頻脈の分類

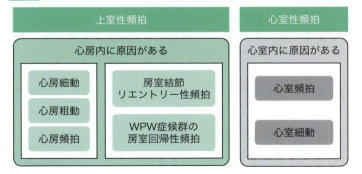

カテーテル心筋アブレーション治療

> 補足

● 刺激伝導系（▶図25）
洞結節 → 房室結節 → His束 → 右脚，左脚Purkinje線維
正常の一心拍は刺激伝導系を心房から心室へ順を追って興奮する。

**図25** 刺激伝導系

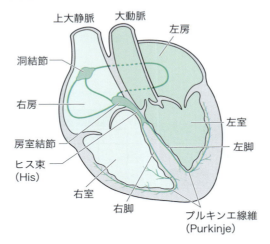

（見目恭一 編：臨床工学技士 ブルー・ノート 基礎編, p.150, メジカルビュー社, 2013.より引用）

● 徐脈
洞機能不全症候群（SSS：sick sinus syndrome）や房室ブロック，徐脈頻脈症候群のことをいい，ペースメーカ植込み適応となる。
● 頻脈
心拍数が100/分 以上のものをさす。
● 上室
右心房，左心房のこと。
● 心室
右心室，左心室のこと。

## 頻脈性不整脈の検査

突然始まる動悸症状を認め，症状がでている際に心電図に記録できれば診断への一歩となる。心電図上のQRS波が**100/分 以上**を頻脈としてあつかう。不整脈の種類によっては，心房の興奮は異常に速いが，心室に伝わる割合（房室伝導比）が2：1，3：1，4：1などさまざまで，QRS波の興奮回数はモニタ上100/分 以下となることもあるが，同様に頻脈としてあつかう（▶図26）。

**図26 頻脈性不整脈**

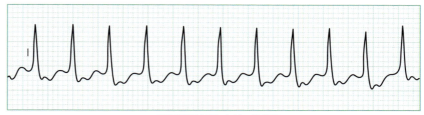

a　房室結節リエントリー性頻拍
1：1房室伝導比であり，本例ではモニター上188/分と表示される。

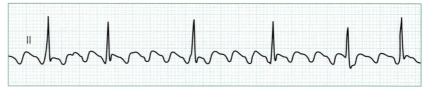

b　心房粗動
鋸歯状波が観察され心房粗動と判読される。3：1～4：1房室伝導比であり，本例ではモニタ上55～60/分と表示される。

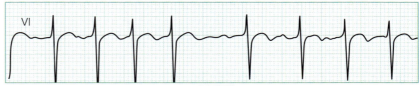

c　心房細動
P波の形，大きさともに不規則となり，基線の動揺のような形とR-R不整で心房細動と判読される。房室伝導比は大きくバラつきがあり，本例ではモニター上75～136/分と表示される。

### 補足

　1度，刺激伝導系を構成する特殊心筋が興奮（脱分極）すると，そこに新たな刺激を加えても反応を示さない特性がある（不応期）。そして，再度興奮できる状態になるため再分極過程にはいる。房室結節を伝導している期間は，心房収縮により心室に送りこまれた血液が充満するので時間を要するため，ほかの伝導路と比べ伝導時間が遅い（減衰伝導特性）。

　このように，不応期と房室結節の伝導が遅い特性により心房細動や心房粗動で心房興奮回数に対して2：1～4：1などの房室伝導比が異なるという事態が起きる（▶図27）。

**図27 房室結節の減衰伝導特性**

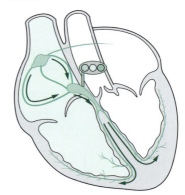

（日本光電社より提供）（許可を得て掲載）

- 洞結節　　　　：約0.05 m/秒
- 房室結節　　　：0.03～0.05 m/秒
- ヒス束　　　　：0.8～1.0 m/秒
- プルキンエ線維：約5 m/秒

### POINT!!

ホルター心電図は，頻脈性不整脈のほか，心筋虚血の有無，心拍数や不整脈の種類（期外収縮や徐脈），数，発生時間などの評価を行う。

心電図の記録がなく，動悸感などの症状のみでは診断には至らず，場合によってはホルター心電図[*1]や植込み型ループ式心電計[*2]も使用されており，不整脈の記録を長期に監視することで，持続しない頻脈をとらえること，頻脈の始まりを記録することで頻脈の種類の同定に重要な情報となり，患者自身も気づかない致死性不整脈を発見することができるようになった。

| 用語 アラカルト

*1 ホルター心電図
体に装着できる心電計で，日常生活をしながら24時間心電図を記録することができる（▶図28）。アメリカの物理学者で，24時間心電図記録法の発案者であるHolter博士の名前に由来している。

*2 植込み型ループ式心電計
胸の皮下に植え込むタイプの心電計（▶図29）。最長3年間監視することができる。

図28 ホルター心電図装着例

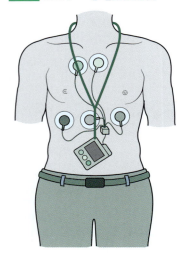

図29 植込み型ループ式心電計留置例

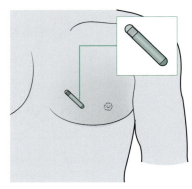

（メドトロニック社）（許可を得て掲載）
(http://www.medtronic.com/usen/patients/treatments-therapies/fainting-heartmonitor/reveal-linq-icm.html)

| 頻脈性不整脈の種類の同定ステップ |

頻脈をとらえることができたら，おおまかに上室性か心室性かの判別を行う。そのためには，QRS波の幅の広さがnarrow QRS波か，wide QRS波かのいずれかを確認する必要がある（▶図30）。QRS幅のみでは正確な上室性不整脈と心室性不整脈の判別はできない。しかし，臨床現場ではnarrow QRS頻拍，あるいはwide QRS頻拍なのかを直ちに診断し，迅速な治療が必要かどうか判断する。

補足

narrowは幅の狭いという意味で，wideは幅の広いという意味。

図30 QRS幅による頻脈の分類

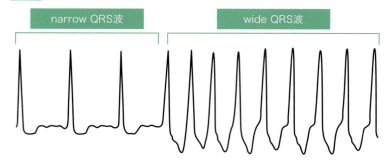

心房からヒス束までの領域（▶図23）が原因となる上室性不整脈の場合は，心室領域での刺激伝導系の障害がないため通常はQRS幅が広くなることはなく，QRS幅は正常（narrow QRS）となる。心室内に起源もしくは回路を有する心室不整脈の場合には，心室内の伝導障害が存在し，または異常回路が存在するため不整脈の種類や成因は問わずQRS幅は広くなる。

■wide QRSの鑑別の難しさ

多くの心室性頻脈はwide QRS頻拍で，心臓の収縮回数が多くなることで一回拍出量が減り，血圧が下がるなど血行動態が破綻することがあり，除細動など**迅速な対応**が必要となる。

では，すべてのwide QRS頻拍を目にしたら，心室性不整脈と判断し，除細動をかけるべきかというとそうではない。通常は，右心室と左心室の収縮になんらかの原因で時間差が生じたときにQRS幅が広くなるが，心房からヒス束までの領域が原因となる上室性不整脈でもQRS幅が広くなるケースが3つ考えられる。

①右脚ブロック[*3]，左脚ブロックの合併[*3]
②WPW症候群[*4]
③変行伝導[*5]

| 用語 アラカルト |
|---|

**\*3 脚ブロック**
QRS＞120 ms以上に延長した場合を完全脚ブロックという。
①右脚ブロック
　右脚枝内で伝導障害をきたした場合に生じる伝導異常のこと。
②左脚ブロック
　左脚枝内で伝導障害をきたした場合に生じる伝導異常のこと。

**\*4 WPW症候群**
心房と心室とを直接結ぶ副伝導路（ケント束）が存在し，心室が早期に興奮してしまう症候群。

**\*5 変行伝導**
心房性期外収縮により左脚に興奮が伝導するが，右脚が不応期であったとき，心室内に広がる興奮順序が左室と右室に時間差が生じ，右脚ブロックと同様の波形を示す。これを変行伝導という。

### 補足

●右脚ブロック（▶図31）
　V1誘導での幅広いQRSとV6でのなだらかなS波がみられる伝導異常のこと。

図31　心電図による右脚ブロック症例

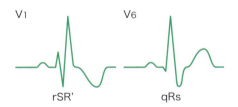

●左脚ブロック（▶図32）
　V1誘導でQSまたはrSパターン，V6誘導で幅の広い単相性R波がみられる。

図32　心電図による左脚ブロック症例

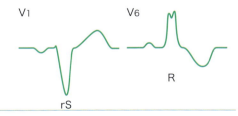

このような状態が存在する場合は，心室内での伝導興奮時間が長くなるため上室性不整脈であってもQRS幅が広くなり，上室性頻拍と心室性頻拍の鑑別に難渋することがある。

大切なことはwide QRS頻拍が確認された際には，**速やかに血行動態の確認**および**生体情報モニタを開始**し，薬剤投与が可能となるように静脈ラインを確保して，**除細動器を用意する**。このとき，血行動態が安定している場合には，安静12誘導心電図を記録する。体表12誘導心電図は，QRS頻拍の鑑別およびその後のアブレーション治療方法を検討するうえで重要な情報となる。

### 補足

●除細動器のR波同期は？

心房細動など上室性不整脈にはR波同期が必要である（▶図33）。

一般的に，心電図R波にタイミングを合わせて除細動することをカルディオバージョンという。

**図33** QRS波を判別できる心房細動

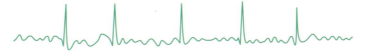

心室細動心室頻拍はR波同期不要（R波の判別ができない）（▶図34）

**図34** 心室細動波形（a）と心室頻拍波形（b）

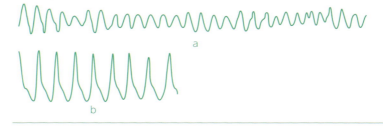

呼びかけに対する反応が低下している場合や，脈が触れない，触れにくいときには，迷わずに**除細動を速やかに行う**。また，前述したように，右脚ブロック，左脚ブロック，変行伝導を合併したwide QRS頻拍や，**偽性心室頻拍**[*6]（pseudo VT）の状態は，上室性頻拍と心室性頻拍の判別に悩むところだが，緊急時は「疑わしいときは除細動」の信念のもと迅速に除細動を行い，**血行動態の改善を第一優先**とすることが重要となる。

## 各疾患に対する治療

ここまでは，頻脈性不整脈の分類，QRS幅に着目し頻脈の考え方を解説した。ここからは頻脈がとらえられた後に行われる不整脈に対する治療について解説する。不整脈に対する治療は薬物療法と非薬物療法に分けられる。

### ■薬物療法

不整脈を抑制する薬を抗不整脈薬とよび，ナトリウムチャンネル遮断薬（I群薬），β遮断薬（II群薬），カリウムチャンネル遮断薬（III群薬），カルシウム拮抗薬（IV群薬）の4群に分類される。抗不整脈薬は持続する不整脈を止めたり，不整脈の発生頻度を減らしたり，また不整脈時の心拍数を調整する目的で使用される。本項では，薬物治療の詳細は割愛する。

---

**用語アラカルト**

*6 偽性心室頻拍
WPW症候群と心房細動を伴い，心房興奮が高頻度に心室に伝わり，心電図上はwide QRS頻拍を示す病態。

■**非薬物療法**

臨床工学技士基本業務指針2010[1]に謳われている，ペースメーカ治療，植込み型除細動器治療，カテーテルアブレーションなどを非薬物療法と総称する。臨床工学技士の業務と関連が深く，適応となる頻脈性不整脈を上室性頻脈，心室性頻脈に分類し，それぞれの不整脈の機序をイメージできることが必要となる。

**補足**

カテーテルアブレーションは，不整脈の原因となる標的に電極カテーテルを挿入して焼灼する治療法である（▶図35）。
①**高周波焼灼術（高周波アブレーション）**：限局的に心筋組織を変性させる。
②**冷凍焼灼術（クライオアブレーション）**：冷却することで細胞障害を起こす。
①あるいは②の焼灼術を行い，電気的興奮や伝導を生じないようにしている。

**図35** 電極カテーテルと組織の変性障害のシェーマ

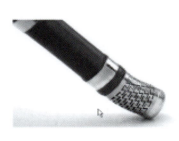
a 高周波焼灼術に用いる
アブレーションカテーテル

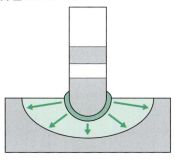
b 心筋の変性，細胞障害の例

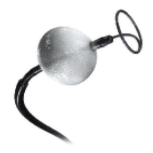
c 冷凍焼灼術に用いる
バルーンカテーテル

(Therapy Cool Flex：St. Jude Medical Japan社)
(許可を得て掲載)

(Arctic Front Advance：Medtronic社)
(許可を得て掲載)

\ POINT!! /

高周波焼灼術には，高周波発生装置（300〜750 kHz）とアブレーションカテーテル，体表対極板で構成される。

冷凍焼灼術には，冷却剤である液化亜酸化窒素のガスタンクを格納した冷凍アブレーション装置，冷凍アブレーションカテーテルで構成される。

| **上室性不整脈** |

■**心房細動**（▶図36）

刺激伝導系の出発点は，右心房の上大静脈の開口部近くにある洞結節であるが，心房細動では洞結節から始まらず，心房内（おもに左心房にある肺静脈）で350〜600/分の不規則な電気信号が発生し，心房全体が小刻みに震えることで，心房の正しい収縮と拡張ができなくなる不整脈で，息切れや動悸を感じることが多い。

**図36** 心房細動の電気興奮

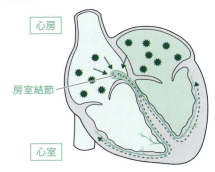

(日本ライフライン社より提供)
(許可を得て掲載)

\ POINT!! /

心房細動に対する治療方法は，本項で解説した高周波カテーテルアブレーション治療（心筋焼灼術）と心臓外科治療（メイズ）がある。メイズとは迷路を意味し，心房の筋肉を迷路のようにメスや高周波で複雑に切開焼灼を行う。開胸が必要であるので弁の手術と同時に行われることが多い。

### 補足

●心房細動の分類[2]
①持続時間によっての分類
・発作性心房細動：発症後7日以内に洞調律に復するもの。
・持続性心房細動：7日をこえて心房細動が持続するもの。
・長期持続性心房細動：1年以上持続するもの。
②除細動の可否による分類
・永続性心房細動：電気的あるいは薬理学的に除細動不能なもの。

　心房細動（▶図37）がもたらすこととは，心房収縮が不規則であるために心臓のポンプとしての働きが低下し，うっ血性心不全を合併しやすいことである。また，小刻みに震えるような心房収縮では，心室への血液がスムーズに流れず，左心房の左心耳で澱みを生じて血栓形成を起こしやすい状況をつくる。この血栓が血流にのって心原性脳梗塞などを発症させることがある。

図37 心房細動

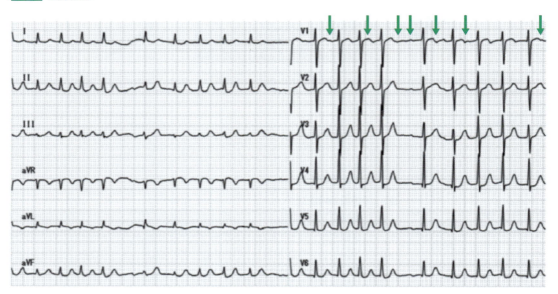

R-R間隔が不整であり，V1誘導ではf波が散見される（→）。

用語 アラカルト
*7 トリガー
引き金となる刺激のこと。

・心房細動の非薬物療法
　心房細動アブレーションは，**心房細動のトリガー**[*7]となる収縮の約90％が肺静脈内の心筋から発生することがHaïssaguerreらにより報告され，心房細動アブレーションは肺静脈隔離術[3]が一般的である。
　肺静脈隔離術とは，肺静脈内に発生した異常電気興奮を肺静脈と左心房を電気的に隔離することにより閉じ込める手技である。鼠径部と頸部の静脈からシースという管を入れ，そこから電極カテーテルを挿入して心臓の各部位へ到達させる。左心房内へは右房から心房中隔の穿刺を行い，電極カテーテルを標的部位に到達させる。その後は3Dマッピングシステム（▶図38）にてカテーテルナビゲーション機能を用いて左右の上下肺静脈を高周波，冷凍凝固により電気的に隔離を行う（▶図39）。

### 図38 Biosense Webster社 Carto3 System 3Dマッピングシステムを使用した心房頻拍症例

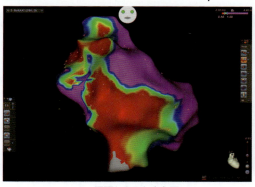

a　正面からみた右心房　　　　　　　　　　b　後ろからみた右心房

赤い箇所が低電位であることがわかる。

### 図39 Carto3 Systemを用いて肺静脈隔離術を行った症例

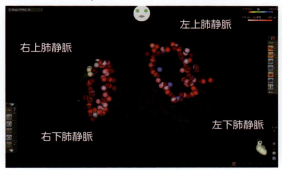
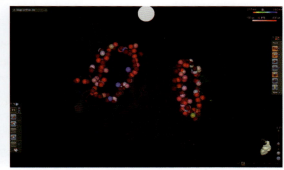

a　正面からみた左心房　　　　　　　　　　b　後ろからみた左心房

点が焼灼を行った箇所。

用語 アラカルト

＊8　fast pathway
伝送速度は速いが，不応期が長い特徴をもつ。

＊9　slow pathway
伝送速度は遅いが，不応期が短い特徴をもつ。

## ■房室結節リエントリー性頻拍（AVNRT：atrial ventricular nodal reentry tachycardia）

刺激伝導路の房室結節中に伝導速度の異なる2つの経路（fast pathway[*8]とslow pathway[*9]）が存在することで，興奮刺激が房室結節内を旋回して心房と心室を絶え間なく拍動させる頻脈性不整脈のことをいう。正常の興奮は，一定の方向に流れることに対して，リエントリーとは電気刺激が正常に伝導せず，グルグルと回転（旋回）する状態をいう（▶図40，41）。

### 図40 房室結節リエントリー性頻拍の電気興奮

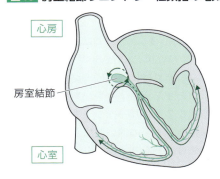

（日本ライフライン社より提供）
（許可を得て掲載）

### 図41 房室結節リエントリー性頻拍

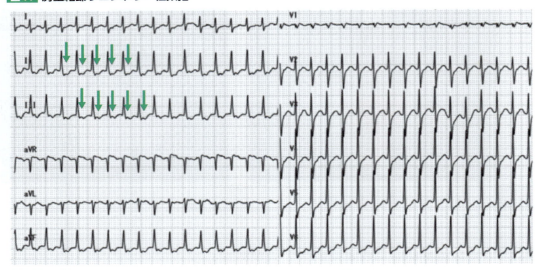

narrow QRS頻拍であり，II誘導，III誘導で，全心拍で逆行性P波（一部を→）を認める。

#### ・房室結節リエントリー性頻拍の非薬物療法

このタイプの頻脈を構成する2つの伝導路のうちslow pathwayに焼灼を行うこと（slow pathwayアブレーション）で，リエントリー回路は形成されなくなる。fast pathwayは心房から房室結節を伝導する正常伝導路であるため，焼灼すると高確率で完全房室ブロックとなり，ペースメーカの植込みが必要となる。本手技のもっとも注意すべき合併症である。slow pathwayとfast pathwayは解剖学的にも近接しているため（▶図42），slow pathwayを焼灼する際にfast pathwayが焼灼されないように注意を払う必要がある。

### 図42 房室結節リエントリー性頻拍の解剖学的位置

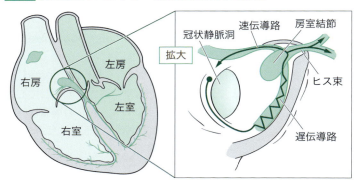
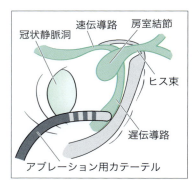

### ■WPW症候群（▶図43，44）

正常の刺激伝導系（▶図45a）では，心房と心室を結ぶのは房室結節のみである。WPW症候群（Wolff-Parkinson-White syndrome）は，心房と心室を伝導する交通路を房室結節以外に，副伝導路（ケント束）が存在し，その経路を伝導することで通常の刺激伝導系よりも早期に心室の興奮が生じることで心電図ではデルタ波を形成する。心房→ケント束→心室の順行に伝導すると（▶図45b），発作性心房細動など心房の速い頻脈と移行した場合，ケント束を伝導することで1：1の房室伝導比となり，pseudo VT（偽性心室頻拍）とよばれる心室頻拍様心電図波形となり，まれに心室細動へ移行し突然死の原因となることがある。

心房→房室結節→心室→ケント束を逆行に伝導し、再び心房→房室結節→心室→ケント束という伝導が旋回する頻脈を房室リエントリ頻拍という（図45c）。

**図43** ケント束の解剖学的位置

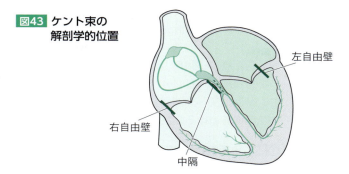

**図44** WPW症候群

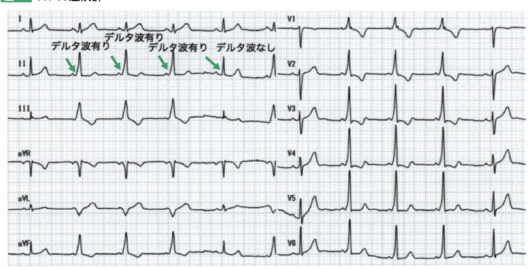

2,3,4拍目は心室が早期に興奮することでデルタ（Δ）波とよばれる特有の波形（→）を認める。
1,4拍目はデルタ波を認めない。デルタ波あり⇒ケント束を伝導し、デルタ波なし⇒房室結節を伝導していることがわかる。

### 補足

**図45** WPW症候群

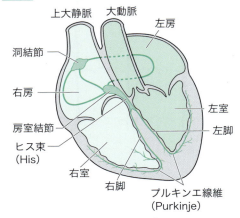

a 正常刺激伝導

正常刺激伝導では、房室結節をとおり心房、心室が興奮する。

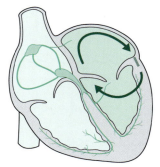

b ケント束の順行性伝導

ケント束を心房から心室に伝導する（順行性）。心房細動などで高頻度に伝導することで偽性心室頻拍となることがある。

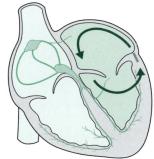

c ケント束の逆行性伝導

ケント束を心室から心房に伝導すること（逆行性）で、順行性を房室結節、逆行性にケント束を伝導し、再び房室結節を降りてくる房室回帰性頻拍（AVRT：atrioventricular reentry tachycardias）となる。

カテーテル心筋アブレーション治療

・WPW症候群の非薬物療法

　ケント束は左側自由壁，中隔，右側自由壁といった箇所にあることがわかっている。電極カテーテルをケント束電位の認める箇所にて高周波通電を行い，ケント束の伝導を消失させることが手技の成功となる。

■心房粗動（▶図46，47）

　心房粗動は，右心房内を大きく旋回するリエントリー回路に起因する。心房を1分間に250〜300回刺激する不整脈だが，実際に心室までこの異常興奮刺激が伝導するのはその数分の一で，心臓の拍動が250回になることはない。

図46　心房粗動の電気興奮

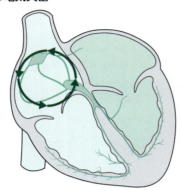

図47　心房粗動

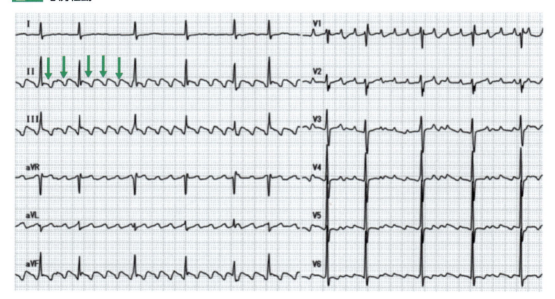

II誘導で観察できるF波（粗動波）を認める（→）。とくに，II，III，aVF誘導で明瞭に観察できる。。

・心房粗動の非薬物療法

右心房を反時計周りに旋回するタイプを通常型心房粗動といい、心電図上、下壁誘導での陰性の鋸歯状粗動波を特徴とする。時計方向に旋回するものでは非通常型心房粗動波は陽性となる。いずれも三尖弁輪と下大静脈間解剖学的峡部（CTI：cavotricuspid isthmus）がリエントリー回路形成に関係しており、CTIの線状焼灼により根治可能である。

### ■心房頻拍（▶図48，49）

心房内に異常な興奮部位が存在することで頻脈となる。心房頻拍の機序はさまざまで、異常自動能[*10]、撃発活動[*11]、マイクロリエントリー[*12]による巣状興奮、マクロリエントリー[*13]によるものがある。この興奮が正常調律の洞結節の興奮回数を上回ることで頻脈となる。心臓手術後には人工弁や人工心膜などの心内異物、縫合線やその他の瘢痕組織、心嚢切開による心外膜炎などを術後心房頻拍とよび、さまざまな箇所、機序で心房頻拍が発症する。

| 用語アラカルト |
| --- |
| *10 異常自動能<br>洞結節以外の場所から興奮すること。 |
| *11 撃発活動<br>通常の細胞興奮は脱分極、再分極と1回ずつ過程を経るが、心筋の再分極中に、もう一回脱分極が生じること。 |
| *12 マイクロリエントリー<br>小さな旋回路により形成された頻脈。 |
| *13 マクロリエントリー<br>ある程度の大きさをもつ旋回路により形成される頻脈。房室結節リエントリー性頻拍や心房粗動などもマクロリエントリーである。 |

**図48** 左房心房頻拍の電気興奮

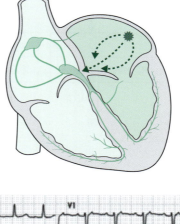

**図49** 心房頻拍

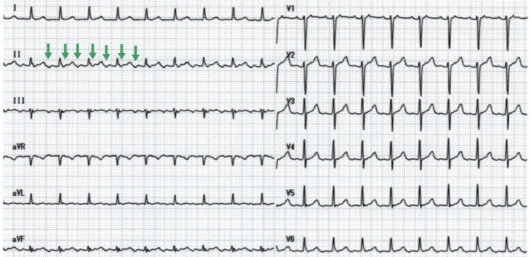

II誘導で陰性P波を認める（→）。P波とQRS波が1：1ではないことから心房頻拍と考えられる。また、陰性P波であることから異所性P波であることもわかる。

・心房頻拍の非薬物療法

　12誘導心電図でP波の確認ができれば，頻脈の原因となる箇所，起源を予測することができる（▶図50）。持続する頻脈であれば，3Dマッピング装置で**アクチベーションマップ**[*14]を行うことで，リエントリー性頻脈なのか，一箇所から異常興奮している異常自動能，撃発活動なのかを判断する一助となる。頻脈がリエントリーの場合は，焼灼により回路を離断することで頻脈が形成されなくなる。異常自動能，撃発活動では，興奮箇所への焼灼を行い異常興奮できないようにすることで成功となる。術後心房頻拍に関しては，位置の同定を行う必要がある。

> **用語アラカルト**
> \*14 アクチベーションマップ
> 電気的興奮の伝播するようすをカラー表示したもの。興奮の速い場所から「赤 → 橙 → 黄 → 緑 → 青 → 藍 → 紫」の順で興奮の伝播を心臓立体画像上に表現することができる。

**補足**

**図50** P波形による心房頻拍の起源予測

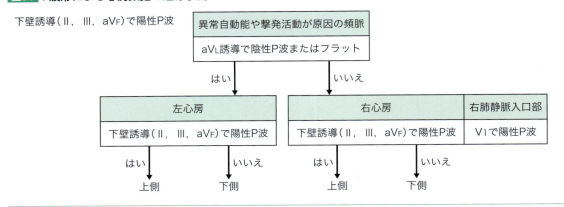

### ■心室頻拍（▶図51）

　心室頻拍のメカニズムは，リエントリー性，異常自動能，撃発活動があり，持続性心室頻拍はリエントリーと考えられる。wide QRS頻拍であり，心室頻拍と心室細動を致死性不整脈という。心室頻拍を起こす心臓病には，心筋梗塞，心筋症（拡張型，肥大型），催不整脈性右室心筋症，心サルコイドーシス，弁膜症，先天性心疾患などがある。このような原疾患がもたらす心室頻拍を器質性心室頻拍といい，器質的心疾患をもたない心室頻拍のことを特発性心室頻拍という。

**図51** 心室頻拍の電気興奮

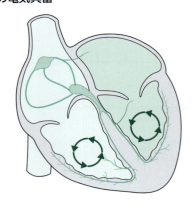

・心室頻拍の非薬物療法

　3Dマッピングシステムを用いて，心筋表面（心内腔あるいは心外膜腔）の形状を立体的に構築し，**不整脈基質**[*15]，不整脈起源や回路，アブレーションカテーテルの位置を表示させることで，心室頻拍の機序の同定を行う。持続性心室頻拍に対するアブレーション部位の決定方法としては，

①アクチベーションマッピング
②エントレインメントマッピング
③ペースマッピング
④基質マッピング

などがある。これらを組み合わせ，アブレーション至適焼灼部位を決定する（▶図52）。

| 用語 アラカルト |
|---|
| *15　不整脈基質 |
| 不整脈の発生と維持に関与する構造的な基盤のことをいう。心筋の線維化や心筋壊死や遺伝的素因をさす。 |

**図52** CARTO®3システムを用いた心室頻拍アブレーション

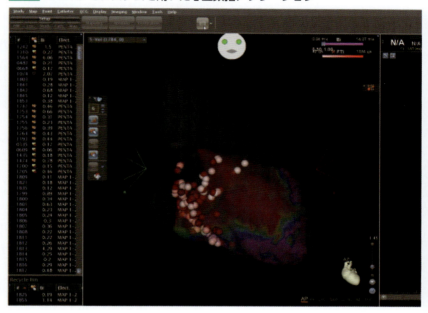

● 文献

1) 日本臨床工学技士会　臨床工学技士基本業務指針 2010.
2) Fuster V, et al.: ACC/AHA/ESC 2006 Guidelines for the Management of Patients with Atrial Fibrillation : a report of the American College of Cardiology/American Heart Association Task Force on Practice Guidelines and the European Society of Cardiology Committee for Practice Guidelines（Writing Committee to Revise the 2001 Guidelines for the Management of Patients With Atrial Fibrillation）: developed in collaboration with the European Heart Rhythm Association and the Heart Rhythm Society. Circulation, 114(7): e257-354, 2006. PMID : 16908781
3) Haïssaguerre M, Jaïs P, Shah DC, et al.: Spontaneous initiation of atrial fibrillation by ectopic beats originating in the pulmonary veins. N Engl J Med, 339(10): 659-666, 1998.

## まとめのチェック

□□ **1** カテーテルアブレーションの適応について述べよ。

▶▶ **1** 適応は頻脈性不整脈であり，心房細動，房室結節リエントリー性頻拍，WPW症候群，心房粗動，心房頻拍，心室頻拍などである。

□□ **2** 刺激伝導系の伝導速度について述べよ。

▶▶ **2** 刺激伝導系は，洞結節-房室結節-ヒス束-プルキンエ線維の順で伝導興奮し，洞結節は約0.05 m/秒，房室結節は0.03〜0.05 m/秒，ヒス束は0.8〜1.0 m/秒，プルキンエ線維は約5 m/秒であり，心房収縮時は，心室に血液を流入させる時相なので，心室収縮の前には流入を待つ時間が多少必要となる。この時間が，房室結節の伝導時間であり，伝導速度が他の部位より遅い理由である。

□□ **3** QRS幅が意味することについて述べよ。

▶▶ **3** QRS波は右心室と左心室の両心室の収縮の融合波を意味しており，心室領域での刺激伝導系の障害がある場合は，両心室の興奮に時間差が生じるため，QRS幅が広くなりwide QRSとなる。

□□ **4** カテーテルアブレーションで用いるエネルギーについて述べよ。

▶▶ **4** 不整脈の原因となる異常心筋を変性させ，異常細胞に障害を与えるために，高周波焼灼術と冷凍焼灼術が行われている。

□□ **5** 心房細動の分類について述べよ。

▶▶ **5** 心房細動の持続時間による分類では，発症後7日以内に洞調律に復するものを発作性心房細動，7日をこえて心房細動が持続するものを持続性心房細動，1年以上持続する長期持続性心房細動がある。また，除細動の可否による分類では，電気的あるいは薬理学的に除細動不能なものを永続性心房細動としている。

□□ **6** WPW症候群について述べよ。

▶▶ **6** 正常の刺激伝導路では，心房と心室を結ぶのは房室結節のみであるのに，心房から心室へ伝導する伝導路（異常伝導路）がほかにあり，この副伝導路（ケント束）が存在するため，一度心室に伝わった興奮刺激が再び心房に戻ってしまう頻拍である。

小倉敬士・白山武司

# 3次元マッピングシステム

## 3次元マッピングシステムとは（▶図53）

　3次元マッピングシステムは，心筋アブレーション治療中，心臓内にある電極カテーテルの「**位置**」や「**動き**」をリアルタイムで3次元的に可視化してコンピュータ上に表示することができ，また，電極カテーテルから得られた「**位置情報**」「**電位**」をもとに「**心臓内の形**」「**心内電位の流れ・大きさ**」をカラーで可視化することが可能なシステムである。

　3次元マッピングシステムが登場するまでは，心臓の中にある電極カテーテルはすべてアンギオ装置による放射線によって可視化され，長時間の手技には「放射線被ばく」の問題があった。また，心内心電図解析の際，心臓内の形や電気回路を「頭の中で解析し視覚化する」という習熟したスキルが必要であった。3次元マッピングシステムの登場により「**放射線被ばくの低減**」や，心臓内の電気回路をより「**視覚的に表現する**」ことが可能となった。

### 図53　3次元マッピングによる可視化

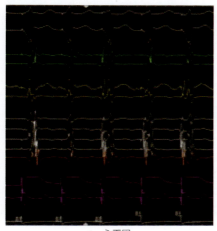

a　心電図

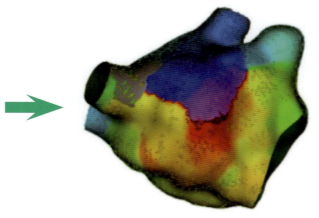

b　3次元マッピング（視覚化）

（Boston Scientific社）（許可を得て掲載）

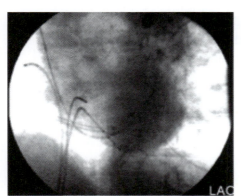

c　アンギオ（放射線装置）

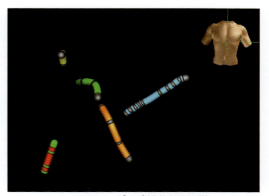

d　3次元マッピング（非放射線装置）

（ST. JUDE MEDICAL社）（許可を得て掲載）

カテーテル心筋アブレーション治療

3次元マッピングシステムを用いたカテーテル室のようすを▶図54に示す。

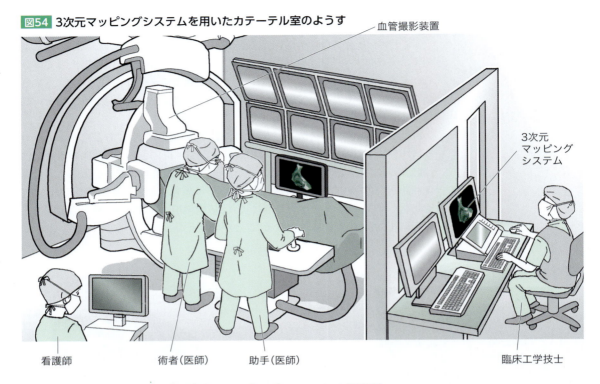

図54 3次元マッピングシステムを用いたカテーテル室のようす

## 3次元マッピングシステムの種類

現在，日本で発売されている3次元マッピングシステムは，次のとおりである。

> ①CARTOシステム ：ジョンソン・エンド・ジョンソン社製
> ②EnSiteシステム ：セント・ジュード・メディカル社製
> ③Rhythmiaシステム：ボストン・サイエンティフィック社製

### ■CARTOシステム

CARTOシステムの特徴は，

> ・磁界と電界による位置情報の取得・表示
> ・心腔内の形，電気の流れと大きさの描写(map作成)
> ・CT画像と作成したmapの結合(merge)

である。

#### ①磁界と電界による位置情報の取得・表示

CARTOシステムの位置情報取得には「磁界」と「電界」の原理が使用される。アンギオベッドの下に設置されたlocation padによって磁場を発生させ，背部

図55 reference patch

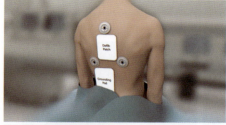
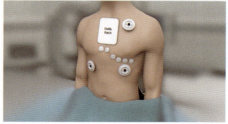

a 貼付部位

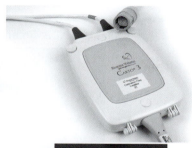
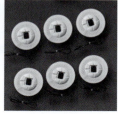

b reference patch

(ジョンソン・エンド・ジョンソン株式会社メディカルカンパニー提供)

図56 カテーテル位置情報の取得

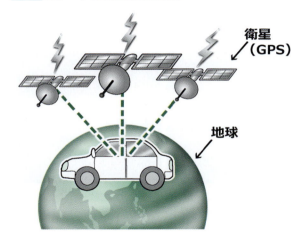
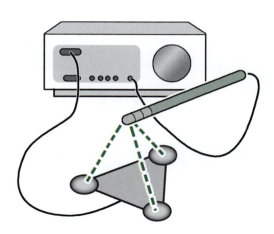

と胸部に貼付したreference patchによって磁気センサ付き専用カテーテルの位置を特定する（▶図55）。例えるなら，車に搭載されたカーナビゲーションのGPS機能である（▶図56）。また，reference patchに微弱な電流を流すことによって，その他の電極カテーテル位置を特定する。

### ②心腔内の形，電気の流れと大きさの描写（map作成）

専用の磁気センサ付き電極カテーテルの位置を磁場で特定した後，カテーテルを動かすことによって「心腔内の形」「電気の流れの速さや大きさ」を取得・描写することができる（mapの作成）。

mapには，次のようなものがある。

> ①anatomical map ：心腔内の形を描写したもの
> ②activation map ：電気の流れを描写したもの
> ③voltage map ：電気の大きさを描写したもの

activation mapは不整脈の電気的な伝搬経路を特定でき，voltage mapは心

筋の状態（**ダメージの有無**）を診断できる。

### 補足

①**activation map**（▶図57a）：電気の流れる順番を，早い順に「①赤，②黄，③緑，④藍，⑤紫」と色をつけたmapのこと。

②**voltage map**（▶図57b）：電気の大きさである電圧を，低い順に「①赤，②黄，③緑，④藍，⑤紫」と色をつけたmapのこと。赤い部分は心筋傷害がある。

図57 CARTOによるmap

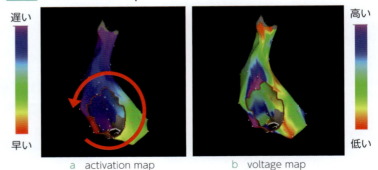

a activation map　　b voltage map

（ジョンソン・エンド・ジョンソン株式会社メディカル カンパニー提供）

③CT画像と作成したmapの結合（merge）（▶図58，59）

事前に撮影したCT画像と現在作成したmapを結合（merge）させることにより，より詳細な「視覚化」が可能となる。

図58 CT画像をCARTOシステムへ取り込む

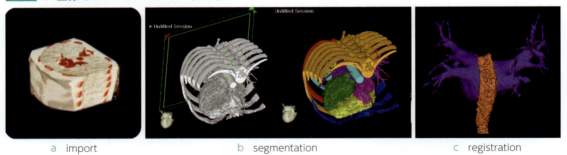

a import　　b segmentation　　c registration

（ジョンソン・エンド・ジョンソン株式会社メディカル カンパニー提供）

図59 「CT画像」と「描写したmap」の結合（merge）

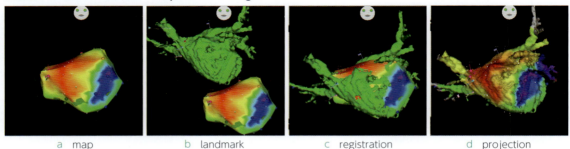

a map　　b landmark　　c registration　　d projection

（ジョンソン・エンド・ジョンソン株式会社メディカル カンパニー提供）

mergeが完了するとCT上に現在のカテーテルの位置やmapが反映され，正確なカテーテル操作や不整脈に対する心筋アブレーション位置の同定を可能にする。

また，カテーテル先端にかかる荷重を測定し表示させる機能（SmartTouchテクノロジー）や，呼吸変動による位置情報のズレを認識する機能（ACCURESP™）など，治療をサポートする機能も備えている。

### ■EnSiteシステム

EnSiteシステムには，電極カテーテルを心腔壁に接触させてmapを作成する「EnSite NavX」と，接触させずnon-contactでmapを作成できる「EnSite Array」が存在する。本項では一般的に使用頻度の高い「EnSite NavX」を記す。

EnSite NavXの特徴は，

- ・電界による位置情報の取得・表示
- ・mapの作成
- ・CT画像と作成したmapの結合（fusion）

である。

> **補足**
> CTとmapの結合をCARTOシステムでは「merge」，EnSiteシステムでは「fusion」とよぶ。

#### ①電界による位置情報の取得・表示（▶図60）

EnSiteシステムの位置情報取得には「電界」が使用される。3組6枚のNavX Patchを電界のベクトル空間（X・Y・Z軸）を構成するように体に貼付し，微弱な電流を流すことによって得られた電圧変化を元にして，電極カテーテル位置を3次元的に表示する。

**図60** NavX Patch

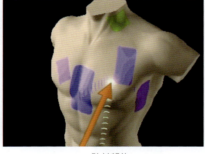

a　貼付部位

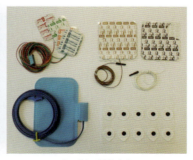

b　NavX Patch

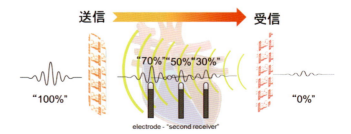

c　電圧変化による位置情報の取得

（ST. JUDE MEDICAL社）（許可を得て掲載）

電界による電圧変化によって算出しているため，心内部位によるインピーダンスの違いによる「空間のひずみ」ができる特徴があるが，独自のアルゴリズムで補正する機能をもっている（▶図61）。

**図61** インピーダンスの違いによる「ひずみ」の補正

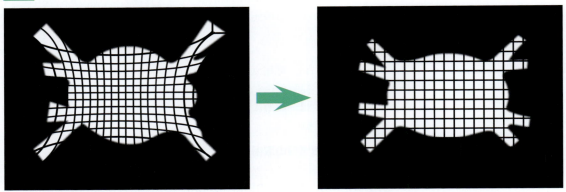

インピーダンスが一定ではない非線形の部分では「ひずみ」が生じてしまう　→　ひずみを補正

### ②mapの作成（▶図62）

CARTOシステム同様，EnSiteシステムにおいても「anatomical map」「activation map」「voltage map」を作成することができる。

EnSiteシステムは「電界」の原理のみを使用しているため，専用カテーテルでなくても電極カテーテルであればすべて位置表示・map作成が可能である。

**図62** EnSiteによるmap

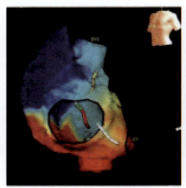
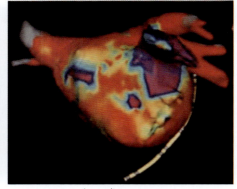

a　activation map　　　　b　voltage map
(ST. JUDE MEDICAL社)（許可を得て掲載）

### ③CT画像と作成したmapの結合（fusion）（▶図63）

CARTOシステム同様，EnSiteシステムにおいてもCT画像と作成したmapの結合が可能である。

### 図63 CT画像と描写したmapの結合（fusion）

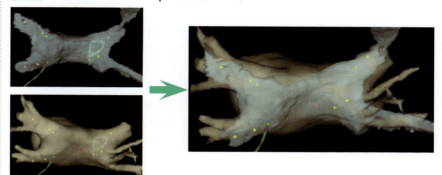

　fusionの場合，あえて空間をひずませることが可能であり，CTとmapのサイズが異なる場合でも上手く結合させることができる。
　fusionが完了するとCT上に現在のカテーテルの位置やmapが反映され，正確なカテーテル操作や不整脈に対する心筋アブレーション位置の同定を可能にする。

## ■Rhythmiaシステム

　Rhythmiaシステムの特徴は，

> ・磁界と電界による位置情報の取得・表示
> ・自動map作成機能

である。

## ■磁界と電界による位置情報の取得・表示（▶図64）

　アンギオベッドの下に設置されたローカライゼーションジェネレータによって磁場を発生させ，背部に貼付したバックパッチによって専用の磁気センサ付き電極カテーテル「IntellaMap Orion™」の位置を特定する。また，体表に貼付した12誘導心電図電極によって電気インピーダンスを算出し，その他の電極カテーテルの位置を特定する。

### 図64 Rhythmiaシステム

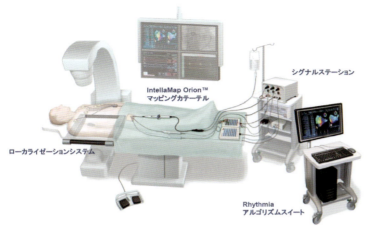
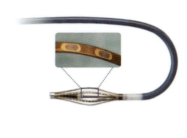

a　Rhythmiaシステム　　　　　b　専用カテーテル「IntellaMap Orion™」
（Boston Scientific社）（許可を得て掲載）

■ 自動map作成機能（▶図65）

　通常，map作成は，術者が操作するカテーテルの動きに合わせてマッピングシステム操作者がマニュアルで描写していく。例えばactivation mapの場合，「正常な心内電位」「描写したいターゲットの不整脈電位」「その他の不整脈電位」が混在した状態で連続的に入力されてくる。その中から描写したいターゲットの不整脈電位のみをリアルタイムで見極めてマニュアルで取得していく必要がある。操作者の腕の見せ所ではあるが習熟したスキルが必要とされ，作成されたmapには経験による個人差がでるのは事実である。

　Rhythmiaシステムの自動map作成機能は，事前にクライテリアを設定することにより描出したいターゲットの不整脈を自動で見極め，自動でmapを作成していくため個人差がほぼない。また，専用のmapカテーテル「INTELLAMAP ORION™」は電極間が2.5 mmと小さく，より詳細なmap作成が可能となる。

### 図65 Rhythmiaによるmap

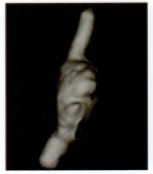 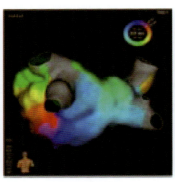 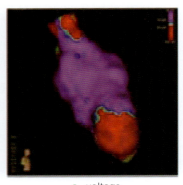

a　anatomical　　　　　b　activation　　　　　c　voltage

(Boston Scientific社) (許可を得て掲載)

### 表1 各製品の特徴

|  | CARTO | EnSite | Rhythmia |
| --- | --- | --- | --- |
| 原理 | 磁界＋電界 | 電界 | 磁界＋電界 |
| 位置情報精度 | 正確 | 補正必要 | 正確 |
| mapカテーテル | 専用のみ | すべて可能 | 専用のみ |
| CTとの結合 | 可 | 可 | 可 |
| noncontact map | 不可 | 可 | 不可 |
| 自動map作成機能 | 2017年より可 | 2017年より可 | 可 |

● 文献
1) 日本臨床工学技士会：心・血管カテーテル業務指針．
2) 山根禎一 編：3-D mapping：アブレーションにどう活用するか，メジカルビュー社，2012.
3) 山根禎一，ほか 編：カテーテルアブレーション実践テクニック，メジカルビュー社，2012.

## まとめのチェック

☐☐ **1** 3次元マッピングシステムの登場により可能となったものを述べよ。

▶▶ **1** 「放射線被爆の低減」「心臓内の電気回路を視覚的に表現」

☐☐ **2** 3次元マッピングシステムの位置情報取得に用いられる原理の種類を述べよ。

▶▶ **2** 「磁界」「電界」

☐☐ **3** activation mapについて述べよ。

▶▶ **3** 電気の流れる順番を早い順に色をつけたmapのこと。不整脈の電気的な伝搬経路を特定できる。

☐☐ **4** voltage mapについて述べよ。

▶▶ **4** 電気の大きさである電圧を低い順に色をつけたmapのこと。心筋障害の有無を特定できる。

☐☐ **5** 自動map作成機能の利点を述べよ。

▶▶ **5** 事前にクライテリアを設定することにより,自動でmapを作成できるため,3次元マッピングシステム操作者の経験による個人差をなくすことができる。

カテーテル心筋アブレーション治療

# 04 補助循環

田仲信行・木村啓志・戸部　智・加納寛也・橋本　悟・八木克史・戸田宏一・丸山雄一

田仲信行・木村啓志

## IABP

　心機能障害を伴う急性冠症候群，慢性心不全の急性増悪，重症の心筋炎などによる循環不全には，まず血管拡張薬，陽性変力作用のある強心薬，血管収縮薬などによる治療が行われるが，十分な効果がない場合は補助循環を行う各種装置が使用される。

　補助循環装置として最初に臨床にて使用されたのが，1968年にKantrowitz（カントロウィッツ）が開発したIABP（intra aortic balloon pumping：大動脈内バルーンパンピング）である。

　IABPは大動脈内に挿入するカテーテルとバルーンの拡張・収縮を行う駆動装置から構成されている。駆動装置はバルーンの拡張・収縮を素早く行う必要があるため，ヘリウムガスを用いたポンプで作動している。

### 補足

●補助循環装置
**IABP**
（心拍出量の約20 %補助）
**PCPS**
（心拍出量の約70 %補助）
**VAD**
（心拍出量の100 %補助）
**ECMO**
（呼吸補助）

### | IABP装置の構成 |

　IABPは，おもにバルーンと駆動装置から構成されている。経皮的に大腿動脈から下行大動脈内（先端は左鎖骨下動脈直下）に挿入したバルーンカテーテルをIABP装置に接続し，心拍動に同期させてバルーンを拡張・収縮させる。このバルーンの拡張・収縮は，駆動装置からのヘリウムガスで制御されている（▶図1）。

### 図1 IABPの構成

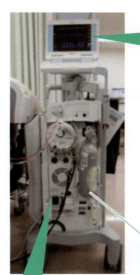
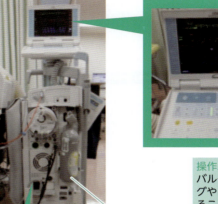
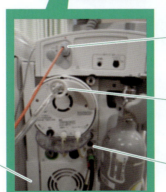
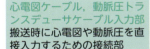

**バルーン**
- 心臓の収縮期に合わせてしぼむ
- 心臓の拡張期に合わせて膨らむ
- 先端に光学式圧力センサがついているものもある

**液晶モニタ**
心電図や動脈圧などの生体情報，バルーンや機器本体の情報などを表示している（▶図2）

**操作パネル**
バルーンの収縮拡張タイミングやトリガ方法などを設定することができる（▶図3）

**ヘリウムガスボンベ**
バルーン駆動用のヘリウムガスが充填されている

**先端圧力トランスデューサ接続部**
バルーン先端に内蔵されている光学式圧力センサからの信号を，光ケーブルを通して入力する

**バルーンカテーテル接続部**
過度の引っ張り力がかかると抜けるような構造になっている（挿入されているバルーンが抜けないようにするため）

**外部入力部**
外部生体情報モニタから，心電図，動脈圧を取り込む

**バルーンカテーテル**
バルーン駆動用のヘリウムガスが行き来している

**心電図ケーブル，動脈圧トランスデューサケーブル入力部**
搬送時に心電図や動脈圧を直接入力するための接続部

補助循環

### IABPバルーン構造

　IABPバルーン（以下バルーン）は，心臓の拡張・収縮に合わせて瞬時にバルーンを拡張・収縮する応答性のよさや，経皮的挿入時のしやすさ，蛇行血管への通過性，材質による抗血栓性，長期間の動作に耐えうる耐久性，動脈硬化などにおけるバルーン擦過による破裂対策，挿入部位より末梢側の虚血予防など，多くの機能が求められる。開発当初は，さまざまな問題があったが，現在では新しい膜素材が開発され，さらには加工技術も向上し，細経化やバルーン先端に光ファイバ圧センサや圧電トランスデューサが組み込まれるなど，安全性と治療精度の高いカテーテルが使用されている。

バルーンカテーテルは，先端よりバルーン，アウターカテーテルからなり，カテーテル内にインナーカテーテルを有するダブルルーメン構造となっている（▶図2）。インナーカテーテルは，先端まで開通しており，留置時のガイドワイヤの挿入や先端圧モニタとして利用される。アウターカテーテルは，バルーン内を通っていて駆動ガスの導管として使用されている。

**図2** カテーテルの内部構造

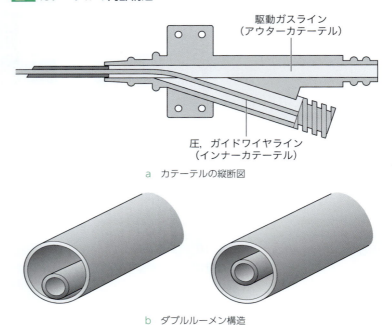

a　カテーテルの縦断図

b　ダブルルーメン構造

最近では，細径化したバルーンカテーテルも登場し，IABP留置による下肢虚血や挿入部の出血，抜去時の止血時間の短縮など，低侵襲に行える利点がある。しかし，細径化することでバルーンの応答性が悪くなるなど欠点もある。さらには，カテーテル先端に光学式圧センサや圧電トランスデューサが組み込

まれたセンサバルーン（▶図3）が開発され，従来の圧トランスデューサよりも遅れのない正確な圧力を計測できるようになり，より至適なタイミングの調整が可能となっている。

**図3** センサーバルーンの構造

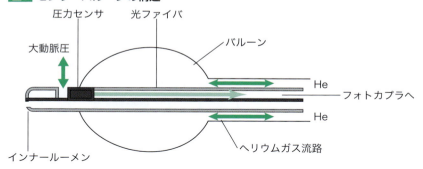

## IABP駆動装置の構造

### ■充填ガス

開発当初は，血液に溶けやすく万が一バルーンが破裂，リークした際，空気塞栓を起こしにくいという理由で，バルーンの膨張・収縮に炭酸ガスが使用されていた。しかし，炭酸ガスは重いため応答性が悪く，頻拍や不整脈に追随できないという欠点があった。現在は，バルーンの耐久性能が向上したことやカテーテルの細径化により，分子量の小さい不活性ガスであるヘリウムガスが使用されている。

### ■駆動装置

現在，わが国で販売されているIABP駆動装置（▶表1）は，応答性のよさからコンプレッサ駆動方式（▶図4）が採用されている。この方式は，コンプレッサで陽圧と陰圧を発生させ，陽圧と陰圧のタンクを電磁弁で切り替えることでバルーン内へヘリウムガスを移動させ，膨張と収縮を行っている。よって，電磁弁の切り替え動作のみで行えるため，応答速度が速いのが特徴である。

**表1** 主要メーカーの製品比較

| メーカー名 | MAQUET | MAQUET | MERA | ゼオンメディカル |
|---|---|---|---|---|
| 製品名 | CS300™ | CARDIOSAVE™ | Corart BP21 | ZEMEX CONSOLE908 |
| 総重量 | 88.1 kg | 51.8 kg | 39.5 kg | 47 kg |
| 内蔵バッテリ駆動時間 | 約135分 | 約90分 | 約60分 | 約90分 |
| 駆動方式 | デュアルヘッド・ダイアフラムポンプによるコンプレッサ方式 | スクロールコンプレッサ方式 | コンプレッサ方式 | ダイアフラムポンプによるコンプレッサ方式 |
| 消費電力 | 180 VA | 180 VA | 300 VA | 190 VA |
| 駆動ガス | ヘリウム | ヘリウム | ヘリウム | ヘリウム |

図4 コンプレッサ駆動方式

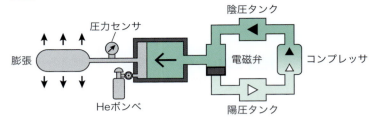

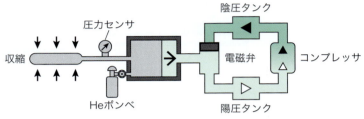

| IABPの効果 |

①シストリックアンローディング
②ダイアストリックオーグメンテーション

　IABPは，大動脈内に挿入されたカテーテルの先端側にある30〜40 ccのバルーンが，心臓の拍動に同期して拡張・収縮を繰り返すことで循環を補助している。

　IABPは，左心室が収縮して大動脈弁が開き，血液が駆出されるときに大動脈内のバルーンが収縮することで，大動脈内の圧力を下げて左心室が血液を駆出するときの抵抗を減らす効果（**シストリックアンローディング**）（▶図5）と，左心室が血液を駆出し終わり大動脈弁が閉じると同時に大動脈内のバルーンが

図5 シストリックアンローディング

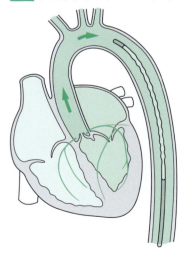

拡張することで，冠動脈や脳血管などの末梢動脈への血流を増大させる効果（**ダイアストリックオーグメンテーション**）（▶図6）との2つの効果で循環を補助している。

**図6** ダイアストリックオーグメンテーション

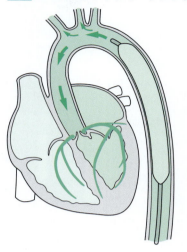

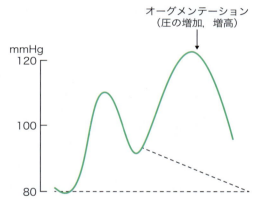

　▶図7がIABP使用時の血圧波形で，▶図8が通常の血圧波形である。
　一般的にはIABPによる心拍出量の増加は20％前後とされている。
　IABPの効果を心臓についてみてみると，「ダイアストリックオーグメンテーションによる拡張期の血圧上昇により冠動脈血流が増加し，システリックアンローディングによる血液駆出時の抵抗減少で心臓の収縮が楽になり，結果として心臓の酸素消費量が減少する」ことになる。このような点から，重症虚血心による循環不全にはIABPがとくに有効となる。

**図7** IABP使用時動脈圧波形

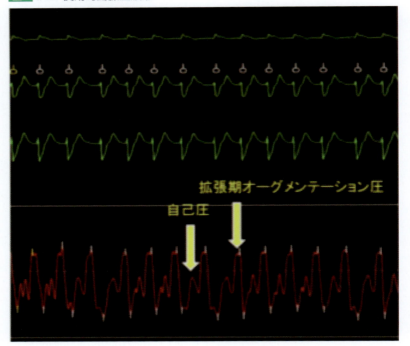

**図8** 通常動脈圧波形

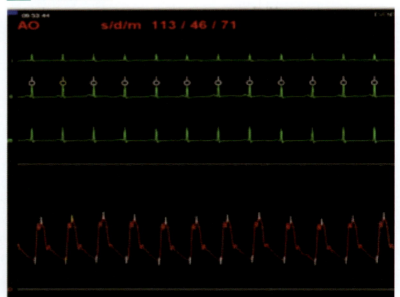

### IABP挿入の手順

　IABPバルーンは通常，挿入用のシースセット（▶図9）とバルーンカテーテルが個々に包装されている（▶図10）。
　IABPは通常，大腿動脈から局所麻酔下に穿刺法で挿入する。
　挿入の手順は次のとおりである。

①大腿動脈周囲を局所麻酔する。
②18Gの穿刺針で大腿動脈を穿刺する。
③シース用のガイドワイヤを挿入する。
④IABP用シースを大腿動脈に挿入する。
⑤IABPカテーテル用のガイドワイヤを用いてIABPカテーテルを下行大動脈に挿入する。
※シースを使用しない場合（シースレス法）では，大腿動脈を穿刺後，IABPカテーテル用ガイドワイヤを直接大腿動脈～下行大動脈に挿入し，シースレス用ダイレータで穿刺部を拡張し，その後IABPカテーテルを直接挿入する。
※IABPカテーテルのサイズは7Fが一般的であるが，6Fもあり，これは上肢の動脈からの挿入も可能である。

図9　挿入用シースセット

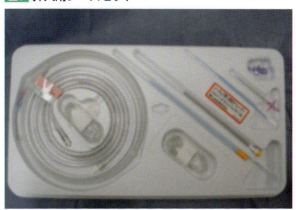

図10　バルーンカテーテル

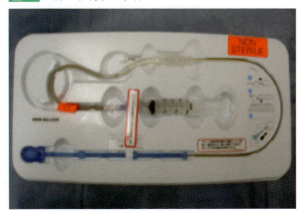

## IABPの管理
■駆動状態の確認

　IABP使用時には，電源コードや外部信号入力コード，バルーンカテーテル，心電図・血圧入力ケーブルなど，多くのラインが使用されている。確実に接続されているか，入力信号は適切に表示されているかなど，定期的に確認する必要がある。バルーンカテーテルは，バルーン内圧が上昇し破裂することの防止や，カテーテルが体内から引き抜かれることを防止するため，本体との接続部は抜けやすい構造になっているので，とくに注意が必要である。

①設定

　トリガモード・アシスト比・心電図や血圧などの入力方式などの設定が，医師の指示どおりになっているかを確認する。

②トリガタイミング（▶図11，12）

・心電図トリガ

　バルーンの膨張はT波頂点よりやや遅れた時点に，収縮はQRS波の直前にそれぞれ設定する。

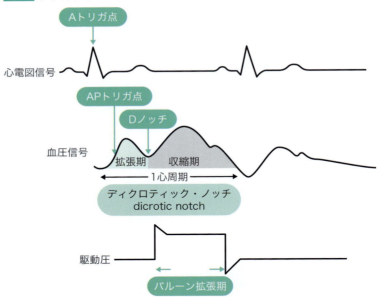

図11　トリガタイミング

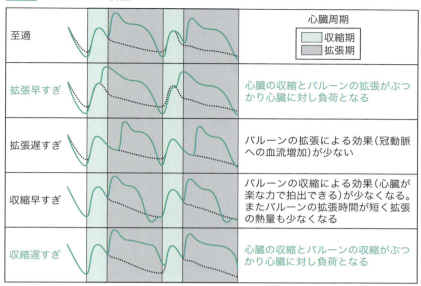

図12 タイミングの評価

・動脈圧トリガ

　大動脈弁が閉鎖する際に生じるディクロティックノッチ（▶図13）で開始されるように設定する。

　バルーン拡張による2つ目の波形は，「オーグメンテーション圧」とよばれる。

　適切なタイミングでないと心臓の後負荷が増大したり，効果が得られなかったりする。適切なタイミングであるかを常にモニタリングしておく必要がある。とくに，動脈圧トリガ時に，心房細動などの不整脈が生じた場合は，タイミングが大幅にずれ，心臓の収縮とバルーンの拡張が重なってしまう危険性がある。よって，動脈圧トリガは，適切な心電図信号が得られない場合（体動が激しい，電気メスなどの電気的ノイズの混入など）のみ使用することが大切である。

図13 ディクロティックノッチ

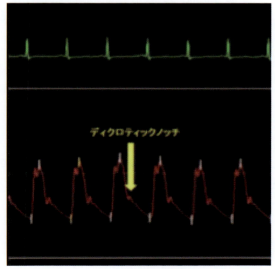

ディクロティックノッチは大動脈弁の閉鎖により形成される。

### ③アシスト比

心拍に対するIABP補助の比率のことである。毎心拍に補助を行う場合は1：1，2拍に1回補助を行う場合は1：2という表記となる。IABP抜去前は，徐々にその比率を下げていき，心機能を評価する。

### ④バルーン内圧波形

バルーン内圧波形により，タイミングとバルーン状態の確認ができる。心電図トリガでは，T波の終わりからQRSの開始まで拡張していることを確認する。バルーン内圧波形の変化で，ヘリウムリークやバルーンの拡張不良，延長チューブの折れ曲がりなどを知ることができる。

### ⑤ヘリウムガス残量

ボンベの元栓が開放されているか，ヘリウムガスの残量があるかを確認する。残量が不足している場合には，ヘリウムボンベを交換する。

### ⑥バルーンの位置確認

IABP開始時にバルーンを適切な場所（バルーン先端が鎖骨下動脈の2～3 cm下）に留置したとしても，心機能の改善とともに血流量が増加しバルーンが移動したり，バルーンカテーテルにテンションがかかって移動したりすることがある。位置が高くなると大動脈損傷，低くなると腹部臓器血流が阻害されるおそれがあるため，定期的に胸部X線画像でバルーンの先端を確認する。

## | IABPの適応 |

IABPの適応は次のように，血行動態が不安定な病態，重症虚血心，高リスクの心臓手術やインターベンション中の補助的使用がある。

### ①血行動態が不安定な病態
**・急性心筋梗塞に伴う病態**
広範囲梗塞による心原性ショック
- ・心室中隔穿孔
- ・乳頭筋断裂，乳頭筋不全による急性僧房弁閉鎖不全
- ・遷延する梗塞後狭心症

**・各種心疾患による心不全の急性増悪時**
- ・高血圧心，心筋症，心筋炎による心不全増悪
- ・弁膜症（大動脈弁閉鎖不全を除く）による心不全増悪

**・心臓手術後の人工心肺離脱困難例**

### ②重症虚血心
**・薬物治療でコントロールできない不安定狭心症でPCIやCABGへのつなぎ**
- ・左主幹部高度狭窄，重症3枝疾患による不安定狭心症

**・虚血に伴う難治性重症不整脈**
- ・繰り返す心室頻拍，心室細動

**・PCI不成功例のCABGへのつなぎ**

### ③高リスクインターベンションや心臓手術の補助的使用
・左主幹部病変や重症3枝疾患のPCIやoff pump CABG
・低心機能患者のPCIやoff pump CABG

### ④その他
・PCPSやLVAD使用時に拍動流を作る。
・敗血症や薬物中毒によるショックの治療。

## | IABPの禁忌 |

### ①中等度以上の大動脈弁閉鎖不全症
大動脈弁逆流を増悪させることがある。

### ②下行胸部〜腹部の大動脈瘤
破裂のリスクがある。

### ③大動脈解離
大動脈解離を増悪させる可能性がある。

### ④制御できない敗血症
血液内に異物があることで敗血症を増悪させる可能性がある。

### ⑤制御できない出血性疾患
IABP使用中はヘパリン投与が必要なケースが多い。

### ⑥大動脈〜腸骨動脈の蛇行が高度な場合
バルーンの損傷や血管壁の損傷を起こす可能性がある。

## | IABPの合併症 |

### ■動脈損傷・動脈解離
　カテーテル挿入時には，シースやガイドワイヤ，バルーン先端などによる機械的刺激によって動脈壁の穿破や解離を生じることがある。動脈瘤などの病変がある場合だけでなく，高度の動脈硬化，蛇行した血管，脆弱な動脈壁など損傷を起こしやすい患者も存在する。臨床症状として，突然の血圧低下や意識レベルの低下，顔面蒼白，腰背部痛，腹部膨満などが現れる。継時的なバイタルサインの測定や，顔色などの観察を行うようにしよう。

### ■出血，皮下出血，血腫，血小板減少
　ヘパリンなどの抗凝固療法を施行している患者でしばしばみられる。また，バルーンの収縮と拡張が原因で生じる血小板減少による出血傾向も1つの要因となる。経皮的にバルーンカテーテルを挿入する場合，挿入部からの出血や，皮下出血として全身に起こる場合もある。適切な抗凝固管理を行い，患者の安静度を保持しながら，定期的な挿入部や全身の観察を怠らないようにしよう。

### ■下肢虚血
　最も頻度の高い合併症は，バルーン挿入側の下肢に生じる虚血である。原因として，カテーテルによる血流の途絶や血栓形成，動脈損傷があげられる。最

補助循環

悪の場合，下肢の壊死に至ることがある。

臨床症状として，挿入側下肢の冷感やチアノーゼ，知覚・運動障害などがみられる（▶図14）。挿入側の足背動脈拍動の有無や，下肢皮膚の色調，温感と左右差，血行障害を示す患者の訴えなど，定期的に観察することが重要である。

### 図14 下肢のチアノーゼ

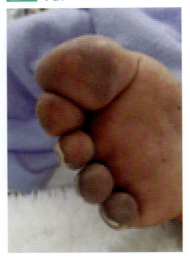

### ■バルーン損傷，破裂によるヘリウム塞栓

血管内でバルーンが破裂しヘリウムガスが一度に漏れると，重症な空気塞栓を生じてしまう。バルーンの損傷は，

> ①石灰化病変にバルーンが当たっていたために磨耗して穴が開いてしまった
> ②カテーテルが曲がった状態で駆動していて1箇所に負担がかかりそこが破けた
> ③挿入時にキズをつけてしまった（メス，針などで触れてしまった）
>
> など

によって起こる。バルーンが損傷すると，バルーンカテーテル内に血液が逆流してくる（▶図15，16）。IABP装置からは，ヘリウム漏れ警報やバルーン駆動内圧低下などの警報が発せられる場合もある。

### 図15 バルーンカテーテル内に逆流した飛沫状血液

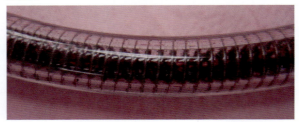

**図16** バルーン内に流入した血液

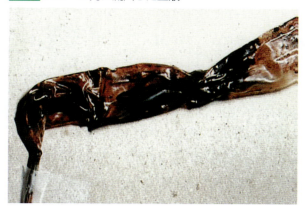

### ■血栓塞栓症

バルーン挿入部およびその血管末梢にみられることが多いが，バルーン先端に付着した血栓や大動脈内のソフトプラークが遊離し，全身の動脈に塞栓症を起こして臓器不全に陥ることがある．ACT値のコントロールとともに，末梢循環の確認，臓器の状態を検査データや臨床所見などで確認する必要がある．

### ■感染症

バルーンカテーテル挿入部位の発赤，排膿のほか，発熱，白血球値，CRPなどの全身の感染兆候に注意が必要である．もちろん，感染兆候があればバルーンカテーテルを抜去するか，反対側からの新しいカテーテルの入れ換えが必要となる．

● 文 献
1) 見目恭一 編：臨床工学技士 イエロー・ノート 臨床編, メジカルビュー社, 2013.

## まとめのチェック

☐☐ ① IABPの効果とはなにか述べよ。 ▶▶ ① ・シストリックアンローディング
・ダイアストリックオーグメンテーション

☐☐ ② IABPのタイミングを合わせる指標について述べよ。 ▶▶ ② 心電図・血圧波形

☐☐ ③ IABPの駆動に使用するガスはなにか述べよ。 ▶▶ ③ ヘリウムガス

☐☐ ④ IABP作動中の観察ポイントについて述べよ。 ▶▶ ④ ・患者　：血圧・心拍数・血液ガス
挿入部の出血の有無
挿入肢末梢の脈，皮膚色，皮膚音
・装置　：トリガタイミング
バルーン内圧波形
ヘリウムガスの残量

戸部　智・加納寛也

# V-A ECMO

## 機械の仕組み

### ■歴史

体外式膜型人工肺（ECMO：extra corporeal membrane oxygenation）は，1963年にKolobow（コロボウ）によって開発され，その優れた耐久性から許容体外循環時間が一気に延長した。そして1960年代後半からECMOの概念が形成されていった。

1983年，Phillips（フィリップス）らは遠心ポンプとカテーテルを組み合わせた閉鎖回路による動静脈バイパスを考案し，臨床応用を行った。右心房に還流する静脈血を酸素化した後，動脈系へバイパスする流量補助法である。重症呼吸不全，心肺蘇生（しんぱいそせい）手段のみならず，心原性ショックに対する機械的補助循環手段〔経皮的心肺補助（PCPS：percutaneous cardiopulmonary support）（cardiac V-A ECMO）〕として用いられている（▶図17）。

**図17** V-A ECMO回路図

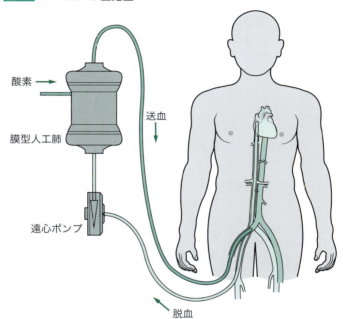

### ■構造

血液を体内から体外へ導き出すために脱血カニューレ，血液を送り出すための血液ポンプ（遠心ポンプが主流），静脈血を酸素化させる人工肺，体外からの

**補足**

●V-A
　V：静脈脱血
　A：動脈送血

\POINT!!/
①脱血カニューレ：静脈血を体外に導き出す。
②血液ポンプ　　：血液を引き込み駆出する。
③人工肺　　　　：静脈血を酸素加させ動脈血とする。
④回路　　　　　：循環血液で満たされる。
⑤送血カニューレ：動脈血を体内へ送り込む。

図18 ECMO大腿静脈用脱血カニューレ

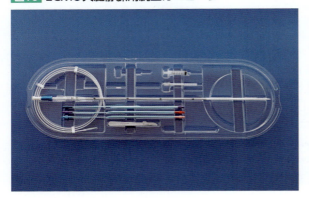

図19 ECMO大腿動脈用送血カニューレ

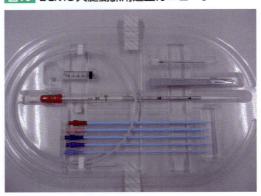

血液を体内に送り込む送血カニューレから構成される（▶図18, 19）。

### ■基本原理・効果

補助循環による動脈圧に抗して大動脈弁の解放を妨げ，左心室は拡張し，心筋障害が増悪する可能性もあるので，不用意な高流量は危険である。また，右心房から脱血するため**前負荷**[*1]の軽減につながり右心不全には有効である。

心原性ショックに陥った患者に対し，迅速にV-A ECMO（cardiac ECMO）を導入することにより救命率が改善されるという。これは，早期導入することによりショック循環から離脱でき，結果的に冠循環が改善し，心筋回復を促進すると考えられる。

比較的迅速に導入できる本法により，まずは，冠循環，脳循環をはじめとする重要臓器への灌流を確保し，心原性ショックからの離脱を図る。

また，重症肺障害で用いるV-A ECMO（respiratory ECMO）の場合は，強力な呼吸補助効果とともに肺循環を短絡できる。しかし，心機能良好な患者の場合，大腿動脈からの逆行性送血を行った場合，**後負荷**[*2]が増大し，また，心拍出量に打ち勝つことができず，冠動脈，脳循環に酸素化された血液を機械側か

> **用 語 アラカルト**
> 
> \*1 前負荷
> 心臓が収縮する直前に心室にかかる負荷（容量負荷）のこと。
> 
> \*2 後負荷
> 心臓が収縮した直後に心臓にかかる負荷（圧負荷）のこと。

図20 V-A ECMO装置

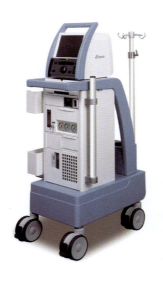

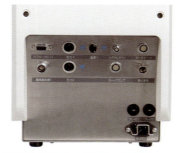

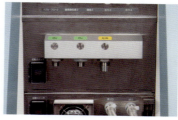

〔HCS-CFP（UNIMO）：
泉工医科工業〕
（許可を得て掲載）

ら送血できないことから，送血部位の選択がこの場合は重要になる。また，後述されるV-V ECMOへの変更も考慮する必要がある。

## | 適応と禁忌 |

### ■適応

#### ・急性心筋梗塞，心筋炎などショック状態

開心術後の急性心不全，重症不整脈，急性肺動脈塞栓症，重症呼吸不全（肺胞動脈血酸素分圧較差：$AaDO_2>610$ mmHgが8時間以上持続，$PaO_2<40$ mmHgまたはpH<7.15が2時間以上，NO療法が無効），拡張型心筋症などの急性増悪，重症PCI施行補助など。

#### ・新生児

①胎便吸引症候群（MAS：meconium aspiration syndrome）
②呼吸窮迫症候群（RDS：respiratory distress syndrome）
③横隔膜ヘルニア
④胎児循環遺残症（PFC：persistent fetal circulation）

### ■禁忌

高度末梢動脈硬化症，最近の脳血管障害，血液凝固異常，激しい出血傾向，末期がん患者，不可逆性脳障害，激しい外傷性出血例，常温での詳細不明の心肺停止例，遷延性心停止，脳死症例など。

## | 導入と管理 |

### ■導入

V-A ECMO導入が決定すると，臨床工学技士は回路の充填（プライミング）を行う。生理食塩水または，リンゲル液を使用しプライミングを行う。回路は，閉鎖回路となっており回路内の空気は人工肺からファイバのガス側に陽圧がかかり空気抜きを行うことができる。

基本的には全身麻酔を必要とせず，局所麻酔下にて大腿動脈，大腿静脈を穿刺または外科的に露出し，血管を確保する。症例に応じて鎖骨下動脈，腋窩動脈を用いることもある。送血，脱血カニューレ留置後，準備できた回路と接続をし，血液ポンプを回転させ酸素を人工肺に流し導入開始となる。

脱血カニューレは先端が右心房に到達するように留置し，十分な脱血量を得ることが重要である（閉鎖回路のため，脱血流量と送血流量は同じである）。

### ■流量の決定

運転施行が確認できたら，十分な灌流量を得ているかどうかを確認し，血行動態の変動を監視する。同時に動脈圧を上昇させることにより左心室の後負荷は増大するため，不必要な高流量は避けるべきである。動脈圧が保たれ，尿量が維持できるようであれば混合静脈血酸素飽和度65％以上を目標とする。

### ■抗凝固

ECMO管理中は，ACT（activated clotting time：活性化全凝固時間）200～250秒程度で抗凝固管理する施設が多い。しかし，ACT200秒をこえると出血性の合併症が増える。抗凝固剤はヘパリンを用いて管理するが，出血傾向が強い症例においてはナファモスタットメシル酸塩を用いる場合もある。不十分な

場合や長期使用により血液ポンプや，人工肺に血栓を生じることがある（▶図21）。その場合は，回路交換も視野に入れる必要がある。

### 図21 血栓形成

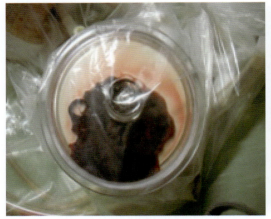

a　遠心ポンプ内血栓

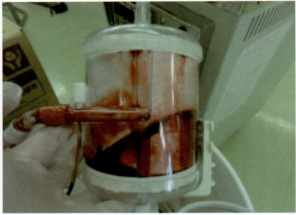

b　人工肺内血栓

#### ■人工肺の劣化

人工肺を使用していると，ガス出口から水滴が垂れてきたり（wet lung），血漿成分を含んだ水分に泡状の血漿漏出が出現したりすることがある（▶図22）。これが原因による人工肺ガス交換不良を引き起こす要因ともなる。

予防策としては，人工肺に対するこまめな酸素送付によるガスフラッシュが有用である。

### 図22 wet lungと血漿漏出

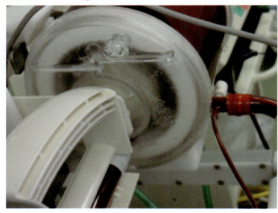

a　wet lung

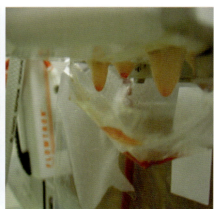

b　血漿漏出

#### ■その他

V-A ECMOは閉鎖回路であり，手術で用いる人工心肺とは異なり全身の血液すべてを脱血し送血することはできず，せいぜい全身サポートの7～8割が限界である。このため，肺血流量が少なからずあるため，必要最低限の人工呼吸器のサポートが必須である。

施行は，長期にわたる可能性もあるため，回路内血栓や人工肺の劣化について十分な管理が必要となる。

### V-A ECMOの利点

①全身の酸素効率がよい。
②肺循環動態に影響されにくい。
③右心室の前負荷を軽減することにより左心室前負荷の軽減をもたらす。

### V-A ECMOの欠点

①左心系に返血することによる空気塞栓の危険性。
②左心室より駆出される低酸素血の影響による心筋低酸素状態が危惧される。
③動脈圧を上昇させることにより左心室後負荷が増大する。

## 離脱

　動脈圧，肺動脈圧，尿量を確認しながら徐々にECMO流量を減少させる。心臓超音波検査は非侵襲的に心臓機能評価ができるため非常に有用である。
　補助流量は1 L/分程度まで減少することができ，自己心拍による血行動態の安定，血液ガスデータの安定が確認できればon-offテストを行うことで，自己の心拍出，ガス交換による安定化を確認することが可能であるが，流量が減ると人工肺や回路内に血栓形成の危険性が生じるため，予防的に1,000単位ほどヘパリンを投与したり，ACT測定値によって一時的にポンプを停止させ，その間に患者自身の血行動態を確認し，問題なければECMO離脱，抜去となる。しかし，離脱可能であっても数時間後に低心拍出症候群（LOS：low output syndrome）に陥り，再度ECMOサポートになる症例もある。

## V-A ECMOの合併症

### ■下肢虚血

　下肢送血カニューレの挿入により下肢に虚血が生じた場合，末梢側に送血する必要がある。その際，代謝性筋腎症候群（MNMS：myonephropathic metabolic syndrome）の発生に注意する。

### ■脱血不良

　V-A ECMO施行中は体液管理が重要であるが，カニューレ挿入部位からの出血などによる体液量減少により脱血不良が生じ，目標とするV-A ECMOの流量を得ることができなくなる。この際，急激な脱血不良によるチューブ内の血液が強い陰圧にさらされたとき，**キャビテーション現象**[*3]が生じる可能性があるため適切なアラーム設定が必要である（▶図23）。

> **用語アラカルト**
> ＊3　キャビテーション現象
> 液体が強い陰圧にさらされたときに，液体中に存在する微小な気泡核中に液体の蒸気が気化したり溶存気体が拡散したりすることで大きな蒸気泡や気泡が顕在化する現象のこと。

**図23** キャビテーション現象

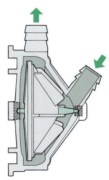
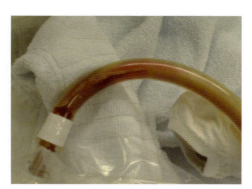

a　遠心ポンプの構造　　b　実際に起こったキャビテーションによる回路エアー

### ■その他

　ECMO施行されている患者はcompromised host（免疫機能低下患者，抵抗減弱患者）と考え，感染の防止に最大限の注意を払うべきである。ECMOからは離脱したものの感染を契機に多臓器不全に陥り，救命できないことは少なからず経験することである。

### ● 文 献
1) 井野隆史, 安達秀雄 編: 最新体外循環, 金原出版, 2003.
2) 見目恭一 編: 臨床工学技士 イエロー・ノート 臨床編, メジカルビュー社, 2013.

---

## まとめのチェック

### ■V-A ECMO

| | | |
|---|---|---|
| ☐☐ 1 | **V-A ECMOの構成について述べよ。** | ▶▶ 1 送脱血カニューレ，人工肺，遠心ポンプ，回路からなる。 |
| ☐☐ 2 | **ECMO中の抗凝固療法について述べよ。** | ▶▶ 2 ヘパリン，またはナファモスタットメシル酸塩を用い，ACT200～250秒で管理。 |
| ☐☐ 3 | **キャビテーション現象について述べよ。** | ▶▶ 3 液体が強い陰圧にさらされると，液体中に存在する微小気泡や大きな蒸気泡が顕在化すること。 |
| ☐☐ 4 | **ECMO管理時，全身麻酔は必要かどうかについて述べよ。** | ▶▶ 4 全身麻酔は必要としない。局所麻酔下にて導入する。 |
| ☐☐ 5 | **ECMO流量の決定にはなにを目安にするのか述べよ。** | ▶▶ 5 混合静脈血酸素飽和度$SvO_2$：65%以上を目標とする。 |
| ☐☐ 6 | **人工呼吸器は必要かどうかについて述べよ。** | ▶▶ 6 ECMOは全身の7～8割のサポートが限界であり，肺血流があるため，必要最低限の人工呼吸サポートが必要。 |

橋本　悟・八木克史

# V-V ECMO（静脈脱血—静脈送血体外式膜型人工肺）

## 呼吸不全への補助循環

　肺機能が著しく低下している重症呼吸不全では，高機能型人工呼吸器でも患者管理ができない症例がある。V-V ECMO（veno-venous extra corporeal membrane oxygenation）は重症呼吸不全からの脱却，また肺の創傷治癒と肺機能の改善を目的に肺に流入する血液，つまり静脈血を膜型人工肺などで酸素化して肺の仕事量を軽減させる治療法[1]である。システムの概要は，簡易型心肺補助システム（PCPS：percutaneous cardiopulmonary support）を応用し，遠心ポンプにより静脈脱血と人工肺を経由した静脈への送血を行う。

### ■V-V ECMOの構成

　基本的にV-A ECMO（PCPS）と同じである。遠心ポンプシステム，人工肺，血液回路，吹送ガスシステム，熱交換装置などで構成される（▶図24）。血液回路は閉鎖型の構成であり，血液は大気と接触しない（▶図25, 26）。

> **補足**
> 
> ●V-V
> 　V：静脈脱血
> 　V：静脈送血

**図24** V-V ECMO装置例

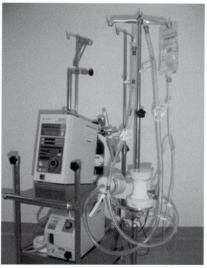

（キャピオックス®EBS®エマセブ®：テルモ社）

**図25** 閉鎖型補助体外循環システムの構成

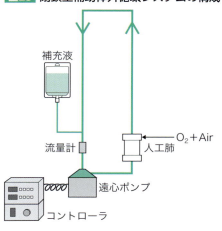

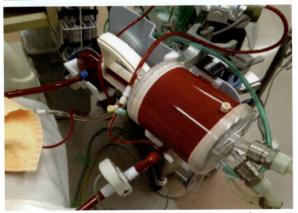

図26 実際の人工肺，遠心ポンプ，流量計
(キャピオックス®カスタムパックEBS心肺キットLXタイプ：テルモ社)

### ■V-A ECMO（PCPS）との違い

体外循環システムは同じでも，送血と脱血の位置により目的や患者管理法で大きく異なる（▶表2）。

表2 V-VとV-Aの比較

|  | V-V ECMO | V-A ECMO（PCPS） |
| --- | --- | --- |
| 人工呼吸 | rest lung *4 | standard |
| ヘマトクリット値 | 35％以上 | 25％以上 |
| ACT（秒）*5 | 160±10 | 200±20 |
| モニタ | A line（$SaO_2$），エコー，X線撮影 Swan-Ganzカテーテル（CI，$SvO_2$） | |
| 脱血部位 | 内頸 → 上大静脈右心房付近 鼠径 → 下大静脈肝静脈付近 | 鼠径 → 下大静脈右心房付近 |
| 送血部位 | 上下大静脈内でシャントさせ，右心系に流入させる | 鼠径 → 総腸骨動脈付近 |
| 送血量 | 2～3 L/min | CI：2.0～2.4 L/min/m² |
| $SvO_2$ | 80％以上 | 80％以上 |
| 長所 | 冠動脈へ酸素加血供給 | 強力な循環補助効果 |
| 離脱テストと操作 | 人工呼吸器の作動条件を上げ，肺機能確認後，循環はそのままに吹送ガス$FiO_2$＝room air（0.21），さらに吹送ガスを停止 | エコーなどでLVEF，血圧，血液ガス分析，送血量の半減（循環作動薬増量） |
| 離脱 | V-V ECMOの送脱血循環を停止 | 自己心による収縮期血圧に逆流しない程度に送血量を低下させ，問題なければ完全に停止 |

CI（cardiac index：心係数）
LVEF（left ventricular ejection fraction：左室駆出率）

### ■カニュレーション

脱血と送血のカニュレーションは静脈穿刺法（セルジンガー法*6：▶図27），または静脈切開法（皮膚小切開*7）を用いて，内頸静脈から上大静脈，鼠径部大腿静脈下大静脈を経由して右心房付近にそれぞれカニューレ先端を留置する（▶図28）。V-V ECMOの様子を▶図29に示す。

---

**用語アラカルト**

*4 rest lung
肺の仕事過多，酸素中毒を防ぐ目的で人工呼吸条件を軽減する方法。V-V ECMO中は，人工呼吸条件の$FiO_2$，換気回数や一回換気量，PEEP（positive end expiratory pressure：呼気終末陽圧）を低下させ，肺の創傷治癒を考慮しなくてはならない。また，V-V ECMOの最大のメリットであるrest lungでの酸素中毒防止でもある。

*5 ACT
ヘパリンコーティングなどの生体適合性材料による器材とした場合の値である非適合材料での器材ではこれより，30～50秒延長させた方が安全である。

*6 Seldinger法
皮膚から血管内へカニューレやカテーテルを留置する手法。血管に細い針を穿刺し，ガイドワイヤを挿入しそれに沿ってカテーテルなどを誘導して挿入していく。ECMOのカニューレは太いので，ガイドワイヤに沿って皮膚や組織，血管の拡大を数回繰り返す。

| 用語 アラカルト

*7 皮膚小切開
　（cut down法）
局所麻酔下に皮膚切開を行い，静脈を露出する。血管テープなどで静脈を確保し，直接カテーテルやカニューレを挿入する方法。抗凝固剤を用いるECMOでは，コントロールが困難な出血点になることがある。

### 図27 セルジンガー法によるカニュレーションの様子

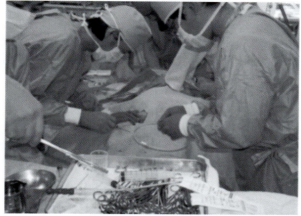

（市立大津市民病院のご厚意による）

| 補足

●送脱血カニューレ
　V-V ECMOではV-A ECMOに用いる脱血カニューレを2本用いてそれぞれ送脱血とすることが多い。脱血・送血部位は患者の病態，血管の確保上の問題などで固定したものではない。臨機応変に決定することが多い。

### 図28 V-V ECMOの送脱血例

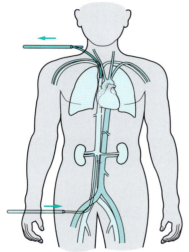

脱血＝内頸静脈 → 上大静脈 → 先端部を右房付近
送血＝鼠径部 → 大腿静脈 → 下大静脈 → 先端部を右房付近

| 補足

●V-V ECMO用器材
　本療法では遠心ポンプ，人工肺などV-A ECMOより長期耐久型のものが用いられる。

### 図29 左右鼠径部からの送脱血例

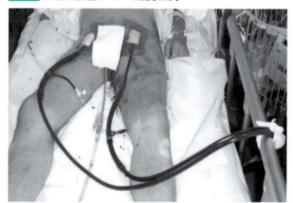

送血は右鼠径部より右心房付近へ，脱血は左鼠径部より下大静脈内肝静脈付近へ。

## ＼ POINT‼ ／

### ●P/F ratio
### （PaO₂/FiO₂比）

呼吸状態の酸素化を簡潔に評価する指標値。正常者はroom air（0.21）に対してPaO₂＝90 mmHgとすれば，90/0.21＝430程度になる。高濃度酸素吸入下にP/Fが低いのは呼吸不全と一見して理解できる。

ARDSの診断基準の1つはP/F＜300といわれている。

本療法は，高度人工呼吸器でも改善しない肺に対して適応される治療である。rese lungを行える長所がある。

離脱（ON-OFF test）では吹送ガス停止から数時間はそのまま循環を維持させて，生体肺の回復を評価すること。

## ■V-V ECMOの適応[2]

PEEP 15〜20 cmH₂O以上とした人工呼吸管理下に6時間以上でP/Fの改善がなく，かつ呼吸性アシドーシスが進行する場合，CI（心系数）の低下がなくP/F≦80をもって導入判断とする。▶表3の疾患や，気管狭窄時の挿管操作の補助，気管部周辺手術の麻酔時呼吸補助（一時的呼吸停止など）。また，本療法の適応外として▶表4の疾患や患者背景がある。

### 表3 V-V ECMO導入を考慮する疾患[3]

- 肺炎（ウイルス性，誤嚥性，カリニ性）
- 敗血症によるARDS（acute respiratory distress syndrome：急性呼吸促迫症候群）
- 術後や外傷などによるARDS，ALI（acute lung injury：急性肺損傷）
- 白血病，悪性リンパ腫などのARDS
- PCPS（V-A ECMO）後の強度肺水腫

### 表4 V-V ECMOの禁忌，適応外

- 不可逆的な基礎疾患
- 末期がん
- AIDS（acquired immune deficiency syndrome：後天性免疫不全症候群，エイズ）
- コントロール困難な出血

## ■離脱（ON-OFF test）

本法は静脈内で酸素加した血液をシャント循環させ，その一部の血液が右心系循環として肺へ流れることで成立している。したがって，肺の回復に合わせてシャントしている血液の酸素加を低下させるだけで生体肺の本来の機能を評価することができる。臨床的には人工呼吸器の仕事量を上げていき，**シャント循環はそのままで人工肺に添加する吹送ガスを停止**させ完全な生体肺への呼吸に移行し，血液ガス分析検査などをもって慎重に離脱を行う。

## ■応用

重篤な心不全に対して循環補助を目的としたV-A ECMO（PCPS）を用いることがある。送血量＝脱血量の状況が安定した補助効果を生むが，臨床では血管内水分量低下による脱血不良の発生など不安定になる要素も多く，その防止対策として大量の輸液や輸血を行う。その結果，全身への浮腫と肺水腫などを引き起こし，V-A ECMOからの離脱はできても回復した心機能は，自身の肺機能低下による低いpO₂の冠動脈への循環により再び悪化する可能性がある。

浮腫に対して利尿剤投与，場合によってはCRRT（continuous renal replacement therapy：持続的腎代替療法）〔CHD（continuous hemodialysis：持続的血液透析），CHDF（continuous hemodiafiltration：持続的血液ろ過透析）など〕を併用した患者管理を選択するが[4]，難渋する場合は再度V-V ECMOで評価することも重要である。

## ● 文献

1) Gail M. Annich, William R.Lynch, Graemae Maclaren, et al.: ECMO 4th Edition, ELSO, 87-182, 2015.
2) 今井　寛: ECMO　歴史と現状－respiratory ECMOを中心に－. 日本体外循環技術医学会教育セミナーテキスト第33号, 77-81, 2017.
3) 青景聡之: ECMOの生理学, 救急・集中治療, 26(11・12), 1415-1421, 2014.
4) 日本集中治療医学会: 集中治療専門医テキスト, 総合医学社, 2015.

## まとめのチェック

### ■ V-V ECMO

| | | |
|---|---|---|
| ☐☐ 1 | 送脱血カニューレの先端位置を述べよ。 | ▶▶ 1 内頸静脈と大腿静脈からカニューレを挿入し，カニューレ先端は右心房をはさむ上下大静脈内付近に留置する。あるいは両側の大腿静脈から下大静脈内右心房付近に留置することもある。留置後はX線撮影または超音波エコーなどで位置の確認が必要である。 |
| ☐☐ 2 | V-V ECMOの目的を述べよ。 | ▶▶ 2 心機能が正常な重症呼吸不全で，あらかじめ酸素化した静脈血を肺循環させ，肺の仕事量を軽減させる，高濃度酸素中毒を回避させる目的で行う治療法である。 |
| ☐☐ 3 | V-V ECMOシステムの構成を述べよ。 | ▶▶ 3 V-A ECMO（PCPS）とまったく同じ構成で，閉鎖型血液回路，遠心ポンプ，人工肺，吹送ガス装置，熱交換装置である。 |
| ☐☐ 4 | V-A ECMOと比較した人工呼吸管理を述べよ。 | ▶▶ 4 V-A ECMOは通常の呼吸条件を用いるが，V-V ECMOでは酸素化した静脈血を循環させるため，人工呼吸器による肺損傷と肺の仕事量が軽減でき，一回換気量，呼吸回数，PEEP，$FiO_2$などを低下させたrest lungが行える。 |
| ☐☐ 5 | V-V ECMO中の肺の回復評価方法を述べよ。 | ▶▶ 5 人工呼吸器の換気条件をもどし，V-V ECMOの血液流量を維持したまま吹送ガスの酸素濃度を下げる，または停止し，血液ガス分析検査や$SvO_2$，$SpO_2$の変化を評価するON-OFF testを実施する。 |
| ☐☐ 6 | V-V ECMO中のACT（活性化凝固時間）は何秒くらいがよいか述べよ。 | ▶▶ 6 通常は抗凝固剤の間欠的な投与により，静脈内の循環と補助循環システムへの血栓防止を目標に160秒くらいで管理する。 |
| ☐☐ 7 | セルジンガー法の手順を述べよ。 | ▶▶ 7 通常の注射針で血管穿刺を行い，ガイドワイヤをとおして注射針だけを抜去する。さらに，ガイドワイヤの中心に目的のカテーテルやカニューレをとおして血管に挿入し，ガイドワイヤを抜き去るとカテーテルが血管内に留置されることになる。 |

補助循環

## まとめのチェック

□□ 8 V-A ECMO離脱後の呼吸不全はなぜいけないのか述べよ。

▶▶ 8 V-A ECMO中の循環を安定させるための輸液などにより血管内水分量の維持を行う。その結果, 離脱後に肺や腸などに浮腫として多くの水分が残る。肺水腫などで肺機能が低下した場合に人工呼吸器で改善しない低$pO_2$の動脈血が冠動脈に流入し, 再び心機能を低下させるためである。

□□ 9 V-A ECMOとV-V ECMOのACT適正値はどれくらいか述べよ。

▶▶ 9 実施施設によっても異なるが通常V-Aで200±20秒, V-Vで160±10秒くらいに抗凝固療法を行う。

戸田宏一・丸山雄一

# VAD（補助人工心臓）

## 概要：日本における補助人工心臓治療の流れ

　日本での補助人工心臓治療は，1980年に三井記念病院で開心術後の体外循環離脱困難症例に東大型補助人工心臓が使用されたことにより始まり，その後2012年までの間に1,447例が登録されているが，その大半が体外設置型補助人工心臓であった。体外設置型として1994年に東大型VADと国立循環器病センター型ニプロVADが，2001年にBVS5000が保険償還され，本格的な補助人工心臓治療が開始された。

　一方，植込型補助人工心臓の臨床導入は2004年のNovacor®に始まるが施設認定基準が極端に厳しく，管理費など十分な保険償還が得られなかったため，その後2年で日本から撤退することとなった。その後数年間，日本での植込型補助人工心臓治療は停滞した。しかし，2011年EVAHEART®，DuraHeart®が正式に保険償還されて以降，2013年にHeartMateⅡが，2014年にはJarvik2000®が保険償還され，日本での植込型補助人工心臓治療が本格的に動き出すこととなった。

## 補助人工心臓とは

　補助人工心臓（VAD：ventricular assist device）とは，

> ①心臓の左心室補助を目的としたLVAD（left ventricular assist device：左心補助人工心臓）
> ②右心室補助を目的としたRVAD（right ventricular assist device：右心補助人工心臓）
> ③両心室補助を目的としたBiVAD（biventricular assist device：両心補助人工心臓）

の3種類が存在し，補助を行う心臓の部位によってその呼び名が違ってくる。

　それぞれ心臓につけられたポンプの働きによって心室内から血液を吸引脱血し，その血液を全身または必要とされている部位に送り出すことによって，体が必要とする循環血液を維持する装置である。また，経皮的心肺補助装置（PCPS：percutaneous cardiopulmonary support）や大動脈バルーンパンピング（IABP：intra-aortic balloon pumping）と同じ補助循環装置の一種でもある。

### 補足

●植込型は左心室補助

　基本的に植込型は左心室補助（LVAD）としての使用を前提としており，右心室補助（RVAD）での使用は考えられていない。したがって，右心室補助（RVAD）は体外設置型が第一選択となる。

補助循環

補助人工心臓（VAD）は大きく分けて，ポンプ本体が体の外にでている体外設置型と，ポンプ本体が体内に植込まれている植込型に分けることができる（▶図30）。

さらに，血液の循環方式として拍動流型と定常流型に分類することができる（▶図31）。

**図30** 体外設置型・植込型分類

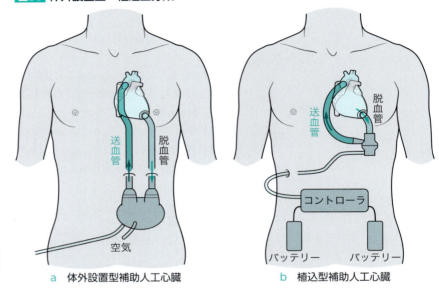

a 体外設置型補助人工心臓　　b 植込型補助人工心臓

**図31** 補助人工心臓分類

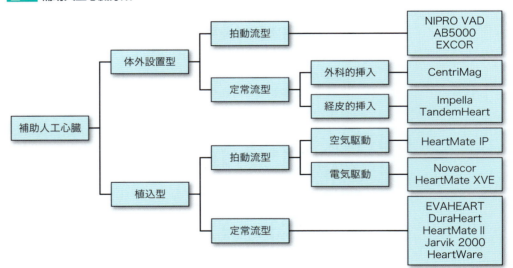

## 心不全とは

心臓は血液を全身に送り出すポンプの働きをしている。その心臓のポンプ機能が正常に働かなくなった状態を心不全とよぶ。心不全の原因としては，虚血性心疾患，心筋症，弁膜症，先天性心疾患などがある。心不全の治療方法として，まず薬物療法，非薬物療法〔ペースメーカやCRT（cardiac resynchronization therapy：心臓再同期療法）などの植込み〕などの内科的治療や外科的治療（冠動脈バイパス術，弁形成術など）が行われる。しかし，これらの治療で効果が得

られないような重症心不全に対しては，心臓移植や補助人工心臓装着が残された治療法となる。

## 補足

日本における補助人工心臓治療を必要とする疾患1位は拡張型心筋症である（▶図32）。

● **拡張型心筋症**

心筋の細胞の性質が変わっていき，心室の壁が薄く伸び，心内腔が大きくなる病気をいう。病態として，心臓の壁が伸びて薄くなり（とくに左心室），薄くなった筋肉がうまく収縮することができなくなる（▶図33）。その結果，血液をうまく送り出せなくなり，うっ血性心不全となる。左心室の血液を送り出す力は，心臓の壁が薄く伸びるほど弱まるため，心拡大と心筋収縮力低下の程度で重症度が決まってくる。

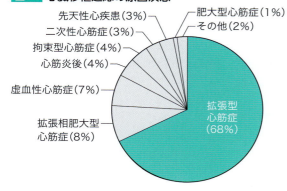

図32 心臓移植適応の原因疾患

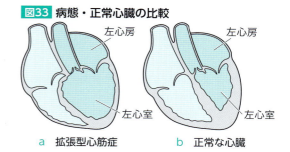

図33 病態・正常心臓の比較
a 拡張型心筋症　b 正常な心臓

### 心不全の重症度分類

心不全の重症度を分類するために，NYHA（New York Heart Association）分類（▶表5）やAHA/ACC（American Heart Association/American College of Cardiology）分類（▶表6）などが用いられている（▶表7）。

#### 表5 NYHA分類

| | |
|---|---|
| Ⅰ度 | 心疾患はあるが身体活動に制限はない。日常的な身体活動では著しい疲労，動悸，呼吸困難あるいは狭心痛を生じない。 |
| Ⅱ度 | 軽度の身体活動の制限がある。安静時には無症状。日常的な身体活動で疲労，動悸，呼吸困難あるいは狭心痛を生じる。 |
| Ⅲ度 | 高度な身体活動の制限がある。安静時には無症状。日常的な身体活動以下の労作で疲労，動悸，呼吸困難あるいは狭心痛を生じる。 |
| Ⅳ度 | 心疾患のためいかなる身体活動も制限される。心不全症状や狭心痛が安静時にも存在する。わずかな労作でこれらの症状は増悪する。 |

#### 表6 AHA/ACC分類

ステージA　危険因子を有するが，心機能障害がない
ステージB　無症状の左室収縮機能不全
ステージC　症候性心不全
ステージD　治療抵抗性心不全

#### 表7 AHA/ACC・NYHA分類

| AHA/ACC | Stage A | Stage B | Stage C | Stage D |
|---|---|---|---|---|
| NYHA | | Ⅰ | Ⅱ・Ⅲ | Ⅳ |

## | 補助人工心臓の適応基準 |

心不全の重症度分類とは別に，補助人工心臓の適応基準分類が存在する。

国際的な適応基準としては，INTERMACS Profile：1〜7に規定されているが，日本ではINTERMACSを元に作成したJ-MACS：1〜7で分類されている（▶表8）。

お互いの評価レベルは同等であり，レベル1は体外設置型補助人工心臓の適応，レベル2〜3は植込型補助人工心臓の適応とされている。レベル4では特殊な理由のある症例に限り植込型補助人工心臓の適応とされている。

### 表8 INTERMACS（J-MACS）Profile

| Profile | INTERMACS | J-MACS | INTERMACSの<br>ニックネーム | 適応決定の時間 |
|---|---|---|---|---|
| 1 | critical cardiogenic shock | 重度の心原性ショック | Crash and burn | 時間単位 |
| 2 | progressive decline | 進行性の衰弱 | Sliding fast | 日単位 |
| 3 | stable but inotrope dependent | 安定した強心薬依存 | Dependent stability | 週単位 |
| 4 | resting symptoms | 安静時症状 | Frequent flyer | 月単位 |
| 5 | exertion intolerant | 運動不耐用 | House-bound | |
| 6 | exertion limited | 軽労作可能状態 | Walking wounded | |
| 7 | advanced NYHA Ⅲ | 安定状態 | | |

## | 補助人工心臓の使用目的 |

補助人工心臓は，その使用目的に応じて次のように分類することができる。

### ①BTT

心臓移植までのつなぎとしての使用をBTT（bridge to transplant）とよぶ。現在，日本で植込型VADの保険償還条件とされているのはBTTとしての使用だけであり，長期にわたる心臓移植待機期間を乗り切るために使用されている。

### ②BTC

補助人工心臓植込みに際して心移植の適応判定が直ちに下せない場合もありうる。そこで，将来的に移植申請可能な状態に到達したら移植適応の判定をするという目的で，移植適応の判断を保留にして補助人工心臓植込みを行うことをBTC（bridge to candidacy）とよぶ。

### ③DT

重症心不全で心臓移植登録の可能性がまったくない場合，そのような症例に対する半永久的な使用としての補助人工心臓の治療をDT（destination therapy：最終治療）とよぶ。欧米ではDTとしてのVAD植込みの普及が急速に進んでいるが，現在の日本では保険上承認されてはいない。

### ④BTB

救命目的で体外設置型補助人工心臓装着後，全身状態が回復し心臓移植適応となった際，植込型補助人工心臓への植替えを行うことをBTB（bridge to bridge）とよぶ。

### ⑤BTD

BTD（bridge to decision）とは，心臓移植の適応判断ができるまでの救命手

段として体外設置型補助人工心臓の装着を行うも、本来、体外設置型補助人工心臓の適応も不明な症例に対する場合を意味する。

### ⑥BTR

重症心不全患者で自己の心機能が回復することを期待して補助人工心臓を装着することをBTR（bridge to recovery）とよぶ。ただし、必ずしも植込み当初から回復することを目標にするわけではない。また、救命目的に体外設置型補助人工心臓を装着した後、心機能が回復し補助人工心臓を離脱した場合もBTRとよぶ。

---

**補足**

#### ●半永久的な使用

日本での補助人工心臓のおもな使用目的は心臓移植までのつなぎとしてのBTTであるが、今後、欧米同様に半永久的な使用としてのDTの使用も検討されている。

---

## | 適応疾患 |

### ■体外設置型補助人工心臓

体外設置型VADの保険償還条件は開心術後の人工心肺離脱困難症例や心原性循環不全症例となっている。当初体外設置型VADは短期間の使用を前提としていたため、移植待機のような長期間の使用は考えられていなかった。ただし、必ずしも移植へのブリッジを前提としていないのが体外設置型VADの適応であったため、その適応疾患はとても幅広いものであり、致死性重症不整脈による心不全も適応となりうる。また、体外設置型VADは右心室補助（RVAD）や両心室補助（BiVAD）でも使用可能となっている。

### ■植込型補助人工心臓

植込型VADは保険償還の条件が「心臓移植適応の重症心不全患者で、心臓移植以外には救命が困難と考えられる症例に対して、心臓移植までの循環維持を目的」とされている。移植へのブリッジ使用であるから適応疾患は心臓移植の適応疾患と同一である。

#### ・適応疾患

虚血性心筋症・弁膜症・拡張型心筋症・拡張相肥大型心筋症・心筋炎後心筋症・先天性心疾患など。また、右心室補助目的での植込型VADは保険適応ではない。

## | 植込型補助人工心臓：適応基準 |

日本での植込型補助人工心臓の適応は「心臓移植適応基準に準じた末期的重症心不全」と定義されている[1]。おもな適応疾患としては、心筋症（拡張型心筋症、肥大型心筋症、その他の特発性心筋症、二次性心筋症、虚血性心筋症など）、致死的不整脈による血行動態破綻、また単心室症、大血管転位症、右室

流出路狭窄疾患などの先天性心疾患があげられる。補助人工心臓治療関連学会協議会による適応基準・除外基準を▶表9に示す。

### 表9 「植込型補助人工心臓」実施基準

| | | 適応基準 |
|---|---|---|
| **対象** | 疾患，病態 | 心臓移植適応基準に準じた末期的重症心不全で，対象となる基礎疾患は，拡張型および拡張相肥大型心筋症，虚血性心筋疾患，弁膜症，先天性心疾患，心筋炎後心筋症などが含まれる |
| **選択基準** | 心機能 | NYHA：クラスⅢ～Ⅳ（Ⅳの既往あり） |
| | ステージ | D（重症の構造的疾患があり，最大限の内科治療にもかかわらず，安静でも明らかな心不全症状がある患者） |
| | 薬物治療 | ジギタリス，利尿薬，ACE阻害薬，ARB，硝酸塩，β遮断薬などの最大限の治療が試みられている。 |
| | 強心薬，補助循環 | ドブタミン，ドパミン，エピネフリン，ノルエピネフリン，PDEⅢ阻害薬などに依存，またはIABP，体外設置型補助人工心臓などに依存 |
| | 年齢 | 65歳以下が望ましい（身体能力によっては65歳以上も考慮する） |
| | BSA（体表面積） | システムにより個別に規定 |
| | 血行動態 | stage D，NYHAクラスⅣの既往 |
| | 条件 | 他の治療では延命が望めず，また著しくQOLが障害された患者で，治療に参加することで高いQOLが得られ，長期在宅治療が行え，社会復帰が期待できる患者 |
| | 治療の理解 | 補助人工心臓の限界や併発症を理解し，家族の理解と支援が得られる |
| **除外基準** | 感染症 | 重症感染症 |
| | 呼吸器疾患 | ・重度のCOPD<br>・高度の肺高血圧症<br>・30日以内に発症した肺動脈塞栓症 |
| | 循環器疾患 | ・開心術後早期（2週間程度）<br>・治療不可能な腹部動脈瘤や重度の末梢血管疾患<br>・胸部大動脈瘤*，心室瘤*，心室中隔破裂<br>・中等度以上の大動脈弁閉鎖不全症*，大動脈弁位機械弁*<br>・胸部大動脈に重篤な石灰化<br>＊：経験数の多い施設において，手術リスクを高めることなく同時手術により修復可能と判断されるものは除外とならない |
| | 神経障害 | ・重度の中枢神経障害<br>・薬物中毒またはアルコール依存の既往<br>・プロトコールに従えない，あるいは理解不能と判断されるほどの精神神経障害 |
| | その他の臓器不全 | ・重度の肝臓疾患<br>・重度の出血傾向。高度慢性腎不全，慢性腎不全による透析症例，がんなどの生命予後不良な悪性疾患，膠原病などの全身性疾患，インスリン依存性重症糖尿病 |
| | 妊娠 | 妊娠中 |
| | その他 | 著しい肥満，輸血拒否など施設内適応委員会が不適当と判断した症例 |

### 臨床使用中の補助人工心臓

　補助人工心臓は，生体内にさまざまなデバイスを装着，または植込むことによって循環の補助を行う装置であるが，その特性上，生体組織に触れ続けていることもあり，生体適合性・血液適合性・感染抑制技術・流量特性・長期耐久性・機械的強度・システム異常時におけるバックアップ機構などが必要とされる。

　現在わが国において，保険が適応となり実際の臨床現場で使用されている植込型補助人工心臓4機種と体外設置型補助人工心臓3機種についてその特徴を説明する。

■EVAHEART®：遠心ポンプ型補助人工心臓

　EVAHEART®システムの血液ポンプは，ロータリーポンプ型のなかでも遠心ポンプに区分される。回転する羽根車が回転軸に対して直角方向に血液を送り出し，流体力学的に高いポンプ効率を有している（▶図34）。

　モータはブラシレスセンサレスDCモータを採用し，長期使用を考慮された仕様になっている。

　EVAHEART®システムの最も特徴的な機構であるクールシールシステム（▶図35）は，クールシール液を血液ポンプとコントローラの間に循環させ，血液ポンプのシール部を冷却するとともに，シール部よりごくわずかに拡散してくる血漿タンパク成分を洗浄・除去する。また，軸受けの潤滑やモータコイルの冷却を兼ねている。

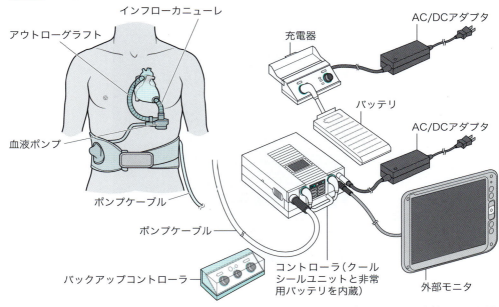

図34 機器構成

（サンメディカル技術研究所）（許可を得て掲載）

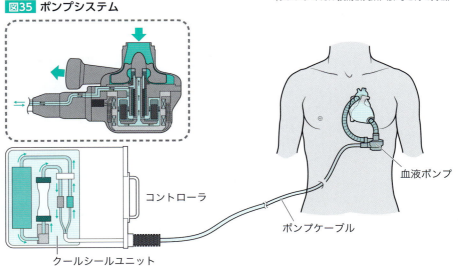

図35 ポンプシステム

（サンメディカル技術研究所）（許可を得て掲載）

### ■HeartMateII（▶図36〜38）：軸流型補助人工心臓

　HeartMateIIの血液ポンプは軸流型ポンプで，直径43 mm・長さ81 mm・重量281 gであり，可動部分は永久磁石が内蔵されたチタン製のインペラ（血液を送り出す羽）が1つ存在する。

　駆動の際，ハウジングのモータコイルが発生する磁力によってインペラを回転させる，センサレス・ブラシレスモータである。

　HeartMateIIのポンプ回転数は6,000〜15,000 rpmまで設定可能で，最大血液補助流量は10 Lである。

　送血菅は人工血管を使用しベントリリーフでカバーすることで屈曲防止を図っている（▶図37）。

　また，送血部位の金属内部と脱血部位の外部・内部の金属部位に血栓形成予防のための**テクスチャード加工**[*8]が施されている。

> 用語アラカルト
> ＊8　テクスチャード加工
> 物質表面に細かな凹凸を刻む加工法。

#### 図36 装着イメージ

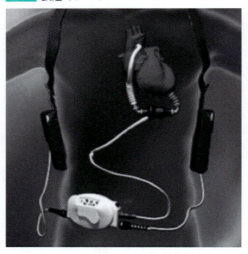

（ニプロ社）（許可を得て掲載）

#### 図37 ポンプシステム

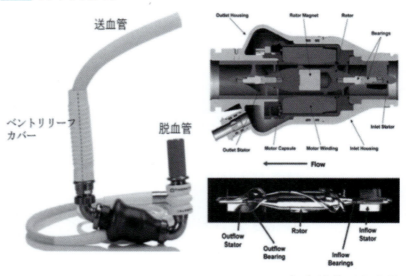

（ニプロ社）（許可を得て掲載）

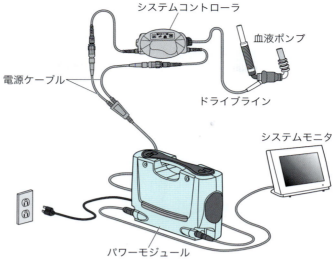

図38 機器構成

（ニプロ社）（許可を得て掲載）

■**DuraHeart®：磁気浮上型補助人工心臓**

ポンプの径は73 mm・厚さは46.2 mm・重さは約540 gである。

ポンプはチタン製の植込型遠心ポンプで，磁気浮上システムを採用している。摩擦を最小限にするため，インペラを血液チャンバ内に浮上させ物理的な接触を行わずインペラを回転させている。インペラが回転することで，左心室心尖部から大動脈に連続的な血流（定常流）を発生させる（▶図39，40）。

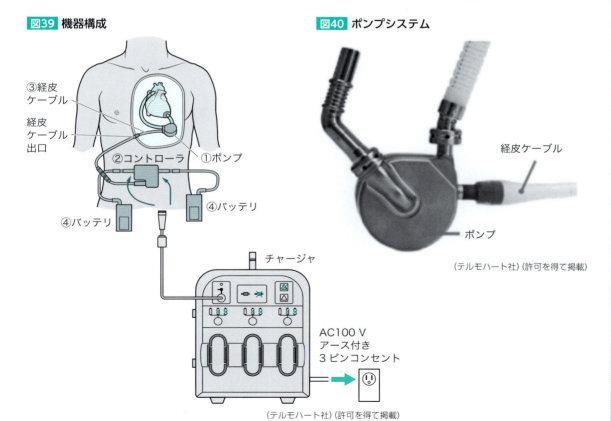

図39 機器構成

図40 ポンプシステム

（テルモハート社）（許可を得て掲載）

また，安全機構の1つとして磁気浮上システムが故障したとしても，ポンプ下部に刻まれた溝を血液が流れる際に生み出される動圧（血液の上昇流）により駆動を維持することが可能となっている（▶図41）。

**図41 ポンプシステム**

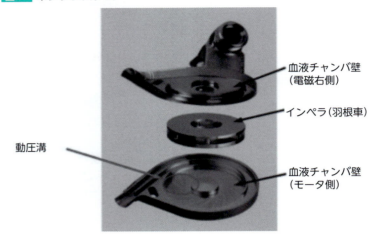

（テルモハート社）（許可を得て掲載）

### ■Jarvik®2000：軸流型補助人工心臓

ポンプの大きさは容積25 mL・重さ90 gと小型であり，他のVAD植込時に必要とされるポンプポケット*9を作成する必要がなく，心臓に直接植込むことが可能とされている。ポンプ本体が小さいということもあり，小柄な患者にも植込むことが可能である（▶図42〜44）。

また，ポンプからの送血部位は上行大動脈・下行大動脈のどちらでも選択し使用することが可能である。さらに，大動脈弁付近に発生すると考えられている血栓（血液のよどみ）予防を目的とした，ILS（intermittent low speed）機能を有している。

> **用語アラカルト**
> 
> *9 **ポンプポケット**
> ポンプ本体を収納するための空間。

> **補足**
> 
> ●ILS（intermittent low speed）機能
> 通常，設定回転数8,000〜12,000 rpmで64秒間駆動した後，7,000 rpmで8秒間駆動する。低回転で駆動することにより心臓内に血液を充満させ，自身の拍動力により大動脈弁を開け，よどんだ血液を押し流す。

**図42 ポンプシステム**

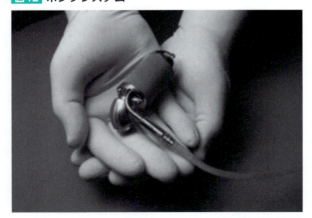

（センチュリーメディカル社）（許可を得て掲載）

**図43 装着イメージ**

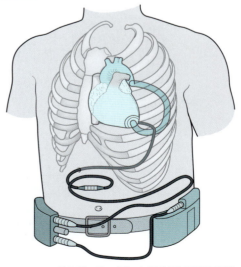

（センチュリーメディカル社）（許可を得て掲載）

### 図44 機器構成

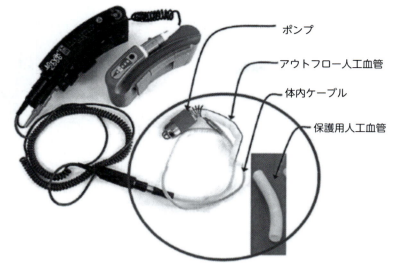

（センチュリーメディカル社）（許可を得て掲載）

### ■ニプロ体外式：空気駆動型，体外設置型補助人工心臓

　ニプロ補助人工心臓は体外設置型補助人工心臓に分類される（▶図45）。

　システムの構成は血液を吸引・拍出を行うためのポンプ本体と駆動制御するためのコンソール（▶図46）に分かれており，それぞれが耐圧チューブでつながれている。

　ポンプの駆動方式は，病院壁配管，または機器本体内にあるコンプレッサより生み出された空気の押し引きによって空気室の容量を変化させ，ポンプ本体内にあるダイアフラムを上下させ，血液の吸引，拍出を行い循環の補助を行う方法である（▶図47）。血液室の流入口，流出口には機械弁が挿入されており逆流防止対策がされている。

　1回の拍出量は70 mLほどであり，必要な循環血液量をコントロールする場合は拍出回数で制御を行う。機器の特性上血液の流れは拍動流となる。

### 図45 ポンプシステム

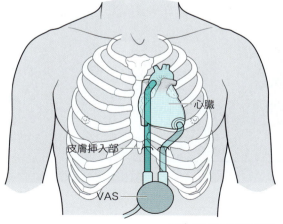

（ニプロ社）（許可を得て掲載）

### 図46 VCT-50χ

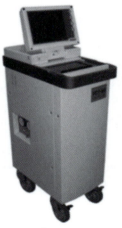

（ニプロ社）（許可を得て掲載）

図47 ポンプシステム

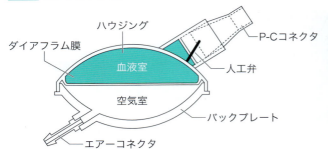

（ニプロ社）（許可を得て掲載）

図48 メインポンプ

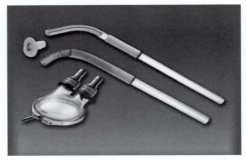

（ニプロ社）（許可を得て掲載）

また，ポンプ本体はすべて透明でできており，ポンプ内に発生した血栓や血液の拍動状態なども確認することができる（▶図48）。

■ **AB5000：空気駆動式，体外設置型補助人工心臓**

AB5000は空気駆動式・拍動流型の体外設置型補助人工心臓である。

空気をポンプの空気層に充填・拍出させることで発生する，陰圧・陽圧の力によって血液の吸引・拍出を行う。ポンプの1回拍出量は95 mLである。ポンプ本体には抗血栓処理が施され，独自のポンプ形状・人工三尖弁を用いて血液の乱流（よどみ）を抑えることにより，さらなる抗血栓性を高めている（▶図49）。

駆動コンソールは，1台で左心・右心・両心の補助を行うことができる（▶図50，51）。コンソール内部にコンプレッサとバッテリーが搭載されているためコンソール単体での駆動が可能となっている。さらに，AB5000は空気の充填拍出状態を常にモニタリングすることによって，ポンプの収縮・拡張・拍動数などを自動で調整する機能をもっている。

図49 メインポンプ

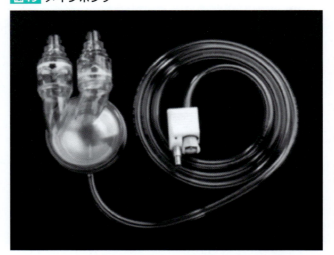

（メディックスジャパン社）（許可を得て掲載）

**図50** メインコンソール

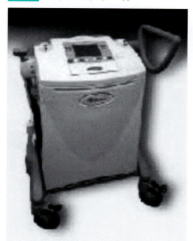

（メディックスジャパン社）（許可を得て掲載）

**図51** 在宅用コンソール

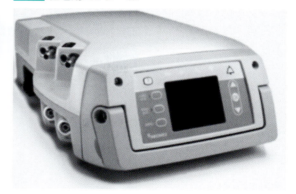

（メディックスジャパン社）（許可を得て掲載）

■**Berlin Heart EXCOR®：空気駆動式，体外設置型補助人工心臓**

　Berlin Heart EXCOR®は新生児〜小児に対しての使用を目的とした，空気駆動式，体外設置型補助人工心臓である（▶図52）。

　機器の駆動原理としてはニプロ体外式とほぼ同じであるが，対象患者が新生児〜小児と幅広くあることから，ポンプ容量は10〜60 mLまでの6種類（▶図53），送血管・脱血管のサイズは6〜12 mmまで，それぞれ5種類存在する（▶図54）。

**図52** 装着例

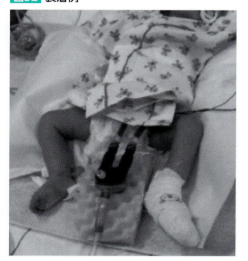

（カルディオ社）（許可を得て掲載）

**図53** メインポンプ

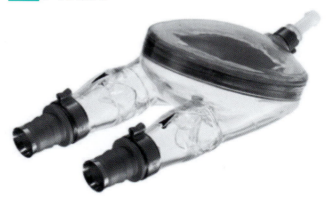

（カルディオ社）（許可を得て掲載）

補助循環

このバリエーションの豊富さによりさまざまな体格の患者においても使用が可能となっている．また，IKUS（駆動装置）は単体で左心室補助（LVAD）・右心室補助（RVAD）の駆動および制御を同時に行うことができる（▶図55）。

**図54** 送・脱血管

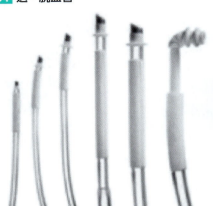

（カルディオ社）(許可を得て掲載)

**図55** メインコンソール

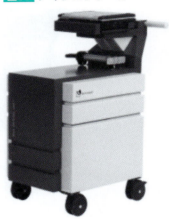

（カルディオ社）(許可を得て掲載)

● 文 献
1) 日本循環器学会／日本心臓血管外科学会合同ガイドライン 重症心不全に対する植込型補助人工心臓治療ガイドライン．
2) 許　俊鋭, ほか 編: 実践! 補助人工心臓治療チームマスターガイド，メジカルビュー社，2014.

## まとめのチェック

□□ ① 補助人工心臓の分類と血液の循環方式をそれぞれ述べよ。

▶▶ ① 補助人工心臓（VAD）は大きく分けて，ポンプ本体が体の外にでている体外設置型補助人工心臓と，ポンプ本体が体内に植込まれている植込型補助人工心臓に分類することができる。さらに血液の循環方式として拍動流型と定常流型に分類することができる。

□□ ② 日本における補助人工心臓治療を必要とする疾患1位はなにか。疾患名と病態について述べよ。

▶▶ ② 治療を必要とする疾患1位は拡張型心筋症である。拡張型心筋症とは，心筋の細胞の性質が変わっていき，心室の壁が薄く伸び，心内腔が大きくなる病気をいう。病態として，心臓の壁が伸びて薄くなり（とくに左心室），薄くなった筋肉がうまく収縮することができなくなる。その結果，血液をうまく送り出せなくなり，うっ血性心不全となる。左心室の血液を送り出す力は，心臓の壁が薄く伸びるほど弱まるため，心拡大や心筋収縮力低下の程度で重症度が決まる。

□□ ③ 日本での植込型補助人工心臓のおもな使用目的はなにか述べよ。

▶▶ ③ 「BTT：bridge to transplant」
心臓移植までのつなぎとしての使用をBTT（bridge to transplant）とよぶ。現在，日本で植込型VADの保険償還条件とされているのはBTTとしての使用だけであり，長期にわたる心臓移植待機期間を乗り切るために使用されている。

補助循環

345

INDEX

## あ

アイントホーフェンの正三角形…23
　　——モデル………24
アウターカテーテル………306
アカイネシス………174
アシスト比………314
圧縮窒素ガスタンク………154
圧センサ付きガイドワイヤ……135
圧力
　　——センサ方式………140
　　——トランスデューサ付
　　　　カテーテル………140
アテネーテッドプラーク………117
アテレクトミー
　　回転性——………94
　　方向性——………94
アニュリズム………174
アブレーション
　　——カテーテル………269
　　——システム………261
　　——中の電位の変化………272
　　——の合併症………272
　　カテーテル心筋——治療………261
　　クライオ——………274, 275
　　ホットバルーン——………276
　　高周波——………270
　　高周波カテーテル——………275
　　心室頻拍——………293
アブレータ………269
　　——のモニタリング………271
アメリカ心臓協会………15, 175
アラートメール………240
アルバート・ハイマン………70
安静時狭心症………80
アンダーセンシング……193, 223
安定狭心症………80
アンプ………262, 263
アンプラッツ型カテーテル………93

## い

閾値
　　センシング——……223, 234, 238
　　ペーシング——………234
　　　　刺激——………224
異常自動能………38, 39
逸脱………120
イノウエ・バルーン™………185
イリゲーションカテーテル………273
　　オープン——………273
　　クローズド——………273
インストスイッチ………202
インターベンション………137
　　経皮的冠動脈——………137
インナーカテーテル………306

## う

ウィルソン
　　——電極………265

　　——の中心電極………25
植込み型
　　——除細器………72, 245
　　——ペースメーカ………206
　　——補助人工心臓……332, 335
　　——ループ式心電計留置例…282
植込み手術
　　CRT-D——………255
　　CRT-P——………255
植込みデバイス関連業務………64
ヴェンケバッハ型房室ブロック…36
右脚………30
右室心尖部ペーシング………235
右心
　　——カテーテル………160
　　——補助人工心臓………331

## え

エイク・セニング………70
遠隔モニタリング………240
塩酸パパベリン………141
遠心内血栓………322
遠心ポンプ型補助人工心臓……337

## お

横隔膜
　　——記号刺激………235
　　——ヘルニア………321
欧州心エコー図学会………181
オーグメンテーション圧………313
オートモードスイッチ機能………227
オーバーセンシング……193, 223
オープンイリゲーションカテーテル
………273
オシロメトリック法………199
音響陰影………113

## か

カーディアックスティムレータ
………267
ガイディングカテーテル…96, 149
　　——の構造………149
　　——の留置………149
ガイディングシース………276
　　デフレクタブル——………276
回転子………154
回転性アテレクトミー………94
　　——ロータブレータ………94
ガイドワイヤ………96, 150
　　——の3つの構造………150
　　　　coatings………150
　　　　core………150
　　　　distal tip………150
　　——の構造………150
　　圧センサ付き——………135
潰瘍………118
解離………118
　　——の画像………129
拡張期血圧………10

拡張限度圧力………98
通過血流量
　　僧帽弁——………170
　　大動脈弁——………170
下肢
　　——虚血………323
　　——のチアノーゼ………316
画像処理機器………66
活性化全凝固時間………321
活動電位………20
カットオフ値………145
カテーテル
　　——アブレーション………285
　　　　高周波——………275
　　——室………58, 59
　　　　心・血管——………58
　　　　ハイブリッド——………59
　　——心筋アブレーション治療
　　　　………261
　　——先端burr………157
　　——先端温度………271
　　——の内部構造………306
　　——モニタリングシステム……60
　　アウター——………306
　　圧力トランスデューサ付——140
　　アブレーション——………269
　　アンプラッツ型——………93
　　イリゲーション——………273
　　インナー——………306
　　オープンイリゲーション——
　　　　………273
　　ガイディング——……96, 149
　　　　——の構造………149
　　　　——の留置………149
　　機械走査式——………106
　　クライオ——………274
　　クローズドイリゲーション——
　　　　………273
　　左心——………169
　　　　——法………169
　　ジャドキンス型——………93
　　ソーンズ型——………93
　　電子走査式——………108
　　ロータブレータ——……154, 157
　　バルーン——の特性………151
　　Amplatz型——………93
　　Judkins型——………93
　　Sones型——………93
上室性頻拍………41
　　発作性——………41
カリウムチャンネル遮断薬……284
カルシウム拮抗薬………284
カルディオバージョン
………248, 250, 284
　　——治療………250
カレッジ試験………137
簡易型心肺補助システム………325
冠拡張薬………141
観血式血圧測定………199

非―― ……………………… 199
冠血流予備量比 ………… 83, 135
冠静脈の走行 …………………… 254
完全脚ブロック ………………… 283
完全皮下植込み型除細動器 …… 246
完全房室ブロック ……… 36, 205
冠動脈 ……………………………… 15
　――狭窄 ……………………… 96
　――血管造影検査 …………… 82
　――石灰化結節 ……………… 85
　――造影 ……………………… 90
　――内プラーク ……………… 96
　――のAHA分類 ……………… 16
　――の解剖 …………………… 15
　　――生理学的機序 ………… 15
　――の生理 …………………… 17
　――へのアプローチ ………… 92
　――CT ………………………… 82
　左―― ………………………… 17
　右―― ………………………… 17
カントロウィッツ ……………… 304
冠攣縮性狭心症 …………………… 80

## き

期外収縮 …………………………… 41
機械走査式
　――カテーテル ……………… 106
　――システム ………………… 105
　IVUSカテーテル―― ……… 105
器質性
　――狭心症 …………………… 80
　――心室頻拍 ………………… 292
規定圧力 …………………………… 98
脚 ………………………………… 28
逆行性アプローチ ……………… 182
キャビテーション現象 ………… 323
キャリブレーション ………… 142
　FFRワイヤ―― ……………… 142
求心性狭窄 ………………………… 91
急性冠症候群 …………………… 175
急性心筋梗塞 ……………………… 84
急速心室ペーシング …………… 191
狭窄 …………………………… 91, 96
　冠動脈―― …………………… 96
　求心性―― …………………… 91
　偏心性―― …………………… 91
狭心症 ……………………………… 80
　――発症様式 ………………… 81
　――分類 ……………………… 80
　安静時―― …………………… 80
　安定―― ……………………… 80
　冠攣縮性―― ………………… 80
　器質性―― …………………… 80
　微小血管性―― ……………… 80
　不安定―― …………………… 80
　労作性―― …………………… 80
胸部誘導 …………………………… 23
　単極―― ………………… 23, 201
業務指針 …………………………… 75

集中治療基本―― ………………… 75
集中治療領域での基本―― ……… 75
循環器治療に関する―― ………… 76
不整脈治療領域 …………………… 73
ペースメーカ・植込み型除細動器
　………………………………… 71
ペースメーカ・ICD―― ………… 70
臨床工学技士基本――2010 …… 75
臨床工学技士―― ………… 70, 75
虚血のサイン ……………………… 94
鋸歯状波 ………………………… 281
記録法 …………………………… 265
　双極誘導―― ………………… 265
　単極誘導―― ………………… 265
銀酸化バナジウム ……………… 246
近赤外線 ………………………… 123
筋電図ノイズ ……………………… 24

## く

空間分解能 ……………………… 105
空気駆動型補助人工心臓
　……………………… 341, 342, 343
駆動スイッチ用フットペダル
　………………………………… 156
クライオ
　――アブレーション … 274, 275
　――カテーテル ……………… 274
　――コンソール ……………… 274
　――バルーン ………………… 274
クリビエ ………………………… 181
クローズドイリゲーション
　カテーテル …………………… 273

## け

経カテーテル的大動脈弁植込術
　……………………… 180, 191
経静脈的ICDシステム ………… 245
経皮的
　――冠動脈インターベンション
　　……………………………… 137
　――頸動脈ステント留置術 …… 65
　――血管拡張術 ……………… 99
　――心肺補助 ………………… 319
　　――装置 …………………… 331
　――心房中隔欠損閉鎖術
　　………………… 186, 187, 188
　――選択的脳血栓・塞栓溶解術
　　……………………………… 66
　――僧帽弁交連切開術
　　………………………… 184, 185
　　――のX線透視画像 …… 185
　――大動脈弁拡張術 ………… 191
　――中隔心筋焼灼術 ………… 171
撃発活動 …………………………… 39
血圧 ……………………………… 199
　拡張期―― …………………… 10
　収縮期―― …………………… 10
　平均―― ……………………… 10
血液循環 …………………………… 7

血管内超音波 …………… 98, 102
血行再建術 ………………………… 18
血腫 ……………………………… 119
血漿漏出 ………………………… 322
血栓 ……………………… 117, 272
　――吸引 ……………………… 66
　遠心内 ………………………… 322
　人工肺内 ……………………… 322
血流量 ……………………………… 13
　体―― ………………………… 13
　肺―― ………………………… 13

## こ

コイル …………………………… 247
　シングル―― ………………… 247
　デュアル―― ………………… 247
交感神経活性化 …………………… 53
高周波
　――アブレーション ………… 270
　――カテーテルアブレーション
　　……………………………… 275
　――心筋焼灼術 ……………… 271
　――電流 ……………………… 274
　――発生装置 ………… 269, 271
高度房室ブロック ……………… 205
抗頻拍ペーシング ………… 248, 249
抗不整脈薬 ……………………… 284
呼吸窮迫症候群 ………………… 321
呼吸不全への補助循環 ………… 325
コッホの三角 ……………………… 29
固定感度 ………………………… 248
固定レートペーシング ………… 214
コネクタ ………………… 160, 213
　サーミスタ―― ……………… 160
　ペーシングリード―― ……… 213
コバルト合金 ……………………… 98
コンプレッサ駆動方式 … 307, 308
コロボウ ………………………… 319
混合静脈血酸素飽和度 ………… 167
コンソール ……………………… 154
コンタクトフォース …………… 273
コンプライアンス ……………… 152
　――バルーン ………… 97, 152
　ノン―― ……………………… 152
コンプロマイズドホスト ……… 324

## さ

サーマルアレイ式レコーダ …… 202
サーミスタコネクタ …………… 160
再分極 ……………………………… 20
左脚 ……………………………… 30
鎖骨下
　――クラッシュ症候群 ……… 232
　――静脈造影 ………………… 231
左室
　――圧容量曲線 ……………… 53
　――拡張末期容積 …………… 176
　――収縮末期容積 …………… 176
　――造影 ……………………… 172

349

左心カテーテル……… 169
　──法……… 169
左心室リード……… 257
左心補助人工心臓……… 331
左房心房頻拍の電気興奮……… 291
左右鼠径部からの送脱血例…… 327

## し

ジェネレータ……… 208
磁気浮上型補助人工心臓……… 339
軸流型補助人工心臓……… 338,340
刺激伝導系……… 191,280
　──からみた正常調律……… 279
試験……… 137
　カレッジ(COURAGE)── 137
　フェーム2(FAME2)── … 137
自己調節能……… 18
脂質性プラーク……… 115
　──画像……… 128
シストリックアンローディング……… 308
自動map作成機能 ……… 302
自動感度調節……… 248
自動体外式除細動器……… 195
自動能……… 39
　異常── ……… 38,39
　正常── ……… 39
シネアンギオ装置……… 177
遮断薬 ……… 284
　カリウムチャンネル── 284
　ナトリウムチャンネル── 284
　β── 284
ジャドキンス型カテーテル……… 93
シャフト……… 150
ジャンクションボックス……… 262
シャント……… 13
　左→右── 13
　右→左── 13
収縮期血圧……… 10
集中治療基本業務指針……… 75
集中治療領域での基本業務指針…75
充填ガス……… 307
肢誘導……… 23,201
　単極── ……… 23,201
　標準── ……… 23,201
ジュール・トムソン効果 ……… 274
粥腫……… 91
循環……… 7
　血液── 7
　小── 7
　体── 7
　大── 7
　肺── 7
順行性アプローチ……… 183
瞬時血流予備能……… 144
条件付きMRI対応ペースメーカ……… 228

上室性
　──頻拍……… 279
　──不整脈……… 285
焼灼……… 285
　──術……… 171
　　経皮的中隔心筋── 171
　　高周波心筋── 271
小循環……… 7
静脈脱血-静脈送血体外式膜型人工肺……… 325
除細動器……… 194
　──治療……… 194
　──の構成……… 195
　──の種類……… 195
　──のパッド……… 196
　──のパドル……… 196
　──の保守管理……… 197
　植込み型── 72
　自動体外式── 195
　体外式(手動式)── 195
除細動
　──治療……… 250
　──の適応……… 194
ショック波形……… 248
徐脈……… 33
　──性心房細動……… 206
　──性不整脈……… 33,191
　　──の機序……… 33
　──頻脈症候群……… 34,204
　洞性── ……… 34
シリコン……… 210
心外膜リードの種類……… 210
心拡大……… 5
心機能……… 169
心胸郭比……… 5
心筋梗塞……… 80
　急性── 84
心筋焼灼術……… 271
　高周波── 271
心筋電極……… 210
心筋マーカー……… 87
シングルコイル……… 247
シングルチャンバ型ペースメーカ……… 207
心・血管カテーテル ……… 58
　──業務……… 58
　──室……… 58
人工心臓
　植込型補助── 332,335
　右心補助── 331
　遠心ポンプ型補助── 337
　空気駆動型補助──……… 341,342,343
　左心補助── 331
　磁気浮上型補助── 339
　軸流型補助── 338,340
　体外設置型補助──……… 332,335,341,342
　補助── 331

両心補助── ……… 331
人工肺
　──内血栓……… 322
　──の劣化……… 322
人工弁……… 180
　──縫着……… 180
心室
　──固定レートペーシング… 215
　──細動……… 46,47,194,245
　──性期外収縮……… 193
　──性頻拍……… 279
　──デマンド型ペーシング… 214
　──頻拍……… 43,194,245,292
　　──アブレーション…… 293
　　──の電気興奮……… 292
　　──の非薬物療法……… 293
　　器質性── 292
　　続発性── 43
　　特発性── 44,292
　　無脈性── 47
　──ペーシング……… 217
　──防止機能……… 227
心周期……… 10
心静止……… 48
新生内膜組織構造の画像……… 131
心臓
　──移植適応の原因疾患…… 333
　──植込み型電気的デバイス 204
　──カテーテル……… 80,93
　　──検査……… 80
　　──治療……… 80,93
　　　──の流れ……… 95
　──再同期療法……… 252,254
　──電気刺激装置……… 267
　──突然死……… 245
　──の外観……… 2
　──の構造……… 2
　──の断面……… 4
　──の内面……… 3
　──のポンプ機能……… 45
シンチグラフィ……… 81
　負荷心筋── 81
心停止……… 45,47
　──の4分類……… 46
　──の原因疾患……… 48
　──発生のメカニズム……… 46
心電計の構成……… 201
心電図……… 201,264
　──記録……… 23
　──・心内電位記録解析装置……… 261
　──の発生機序……… 19
　標準12誘導── 23
　ペースメーカ── 218
　STEMIの── 63
心内インピーダンス測定……… 222
心内電位……… 238,264
心内膜電極……… 210

心肺
——蘇生……………………45
——ガイドライン………197
——停止……………………45
——状態……………………45
——の機序…………………45
心拍
——応答機能…………220, 221
——出量……………………163
インピーダンス法……………199
心肥大……………………………5
心不全………………………50, 332
——の機序…………………50
——の原因疾患……………51
——の重症度分類………333
心房細動
………42, 194, 281, 285, 286
——の機序…………………43
——の電気興奮……………285
——の非薬物療法…………286
徐脈性——…………………206
心房粗動………42, 194, 281, 290
——の電気興奮……………290
——の非薬物療法…………291
心房中隔欠損…………………186
心房(同期型)心室ペーシング…218
心房頻拍…………42, 194, 291
——時モード変更機能………227
——の非薬物療法…………292
心房ペーシング………………216

### す

スーチャーレスリード…………210
スクリューリード………………212
スタブインリード………………210
スティムポート…………………263
ステント………………………98
——再狭窄…………………131
——ストラット圧着の評価方法
………………………131
——デザイン…………153, 154
——の血管壁不完全圧着……130
——フラクチャー…………100
——圧着不良………………119
——療法……………………94
——留置術…………………65
経皮的頸動脈——…………65
OCT/OFDIの——画像……129
セルフエクスパンダブル——
………………………100
バルーンエキスパンダブル——
………………………100
ベアメタル——……………98
薬剤溶出性——………98, 153
——の構造…………………153
ステンレススチール……………98
スリープ機能…………………227
スワンガンツカテーテル………160

### せ

生活の質………………………279
清潔補助業務……………………62
静止膜電位………………………19
正常自動能………………………39
生体情報計測機器………………66
生命維持管理装置………………66
赤色血栓画像…………………129
石灰化プラーク………………116
——画像……………………129
絶対不応期……………………193
セミコンプライアンスバルーン…97
セラーズの分類………………177
セルジンガー法によるカニュレー
ション…………………327
セルフエクスパンダブルステント
………………………100
線維性プラーク………………115
——画像……………………128
センサーバルーン……………307
——の構造…………………307
穿刺法…………………………232
センシング
——閾値………223, 234, 238
——テスト…………………239
——不全…………223, 238
センスAV delay………………226
選択的交換指標………………246
先端孔ルーメン・ハブ………160

### そ

早期後脱分極……………………39
双極誘導…………………………23
——記録法…………………265
送血……………………………327
——カニューレ……………320
ECMO大腿動脈用——…320
増幅器…………………………202
僧帽弁
——逆流……………………177
——狭窄症…………169, 184
——重症度評価……………170
——通過血流量……………170
——の構造…………………184
ソーンズ型カテーテル…………93
促進心室固有調律………………39
続発性心室頻拍…………………43

### た

タービンコネクタ……………155
第1度房室ブロック…………205
第2度房室ブロック…………205
ダイアストリックオーグメンテー
ション……………308, 309
体外式
——(手動式)除細動器………195
——ペースメーカ
……………191, 192, 206

——の種類…………………191
——の適応…………………191
——膜型人工肺……………319
体外設置型補助人工心臓
………332, 335, 341, 342
体外ペーシング………………197
大血管の構造……………………5
体血流量…………………………13
胎児循環遺残症………………321
代謝性筋腎症候群……………323
体循環……………………………7
大循環……………………………7
代償機転…………………………51
対側山越えアプローチ…………99
体動感知型センサ……………221
大動脈弁
——狭窄症…………170, 180
——尖高度石灰化…………180
——置換術…………………180
——通過血流量……………170
胎便吸引症候群………………321
たこつぼ型心筋症……………176
脱血……………………………327
——不良……………………323
——カニューレ……………320
ECMO大腿静脈用——
………………………320
脱分極…………………20, 281
早期後——…………………39
遅延後——…………………40
炭化……………………………272
単極胸部誘導…………23, 201
単極肢誘導……………23, 201
単極誘導…………………………25
——記録法…………………265
単相性
——出力波形………………197
——波形……………………248
炭素電極………………………201

### ち

チアノーゼ………………………13
下肢の——…………………316
中枢性——…………………13
末梢性——…………………13
遅延後脱分極……………………40
致死性不整脈…………245, 292
——の種類…………………245
チップ…………………………150
中心電極…………………………25
ウィルソン(Wilson)の——…25
中枢性チアノーゼ………………13
注入用側孔ルーメン・ハブ……160
治療機器…………………………66

### て

ディクロティックノッチ………313
抵抗加熱………………………270
ディスカイネシス……………174

351

ディスプレイ………263
ディスポーザブル用品………154
デフレクタブルガイディングシース
………276
デマンド
　──機能………214
　──モード………197
デュアルコイル………247
デュアルチャンバ型ペースメーカ
………207
電位
　──の計測………21
　──の発生………19
　活動──………20
　静止膜──………19
電極………201
　──カテーテル………262
　心筋──………210
　心内膜──………210
　炭素──………201
　不分極──………201
　分極──………201
電磁干渉………211, 230
電子走査式
　──カテーテル………108
　──システム………105
　IVUSカテーテル──………105
電磁波………123
　──の波長帯域………123
伝導加熱………270

### と

洞機能不全症候群………204
洞結節………28
　──細胞………28
同心性病変………113
洞性徐脈………34, 204
同相信号除去比………202
同側逆行性アプローチ………99
同側順行性アプローチ………99
洞停止………34, 204
洞不全症候群………33
　──の発生機序………33
洞房ブロック………34, 204
動脈圧トリガ………313
動脈壁の構造………112
特殊心筋………28
特発性心室頻拍………44, 292
突然死………245
　心臓──………245
トリガードアクティビティ………39
トリガタイミング………312
ドリフトノイズ………24

### な

ナトリウムチャンネル遮断薬………284

### に

二酸化マンガン………246
二相性
　──出力波形………197
　──波形………248

### ね

熱希釈法………177

### の

ノイズ………24
　──対策………266
　筋電図──………24
　ドリフト──………24
　ハム──………24
脳血管関連業務………65
ノルモカイネス………174
ノンコンプライアンスバルーン
………97, 152

### は

バーストペーシング………249
ハードディスク………202
肺血流量………13
ハイサゲール………286
肺循環………7
肺動脈楔入圧………162
ハイブリッドカテーテル室………59
バイポーラ………212, 265
ハイポカイネシス………174
ハイポサーミア領域………274
ハムノイズ………24
バルーン………97, 151
　──エキスパンダブルステント
………100
　──拡張バルブ………160
　──カテーテルの特性………151
　──内圧波形………314
　──による前拡張………97
　コンプライアンス──………97, 152
　セミコンプライアンス──………97
　センサー──………307
　ノンコンプライアンス──
………97, 152
パルスオキシメータ………198
パワーインジェクター………174
半導体方式プレッシャーワイヤ
………139

### ひ

非一様回転性ゆがみ………106
光干渉断層撮影………123
　──法………98
光ファイバ方式プレッシャーワイヤ
………139
非観血式血圧測定………199
微小血管性狭心症………80
ヒス束………28, 30

ヒステリシス機能………226
ひずみの補正………300
肥大型心筋症………171
　閉塞性………171
左→右シャント………13
左冠動脈………17
被ばく対策………62
非薬物療法………285, 332
　心室頻拍の──………293
　心房細動の──………286
　心房粗動の──………291
　心房頻拍の──………292
　房室結節リエントリー性頻拍の──
………288
　WPW症候群の──………290
標準12誘導
　──心電図………23
　──法………201
標準肢誘導………23, 201
頻拍
　心室──………43
　心房──………42
　続発性心室──………43
　特発性心室──………44
　房室回帰性──………41
　房室結節リエントリー性──
………41, 42
　発作性上室性──………41
頻脈
　──性不整脈………38, 46, 281
　　──の検査………280
　　──の発生機序………38
　──の分類………279

### ふ

ファラデー定数………20
不安定狭心症………80
フィックスモード………197
フィック法………177
フィリップス………319
フィルタ………202, 264
フェーム2試験………137
不応期………193, 281
　絶対──………193
フォレスター分類………88, 161, 162
負荷心筋シンチグラフィ………81
不関電極………265
不整脈
　──関連業務………64
　──治療領域業務指針………73
　徐脈性──………33
　　──の機序………33
　致死性──………245, 292
　頻脈性──………46, 281
フットペダル………156
　駆動スイッチ用──………156
不分極電極………201
プラーク………91, 96, 113
　──画像………128

脂質性―― ················ 128
石灰化―― ················ 129
線維性―― ················ 128
――破裂の模式図 ·········· 85
――偏位 ···················· 113
冠動脈内 ···················· 96
アテネーテッド―― ········ 117
脂質性―― ·················· 115
石灰化―― ·················· 116
線維性―― ·················· 115
プラトー相 ·················· 20
フランク・スターリングの機序 ··· 52
プリアンプ ·················· 202
プルキンエ線維 ·········· 28, 31
プレッシャーワイヤ ·········· 139
半導体方式―― ············ 139
光ファイバ方式―― ········ 139
プログラム刺激 ············ 268
ブロッケンブロー現象 ········ 172
分極電極 ···················· 201
分時換気量感知型センサ ······ 222

## へ

ベアメタルステント ·········· 98
平均血圧 ···················· 10
米国心エコー図学会 ·········· 181
閉鎖回路センサ ·············· 222
閉鎖型補助体外循環システム ··· 325
――の構成 ················ 325
閉塞性肥大型心筋症 ·········· 171
ペーシング
――閾値 ·················· 234
――――テスト ············ 238
――刺激閾値 ·············· 224
――タイミング ············ 214
――フェイラー ············ 193
――モード ················ 218
――リード ················ 208
――――コネクタ ·········· 213
急速心室―― ·············· 191
抗頻拍―― ·········· 248, 249
固定レート―― ············ 214
心室固定レート―― ········ 215
心室デマンド型―― ········ 214
心室―― ·················· 217
心房 (同期型) 心室―― ····· 218
心房―― ·················· 216
バースト―― ·············· 249
ラピッド―― ·············· 191
ペースAV delay ············ 226
ペースメーカ ················ 204
――・植込み型除細動器業務指針
 ·························· 71
――植込み術 ·············· 204
――業務 ·················· 71
――心電図 ················ 218
――の基本機能 ············ 215
――の構造 ················ 208
――の出力刺激 ············ 224

――の分類 ················ 206
――フォローアップ ········ 236
――・ICD業務指針 ·········· 70
植込み型―― ·············· 206
シングルチャンバ型―― ···· 207
体外式―― ········· 191, 192, 206
――の種類 ················ 191
――の適応 ················ 191
デュアルチャンバ型―― ···· 207
ヘリウムガス残量 ············ 314
弁口面積 ···················· 170
ペン式レコーダ ·············· 202
偏心性
――狭窄 ·················· 91
――病変 ·················· 113
弁の構造 ···················· 4

## ほ

方向性アテレクトミー ········ 94
房室回帰性頻拍 ·········· 41, 289
――の興奮旋回路 ·········· 41
房室結節 ············ 28, 29, 35
――の発生機序 ············ 35
――リエントリー性頻拍
 ········ 41, 42, 281, 287, 288
――――の興奮旋回路 ······ 42
――――の非薬物療法 ······ 288
房室ブロック ····· 33, 35, 36, 205
ヴェンケバッハ (Wenckebach)
型―― ···················· 36
完全―― ·············· 36, 205
高度―― ·················· 205
第1度―― ················ 205
第2度―― ················ 205
モビッツ (Mobitz) II型―― ··· 36
補助循環 ···················· 304
補助人工心臓 ················ 331
――分類 ·················· 332
植込型―― ············ 332, 335
右心―― ·················· 331
遠心ポンプ型―― ·········· 337
空気駆動型―― ··· 341, 342, 343
左心―― ·················· 331
磁気浮上型―― ············ 339
軸流型―― ············ 338, 340
体外設置型――
 ············ 332, 335, 341, 342
両心―― ·················· 331
発作性上室性頻拍 ············ 41
ホットバルーン
――アブレーション ········ 276
――――システム ·········· 276
――の熱作用 ·············· 276
ポップ現象 ·················· 272
ポリウレタン ················ 210
ポリグラフ ·············· 60, 198
ホルター心電図装着例 ········ 282

## ま

膜貫通タンパク ·············· 19
末梢血管検査・治療業務 ········ 65
末梢性チアノーゼ ············ 13
マッピングシステム
――の種類 ················ 296
3D―― ··················· 296
慢性期の心筋リモデリング ······ 54

## み

右冠動脈 ···················· 17
右→左シャント ·············· 13
ミクロショック ·············· 59
脈圧 ························ 10

## む

無脈性
――心室頻拍 ··········· 46, 47
――電気活動 ··········· 46, 47

## も

モニタリングデバイス ·········· 160
モビッツ II型房室ブロック ········ 36

## や

薬剤溶出性ステント ······ 98, 153
――の構造 ················ 153
薬物療法 ··············· 284, 332
非―― ···················· 332

## ゆ

ユニポーラ ············· 212, 265

## よ

陽性判定値 ·················· 145
溶連菌感染症 ················ 169

## ら

ラピッドペーシング ············ 191
ラプラスの式 ················ 54
ランプペーシング ·············· 250

## り

リード ······················ 247
――インピーダンス ··· 234, 238
――抵抗値 ················ 238
――――テスト ············ 238
リウマチ熱 ·················· 169
リエントリー ················ 40
――の機序 ················ 40
リコイル ···················· 153
両心補助人工心臓 ············ 331
リン酸デキサメタゾンナトリウム
 ·························· 211
臨床工学技士
――基本業務指針2010 ···70, 75
――業務指針 ············70, 75

## る

ルーメン・ハブ ………………… 160
　先端孔—————————— 160
　注入用側孔———————— 160
ルビンスタインの分類 …………… 34

## れ

レートレスポンス ……… 216, 220

## ろ

労作性狭心症 ……………………… 80
ローカライゼーションジェネレータ
　………………………………… 301
ロータ専用burr ………………… 154
ロータブレータ ………………… 154
　——カテーテル ……… 154, 157
　——手技イメージ …………… 155
　——ワイヤ ……………………… 157
　　　extra support type
　　　　………… 157
　　　floppy type ……… 157
回転性アテレクトミー—— …… 94

## わ

ワークステーション …………… 263
ワイヤ
　——クロス ………………………… 96
　ロータブレータ—— ………… 157

## A

acoustic shadow …………… 113
activation map …………… 297
A/D変換 …………………… 263
advancer ………………… 157
AHA …………………… 175
　——記号/ACC分類 ……… 333
　冠動脈の——分類 ………… 16
Ake Senning ……………… 70
akinesis ………………… 174
Albert Hyman ……………… 70
Amplatz型カテーテル ……… 93
anatomical map ………… 297
aneurysm ………………… 174
antegrade approach ……… 183
asystole ……………… 47, 48
ATP/アデノシン ……………… 141
auto-regulation …………… 18
AV delay ………………… 226
　センス—— ………………… 226
　ペース—— ………………… 226

## B

biphasic ……………… 196, 248
burr ……………………… 154
burst pacing …………… 249
β遮断薬 ………………… 284

## C

calcified plaque …………… 113
CARTO
　——システム …………… 296
　——によるmap ………… 298
charring ………………… 272
closed loop sensor ……… 222
compromised host ……… 324
concentric …………… 113
conductive heating ……… 270
coronary angiography (CAG)
　………………………………… 90
COURAGE試験 …………… 137
Cribier ………………… 181
CRT-D
　——植込み手術 ………… 255
　——手帳 ………………… 258
　——リード位置 ………… 254
CRT-P
　——/CRT-D ……………… 252
　——植込み手術 ………… 255
CRT
　——の最適化 …………… 256
　——の設定 ……………… 256
cut down法 ……………… 232

## D

DAD (delayed afterdepolarization)
　………………………………… 40
demand機能 …………… 214
DF-1/IS-1 Lead Body …… 248
DF-4 Lead Body………… 248
directional coronary atherectomy
　………………………………… 94
dissection ……………… 118
dyskinesis ……………… 174
dyssynchrony …………… 256

## E

EAD (early afterdepolarization)
　………………………………… 39
eccentric ……………… 113
ECMO
　——大腿静脈用脱血カニューレ
　………………………………… 320
　——大腿動脈用送血カニューレ
　………………………………… 320
Einthovenの正三角形 ……… 23
　——モデル ……………… 24
EnSite
　——システム …… 296, 299
　——によるmap ………… 300

## F

FAME2試験 …………… 137
fast pathway …………… 287
FFR (fractional flow reserve)
　………………………… 135, 141
　——測定 ………………… 139
　——の有用性 …………… 137
　——ワイヤキャリブレーション
　………………………………… 142
fibro fatty plaque ……… 113
fibrous plaque ………… 113
Fick法 …………………… 177
filter
　high cut —— …………… 263
　high pass —— ………… 263
　low cut —— …………… 263
　low pass —— ………… 263
Forrester分類 … 88, 161, 162
Frank-Starlingの機序 …… 52

## G

Ganz …………………… 160

## H

Haïssaguerre …………… 286
hematoma ……………… 119
high cut filter …………… 263
high pass filter ………… 263
His束 …………………… 28
hypokinesis …………… 174

## I

IABP (intra aortic balloon pumping)
　………………………………… 304
　——業務の留意事項 ……… 77
　——駆動装置 …………… 307
　　——の構造 ………… 307
　——装置の構成 ………… 304
　——の合併症 …………… 315
　——の禁忌 ……………… 315
　——の構成 ……………… 305
　——バルーン構造 ……… 305
ICD
　——システム …………… 246
　経静脈的—— …………… 245
　——のVT/VF治療 ……… 249
　——の電池的特性 ……… 247
import ………………… 298
incomplete apposition …… 119
instantaneous flow reserve (iFR)
　………………………………… 144
IVUS …………………… 102
　——カテーテル機械走査式
　システム ………………… 105
　——カテーテル電子走査式
　システム ………………… 105
　——の原理 ……………… 103

## J

Joule-Thomson effect …… 274
Judkins型カテーテル ……… 93

## K

Kantrowitz ···················· 304
Kochの三角 ···················29
Kolobow ······················ 319

## L

Lab
　──画面·························· 264
　──システム············ 261, 262
　　──の構成················· 262
　　──設定画面··············· 263
landmark ····················· 298
Laplaceの式 ·····················54
low cut filter ················· 263
low pass filter················ 263
LVG解析用ソフトウェア ······ 177

## M

map ···························· 298
　activation ── ·········· 297
　anatomical ── ········· 297
　CARTOによる── ········ 298
　voltage ──··············· 297
　EnSiteによる── ········ 300
　Rhythmiaによる── ······ 302
midmyocardial cell ············22
Mobitz II型房室ブロック ········36
monophasic ········· 196, 248
MRI
　──確認カード················· 230
　──確認手帳················· 230
　──検査のワークフロー···· 229
multidisciplinary team········ 182
M細胞·····························22

## N

Na+-K+ ATPase ···············19
narrow QRS波··············· 282
NBGコード ···················· 215
negative remodeling ········· 114
nominal pressure ···············98
normokinesis ················· 174
NURD (non uniform rotational
　distortion) ··················· 106
NYHA分類··························· 253

## O

OCT
　──/OFDI ················· 123
　　──の原理················· 123
　　──の構造················· 124
　　──のステント画像··· 129
　　──の正常血管画像······ 127
　　──の分類················· 124
ON-OFF test ················· 328

## P

pacing
　burst ──·············· 249
　ramp ──·············· 250
pathway
　fast ── ·············· 287
　slow ── ·············· 287
percutaneous coronary
　intervention (PCI) ·········93
　　──に必要な器具 ······· 149
　　──の流れ···············95
percutaneous transluminal
　angioplasty (PTA) ········99
Phillips ······················ 319
plaque
　calcified ── ·········· 113
　fibro fatty ── ········· 113
　fibrous ── ·········· 113
positive remodeling ········· 114
pressure wire ················ 139
projection ···················· 298
prolapse ····················· 120
PTA施行時の病変部へのアプローチ
　方法···························99
PTMCのX線透視画像 ········· 185
pulseless VT (pulseless ventricular
　tachycardia) ···············46
Purkinje線維 ···················28

## Q

QOL ···························· 279
Qp ·······························13
QRS波
　narrow ── ·············· 282
　wide ── ·············· 282
Qs ·······························13

## R

ramp pacing ················· 250
rapid pacing ················· 191
rated burst pressure (RBP) ···98
recoil ························· 153
reference patch················ 297
registration ·················· 298
remodeling
　negative ── ············· 114
　positive ── ············· 114
resistive heating ············· 270
retrograde approach ········· 182
Rhythmia
　──システム············ 296, 301
　──によるmap ········· 302
rotablator ···················· 154
rotational atherectomy ·········94
Rubensteinの分類 ···············34
R波同期 ······················ 194

## S

S-ICD ························· 246
segmentation ················ 298
Sellersの分類 ·············· 177
slow pathway················ 287
Sones型カテーテル············93
spike on T ··············· 193
STEMIの心電図 ···············63
STENT ························94
Swan ······················ 160
　── -Ganz catheter ········ 160

## T

TAVI ························· 180
　──のアプローチ············· 182
thrombus ·············· 117, 272

## U

ulceration················· 118

## V

VAD ························· 331
V-A ECMO ·········· 319, 326
　──/V-V ECMO業務の留意事項
　·····························77
　──装置 ················· 320
　──の合併症 ············· 323
voltage map ··········· 297
V-V ECMO ········· 325, 326
　──装置例 ············· 325
　──の送脱血例············· 327

## W

wave free period ········· 145
Wenckebach型房室ブロック ···36
wet lung ················· 322
wide QRS波··················· 282
Wilson
　──電極···················· 265
　──の中心電極···················25
WPW症候群 ········· 41, 288, 289
　──の心電図波形···············41
　──の非薬物療法··············· 290

人体のメカニズムから学ぶ臨床工学　循環器治療学

2017年 10月 5日　第1版第1刷発行

- ■**監　修**　的場聖明　まとば　さとあき
- ■**編　集**　白山武司　しらやま　たけし
　　　　　　八木克史　やぎ　よしふみ
- ■**発行者**　鳥羽清治
- ■**発行所**　**株式会社メジカルビュー社**
　　　　　〒162-0845 東京都新宿区市谷本村町2-30
　　　　　電話　03(5228)2050(代表)
　　　　　ホームページ http://www.medicalview.co.jp/

　　　　　営業部　FAX　03(5228)2059
　　　　　　　　　E-mail　eigyo@medicalview.co.jp

　　　　　編集部　FAX　03(5228)2062
　　　　　　　　　E-mail　ed@medicalview.co.jp
- ■**印刷所**　シナノ印刷　株式会社

ISBN 978-4-7583-1716-0　C3347

©MEDICAL VIEW, 2017.　Printed in Japan

- ・本書に掲載された著作物の複写・複製・転載・翻訳・データベースへの取り込みおよび送信
（送信可能化権を含む）・上映・譲渡に関する許諾権は，(株)メジカルビュー社が保有しています.
- ・ JCOPY 〈出版者著作権管理機構 委託出版物〉
本書の無断複製は著作権法上での例外を除き禁じられています. 複製される場合は，その
つど事前に， 出版者著作権管理機構（電話 03-3513-6969, FAX 03-3513-6979,
e-mail：info@jcopy.or.jp）の許諾を得てください.

- ・本書をコピー，スキャン，デジタルデータ化するなどの複製を無許諾で行う行為は，著作
権法上での限られた例外（「私的使用のための複製」など）を除き禁じられています. 大学,
病院，企業などにおいて，研究活動，診察を含み業務上使用する目的で上記の行為を行う
ことは私的使用には該当せず違法です. また私的使用のためであっても，代行業者等の第
三者に依頼して上記の行為を行うことは違法となります.

「第2種ME技術実力検定試験」合格をめざすすべての人に！ この1冊で試験の要点を完全マスター!!

# 第2種ME技術実力検定試験
# マスター・ノート

編集　中村藤夫　新潟医療福祉大学 医療技術学部 臨床技術学科 教授

「第2種ME技術実力検定試験」合格をめざすためのテキストである。簡潔な箇条書きでまとめられた本文と，豊富な図表で要点をわかりやすく解説。さらに欄外には用語解説や+αの知識を掲載。また，過去5年間の出題傾向を反映させた内容となっている。臨床工学技士養成校の学生さんはもちろん，初学者にも易しい1冊。

- 定価（本体5,200円＋税）　ISBN978-4-7583-1481-7　C3347
- B5判・484頁・オール2色

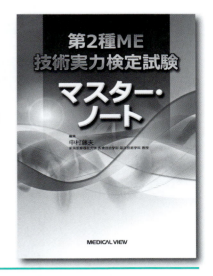

「第2種ME技術実力検定試験」合格のための力を効率的に身につけられる試験対策問題集!!

# 第2種ME技術実力検定試験
# 重要問題集中トレーニング

編集　中村藤夫　新潟医療福祉大学 医療技術学部 臨床技術学科 教授
　　　石田　等　帝京短期大学 専攻科 臨床工学専攻 准教授

本書は「第2種ME技術実力検定試験」合格を目指す人を対象にした問題集である。過去5年間分〔第31～35回試験（2009～2013年実施）〕の試験問題を吟味し，その傾向を踏まえたうえでオリジナル問題を約350問作成し，解説した。各項目では基本問題を4問程度解説した後，応用問題を「レベルアップ・トレーニング」として3～5問掲載。基本問題のあとに，問題を解くうえで必要な図表，試験に役立つ解説を「レベル・アップ」として掲載した。
姉妹本である『第2種ME技術実力検定試験　マスター・ノート』と併用して学習することで，合格をより確実なものとすることができる。

- 定価（本体4,000円＋税）　ISBN978-4-7583-1496-1　C3047
- B5判・316頁・オール2色

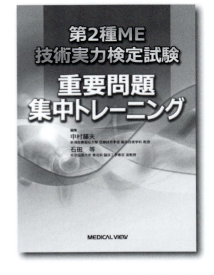

※ご注文，お問い合わせは最寄りの医書取扱店または直接弊社営業部まで。

**メジカルビュー社**　〒162-0845 東京都新宿区市谷本村町2番30号　TEL.03(5228)2050　FAX.03(5228)2059
http://www.medicalview.co.jp　E-mail（営業部）eigyo@medicalview.co.jp

*解剖・生理・病態生理*といった*人体のメカニズム*と*臨床工学*を
有機的に連動して解説した，今までにないテキスト!!

## 人体のメカニズムから学ぶ臨床工学（全5巻）

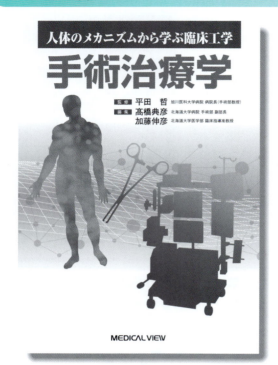

■ **手術治療学**
　■B5判・424頁・定価（本体5,800円＋税）

■ **血液浄化学**
　■B5判・372頁・定価（本体5,600円＋税）

■ **呼吸治療学**
　■B5判・316頁・定価（本体5,600円＋税）

■ **循環器治療学**
　■B5判・384頁・定価（本体5,800円＋税）

■ **集中治療学**
　■B5判・約360頁・定価（本体5,600円＋税）

### ◆ポイント◆

【全体像】本書は解剖・生理・病態生理といった人体のメカニズムについて解説したうえで臨床工学とリンクさせて詳説してあります。また，イラストや写真を数多く盛り込み，視覚的にも理解しやすいように工夫しました。

【補足】覚えるべき内容，詳細なデータ，＋αの知識については，本文ではなく欄外の「補足」にて解説してあります。本文とあわせてご活用戴くとより一層理解を深めることができます。

【用語アラカルト】専門用語については，本文ではなく，できるだけ欄外にて解説しました。多くの「用語解説」を盛り込んであり，本書を読み進むうえで必ず理解の助けとなるでしょう。

【POINT!!】学内試験や国試にも役立つ内容を扱っています。とくに国試既出問題を吟味し，問題を解くために必要な知識を習得できるように，本文に関連した箇所の欄外に配置してあります。

【トラブル事例と対処方法】臨床の現場で遭遇するトラブルについて，できるだけ多くの事例を取り上げ，具体的な対処方法についても簡潔に解説してあります。病院実習など，臨床の現場において是非ともご活用ください。

【まとめのチェック】学習到達度の確認やおさらいに役立つように，本文で学習した内容を「Q＆A形式」で項目の最後にまとめました。学内試験や国試の勉強の際にも役立つ内容です。

---

メジカルビュー社　　　　　　〒162-0845　東京都新宿区市谷本村町 2-30
　　　　　　　　　　　　　　　　　　　　TEL 03-5228-2050（代）
　　　　　　　　　　　　　　　　　　　URL：www.medicalview.co.jp/